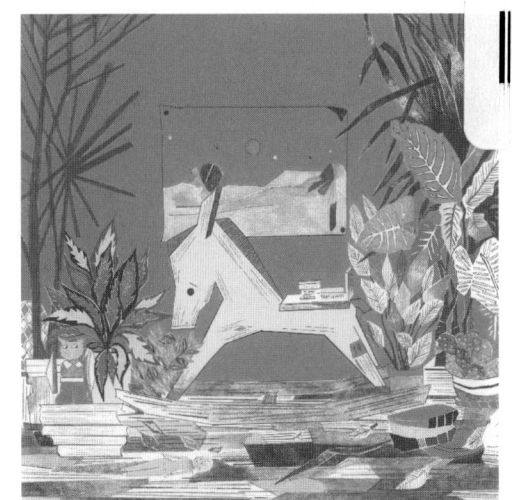

# 精神療法 増刊第2号

## 現代の病態に対する〈私の〉精神療法

牛島定信＋「精神療法」編集部【編】

2015

金剛出版

# 現代の病態に対する〈私の〉精神療法 目次

特集 現代の病態に対する「私の精神療法」を組むにあたって　　　　　　　　　牛島定信 • 4

## I この半世紀を振り返って

私と精神療法　　　　　　　　　　　　　　　　　　　　　　　　　　　　原田憲一 • 10
現代の病態の意味するものとその精神療法　　　　　　　　　　　　　　　西園昌久 • 14
目前の課題に導かれて——心理臨床の今とこれから　　　　　　　　　　村瀬嘉代子 • 19

## II 精神医学講座担当者としての私の精神療法

私の精神療法　　　　　　　　　　　　　　　　　　　　　　　　　　　　矢部博興 • 26
大学精神医学教室における精神療法トレーニング　　　　近藤伸介,榊原英輔,笠井清登 • 32
精神科医としての力量を高めるために精神療法をどう活用するのか　　　　池淵恵美 • 38
精神科医の精神療法　　　　　　　　　　　　　　　　　　　　　　　　　水野雅文 • 44
精神医学講座担当者としての私の精神療法——私の精神療法論，そしてその教育的実践について
　　　　　　　　　　　　　　　　　　　　　　　　　　　　　　　　　　松永寿人 • 50

## III 精神療法家として生きて現在は

精神分析——その目的　　　　　　　　　　　　　　　　　　　　　　　　松木邦裕 • 58
「汎用性のある精神療法」の方法論の構築　　　　　　　　　　　　　　　岡野憲一郎 • 63
表現療法の立場から　　　　　　　　　　　　　　　　　　　　　　　　　山中康裕 • 70
ロジャーズ派の精神療法から始めて　　　　　　　　　　　　　　　　　　野村俊明 • 77
自己愛の病理と森田療法　　　　　　　　　　　　　　　　　　　　　　　北西憲二 • 83
現代を生きるための〈私の〉内観療法　　　　　　　　　　　　　　　　真栄城輝明 • 89
精神分析的心理療法　　　　　　　　　　　　　　　　　　　　　　　　　小谷英文 • 95
認知療法・認知行動療法　　　　　　　　　　　　　　　　　　　　　　　大野　裕 • 102
家族療法　　　　　　　　　　　　　　　　　　　　　　　　　　　　　　中村伸一 • 107

# Ⅳ 臨床現場での私の精神療法

| | | |
|---|---|---|
| 精神療法をめぐる「同行二人」──〈私の〉役割を考える | 白波瀬丈一郎 | 114 |
| 精神療法的な精神科クリニック | 川谷大治 | 120 |
| 沖縄戦や福島の震災によるトラウマ反応の治療から | 蟻塚亮二 | 128 |
| 大学病院での私の行動療法 | 中尾智博 | 134 |
| 精神療法・私観──精神療法に"認知行動療法"を何故／どう織り交ぜて，臨床力の向上を目指すか | 原田誠一 | 140 |
| 精神医療における力動的な視点 | 平島奈津子 | 149 |
| 性被害に向かい合う──性的虐待の被害者への治療を中心に | 安藤久美子 | 154 |
| コンサルテーション・リエゾン精神医学における精神療法 | 堀川直史 | 161 |
| 現代の病態に対する私の精神療法──リワークグループプログラムの中で | 武田龍太郎 | 166 |
| 企業ケースをめぐって | 松崎一葉 | 174 |
| 境界性パーソナリティ障害と精神的疲労・消耗──精神療法的対応の1つのモデル | 林 直樹 | 179 |
| 臨床現場での私の精神療法──青年期治療をめぐって | 齊藤万比古 | 186 |

# Ⅴ 生物学志向の精神医学教室での「私の精神療法」

| | | |
|---|---|---|
| 生物学志向の精神医学教室での「私の精神療法」 | 賀古勇輝 | 194 |
| 「どんな人間か」を知ること | 喜多洋平 | 199 |
| 生物学志向の精神医学教室での「私の精神療法」 | 上田昇太郎 | 205 |
| 生物学志向の精神医学教室での「私の精神療法」 | 松村博史 | 210 |
| 〈私〉にとってあらゆる精神医療的営為は精神療法である──大学病院精神科での臨床行為を振り返って | 野間俊一 | 215 |

# Ⅵ [座談会] 患者を診ることの変遷──ピネルからDSM-5までを読み解く

患者を診ることの変遷──ピネルからDSM-5までを読み解く
牛島定信(司会)，加藤 敏，中村 敬，藤澤大介，妙木浩之 • 222

# 特集　現代の病態に対する「私の精神療法」を組むにあたって

牛島　定信
（ひもろぎ心のクリニック）

## はじめに

　本特集「私の精神療法」を組むにあたって私の頭にあったのは，現在の精神医学事情がずいぶんと様変わりしているという実感である。

　こんな伝聞がある。私の知己である精神科医が，出身の大学精神科のケースカンファランスにたまたま出席する機会があったときに，思わぬ光景を目にして驚いたというのである。そこでは，研修医が不安と落ち込みを訴える20代の女性ケースを報告したが，どうも家庭的に問題があり，生活史でも曲折があったようだと語ったとき，中堅の先輩が立ち上がって「君は何を云い出すのか，大事なのは不安か抑うつかということをきちんと判断することだ，つまり抗不安薬を選ぶか，抗うつ薬を中心にするかを決めることだ」とつよく戒めたというのである。そして，この会話に周囲からは一言も発言がなかった。この先輩精神科医はひどく驚いたというが，忘れてならないのは，この話を一緒に聞いた同年輩の精神科医が最近の大学精神科でしばしばみられる光景だと云って憚らなかったことである。

　こうした傾向の背後にDSM精神医学の一般臨床への浸透があることは論じるまでもないであろう。時代が変わったといっても過言ではないし，旧い精神科医はみんながそういう実感をもっているということでもある。

## I　DSM精神医学の狙い

　DSM-Ⅲが登場して35年になる。最初は，共通した診断基準を目指すことから始まったといわれるが，時の経過とともに，その本質が明確になってきた。DSM-Ⅳの作成以来満を持して登場した感のあるDSM-5であるが，いくつかの無念を残したといわれているが，その無念さの中にDSMが狙う精神医学の実態がよく表れている。

　第一の無念は，各疾患の生物学的な指標（biological marker）を診断基準の一端に加えることができなかったことである。現在のところ，それが神経化学的な検査だけではなしに，生理学的，脳画像的な研究に決定的進歩がみられないため，客観的指標を示すことができなかった。第二は予防概念の導入にも失敗したことがある。将来花が咲くであろう精神疾患のごく初期に発病を捉える診断学，つまり，早期発見早期治療を可能にする診断学の確立が望まれていた。しかしながら，その試みは過剰診断の危険を生む可能性を含む危険が大きいことから断念せざるを得なかった。第三は，基準によってなされた疾病診断に対する効果的な治療法を示すことができなかったことである。初期診断にしろ，経過中に悪化の兆しを早期に発見して，その対応策を示すことを目指していたが，DSM-5ではそれを示すことができなかった。第四は，重篤度その他を数値で示そうとするデ

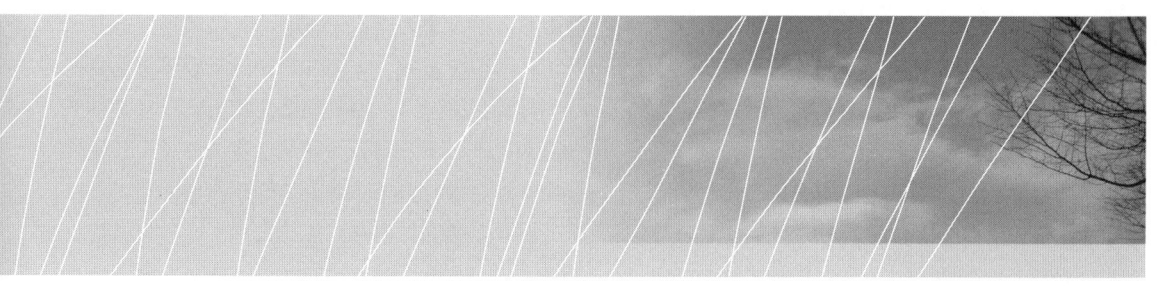

ィメンジョナルな努力に成功しなかったことがある。そして，最後に併存診断のもたらす混乱を解決できなかったという面がある。

要するに，DSM-Ⅲ（1980）の原点は，E. Kraepelin（内因概念），K. Jaspers（精神病理学），K. Schneider（臨床精神病理学）の線上で確立されたドイツ精神医学にあるといわれるが，その一方の基本的概念である心因性，内因性，器質性という考え方が時の経過とともに精神科医の頭から消え，DSM-5ではすべての精神疾患が脳機能の異常に集約される概念へと変質していこうとしているということである。そのこと自体が後述する精神療法の本質部分を変質させていると云えるだろう。

## Ⅱ 病態の時代的変化

それともう一つ忘れてならないのは，精神科医が対応しなければならないケースの病態が時代とともに大きく変化してきていることである。それは，臨床家の間でよく口にされる神経症の重症化と精神病の軽症化と云ってよいだろう。症状神経症は，一つの神経症症状を形成することで人格の破綻を免れていると云われたが，急速に多症状性と問題行動を併発して境界状態に陥って，ほとんどがパーソナリティ障害の様相を呈するようになった。一方，精神病もまた軽症化して様相が変わった。20世紀後半には統合失調症の緊張病が減少したと云われ，1970年代には「非精神病性うつ病」なる概念が出て

きた。そして，時の経過とともに，さらに病態が変わって幻覚妄想・支離滅裂・興奮，あるいは悲哀感・制止症状と爽快感・脱抑制という状態がくずれ，これまた行動障害を中心にした多様な神経症症状や軽度の精神病症状で覆われるようになった。そして，それらが神経症水準（境界水準）であれ，精神病水準であれ，感情基調は共通して「抑うつ」ということである。そのため，臨床場面では「うつ病」の診断が異常に増加しているようだが，ここで考えておかねばならないことはその背後にあるパーソナリティ構造の変化である。筆者の臨床経験では，基盤のパーソナリティにE. Kretschmerの精神病性病前性格がむやみと多くなった感じがしている。表面の状態が同じく抑うつ的といっても，スキゾイド・パーソナリティ，サイクロイド・パーソナリティが，さらには森田神経質，あるいは発達障害（アスペルガー症候群と注意欠陥多動性障害を併せもつ）が基底にあって，むしろ治療的にはこちらに焦点を絞った対応を求められるのである。しかも，これら状態の基盤になっているパーソナリティの人格構造が未熟なまま，言い換えると社会的人格が未成熟なままのケースが多いのである。そのため，未熟なパーソナリティの状況反応（適応障害）なのか，人格構造そのものの破綻まで進んだ精神病なのか，鑑別できないことも少なくなくなっているのである。その点が抑えられていないために，ケースがむやみと長期化したり，変質して

混乱を来したりしている。

　こうした臨床的現実を押さえておかないと，精神療法を論じたとしても的を射た議論にはならないのではないかと考えている。

　以上の科学的思考体系と技術を基盤にしようとするDSM精神医学の浸透と時代の推移に伴う病態の構造的変化は，さらに精神療法のあり様にも多大は影響を及ぼしていることにも留意しておかねばならないのである。

　精神分析療法の一般的評価に決定的影響を与えたと云われるのが，1950年前後に米国でなされた治療効果に関する研究である。散々たる結果であったと云われている。その後，急速に力を増したのが行動療法（オペラント条件付け，逆制止療法など）である。その背後に向精神薬の導入（1955年）があって，精神医学の医学化が進んできたことも忘れてならないだろう。そして，世紀末になると認知行動療法が精神医学界を席巻するまでになった。治療結果が脳機能水準で検証され，治療効果の検証，手技の一般化への成功がある。

　この時点で精神療法の志向性に決定的変化をもたらしたと云ってよいだろう。それは，精神分析のみならず，ローゼリアン・カウンセリングにしろ，森田療法にしろ，内観療法にしろ，20世紀に発展した精神療法が「弁証法的精神療法」と呼ばれる心理構造をもっていたということと関係する。人格内部に未完成な二つの自己があって葛藤を生じた心的状況があって，その葛藤を統合させることによってより高い次元の自己に到達し，精神医学的状態から解放されると説いたのであった。精神分析では，自覚された意識的自己の背後に無意識的自己が生動し，内的混乱を生じているので，隠れた無意識的自己を洞察することによってより成熟した人格に到達すると考えられたし，森田療法では現実的な自己とかくあるべき理想的な自己との葛藤をひたすらに作業療法の埋没することによって背後のあるがままの自己（純な心）に到達できるとされたのであった。ところが，行動障害を中心にした病態では，内的葛藤を抱え，それを乗り越えようとする自我の領域は脆弱で，より適応的な社会的行動を求めた方が手っ取り早いと考えられる傾向にある。生じた混乱は早急に治め，これから社会的に自立する人間になることを求めることが社会的にも，個人的にも求められるようになったのである。人間の存在とは何かといったかつての哲学志向性は流行らなくなった。ある意味では，精神療法のリハビリテーション化といってよいのかも知れない。行動療法家，認知療法家いずれも，論文を読むと，治療現場のなかでより人間的な側面への配慮を求める記述は多いが，これらの治療的態度の基本的姿勢は，やはり一日も早い社会生活の復活である。おそらく，この傾向は今しばらく続くであろう。科学の発展は，社会システムそのものまで変えてしまい，そこに住む人間の生活環境まで大きく変貌させているし，この傾向もまた今しばらくは続くと思われるのである。

## Ⅲ　精神療法は今

　人類は，専制君主制を打破し，宗教のしがらみから解放されて20世紀を迎えたとき，科学への大きな期待をもったとされる。確かに，この一世紀，科学的技術のみならず科学的思考（人権）まで大きく発展し，それが実現したが，逆に生き辛い社会となってしまった感がある。精神医学もまた，科学的志向性と社会環境の混乱の狭間にあって，患者の人間的存在の意義を問う姿勢は急速に落ちているといえるだろう。

　そうした精神的状況に住む精神科医がどのような精神療法観をもっているのか，筆者には非常に興味があった。お寄せ頂いた原稿を通覧してみると，それぞれにさまざまな想いをもって毎日の精神医学的営為に没頭しておられる様子が伝わってくる。ご協力に感謝の他ない。

# 好評既刊

**Ψ 金剛出版**　〒112-0005　東京都文京区水道1-5-16　Tel. 03-3815-6661　Fax. 03-3818-6848
e-mail eigyo@kongoshuppan.co.jp　URL http://kongoshuppan.co.jp/

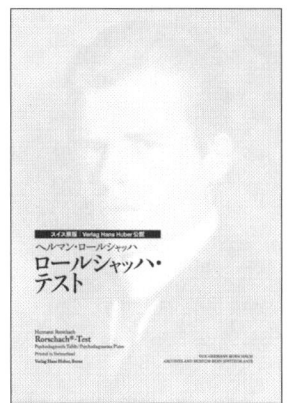

## スイス原版｜Verlag Hans Huber公認
## ロールシャッハ・テスト
ヘルマン・ロールシャッハ

Hermann Rorschachが精緻に創造したロールシャッハ図版（オリジナル図版）を経て，1921年に完成したRorschach®-Testは，インクのしみという偶然から創り出された10枚1組の図版を使用して，唯一無二の存在である被検者がどのような人物で，どのような世界に生き，どのように世界を知覚しているのかを鮮やかに浮かび上がらせる，いわば心理アセスメントの要と言える。「世界共通の刺激」によって立体的に被検者を査定する，スイス直輸入+Verlag Hans Huber公認のロールシャッハ・テスト図版。

本体16,000円+税

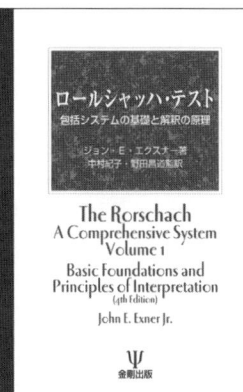

## ロールシャッハ・テスト
### 包括システムの基礎と解釈の原理
［著］ジョン・E・エクスナー　　［監訳］中村紀子　野田昌道

『現代ロールシャッハ・テスト体系』（第2版）が訳出されてから18年を経て，最新の第4版が訳出された。第4版が出版されるまでの間に，包括システムには大きな変化が見られた。本書はそうした変化を反映して，包括システムの最新の姿を伝える。本書には，『ロールシャッハ・テストワークブック』，『ロールシャッハの解釈』の中で紹介されてきたテストの施行法や解釈の原理に加え，テストの成り立ち，性質，基礎的研究がすべて網羅されている。本書一冊で，形態水準表を含めたすべてが入手可能となり，包括システムの基礎と原理が習得できる。

本体18,000円+税

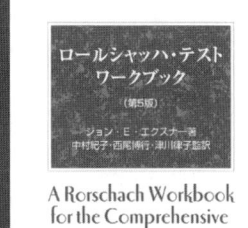

## ロールシャッハ・テスト ワークブック
### 第5版
［著］ジョン・E・エクスナー　　［監訳］中村紀子　西尾博行　津川律子

包括システムによるロールシャッハ法は，現在国際的標準として浸透しわが国において臨床現場でも広く用いられているが，これを使いこなすためには十分なトレーニングと正しい知識が必要とされる。第3版以降に包括システムで変更・追加された変数や特殊指標をもれなく収録した最新版（第5版）が翻訳刊行された。本ワークブックは，最新のシステムに対応し，前書同様コード化とスコアリングのためのポイントが懇切丁寧に解説され，さらにトレーニングのために多くの練習問題を掲載した内容になっている。包括システムを理解し実施する上での必携書と言えよう。

本体5,200円+税

# 好評既刊

Ψ 金剛出版　〒112-0005 東京都文京区水道1-5-16　Tel. 03-3815-6661　Fax. 03-3818-6848
e-mail eigyo@kongoshuppan.co.jp　URL http://kongoshuppan.co.jp/

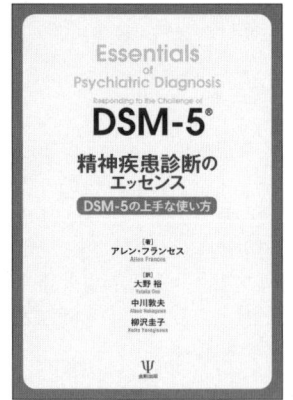

## 精神疾患診断のエッセンス
### DSM-5の上手な使い方
［著］アレン・フランセス　［訳］大野裕　中川敦夫　柳沢圭子

DSM-5に定義された診断基準は非常に役立つものであるが，バイブルのように使うのではなく，患者の役に立つように柔軟に活用する必要がある。本書は，各精神疾患のスクリーニングのための質問例と診断典型例の簡潔な記述から始まる。各疾患の本質を捉えやすくするために診断典型例を挙げ，より記憶に留められるような工夫がなされている。典型症例の記述に続いて，筆者が長年にわたり行ってきた診療，DSMの作成にかかわってきた経験を踏まえ，包括的な鑑別診断を示し，除外すべき状態や「各診断のコツ」も明示している。　　　　　　　　　　　　　　　　　　　　　本体3,200円＋税

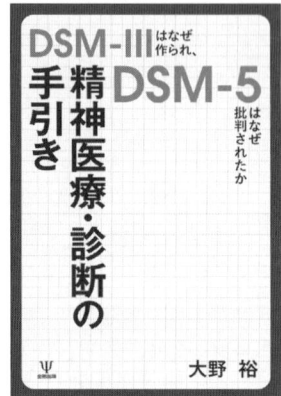

## 精神医療・診断の手引き
### DSM-IIIはなぜ作られ，DSM-5はなぜ批判されたか
［著］大野裕

精神科診断は，DSMというマニュアルに頼るのではなく「症状をじっくりと観察する」ことが第一である。当たり前のことだが，それが忘れ去られようとしている。「病名を付ければよい，そして，それに基づいて薬を処方すればよい」という風潮が強まったのは，DSM-IIIが導入されてからだ，と批判的に言う人がいるが，著者はそうではない，と考える。そこには現代精神医学が抱える問題がある。DSM-IIIが「必要」になった背景とその後の展開，そして，DSM-5の作成をめぐっての「批判」を紹介しながら，著者の精神医療論を語る。　　　　　　　　　　　　　　　　　本体2,400円＋税

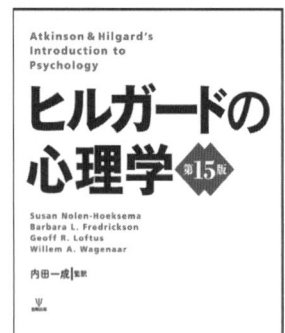

## ヒルガードの心理学　第15版
［著］スーザン・ノーレン・ホークセマほか　［監訳］内田一成

第14版翻訳刊行から約7年。ついに15版の翻訳完成！　本書は，半世紀前に初版が出版されて以来，8カ国語に翻訳され，いまでも改訂を重ねる心理学領域随一の世界的なベストセラーである。ただ「わかりやすい」ということに留まらず，写真や図表もふんだんに使われているので，楽しく読み進めていくことができる。研究範囲も広く，読後は，心理学はもちろんのこと，近接領域の知識まで獲得することができる。各章ごとのコラムにおいては、興味深い研究がいくつも紹介され，知識を発展させるには恰好の材料となるだろう。心理学の知識を幅広く知りたいと思っている方，大学院入試を目指している方，読み物としてもお勧めできる1冊である。　　本体22,000円＋税

# I

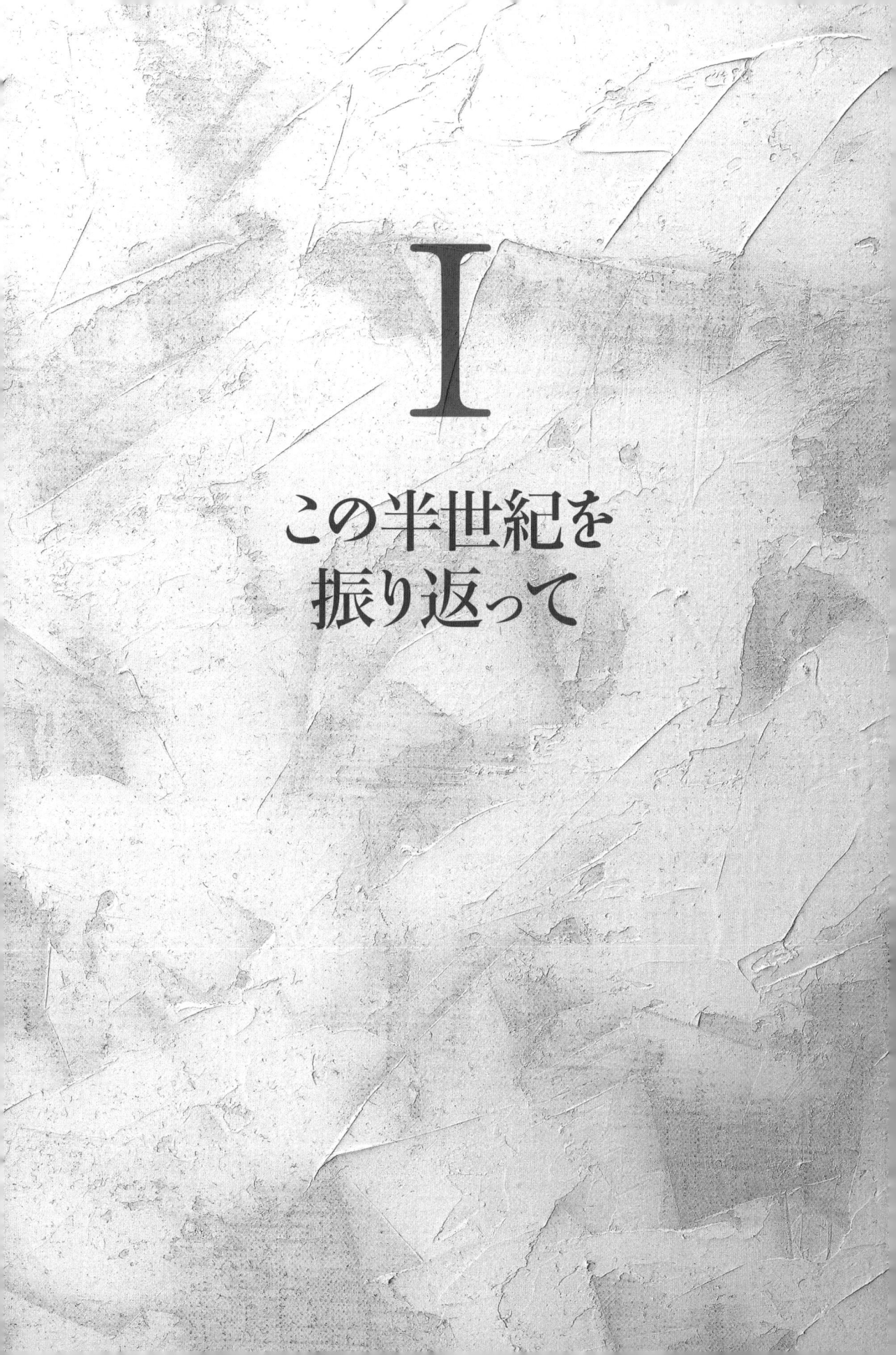

## この半世紀を振り返って

# 私と精神療法

原田　憲一*

Kenichi Harada

　私はいわゆる精神療法家ではない。また（精神科医として恥ずかしいことだが）精神療法を深く学んでも来なかった。しかし一方で，私は精神医療の現場で一治療者として働く以上，精神療法に無関心無関係でいられるはずもない。患者と相対して，精神療法という観点から自分のおこなう一つ一つの言動を見つめ，これで良いのかと惑い思いめぐらし，いつも充分な自信をもてないまま年月を過ごしてきた。

　そんな私が何を書いたらよいのか考えあぐねたが，結局，これまでに深く考えさせられたこと，強い印象を私に残したことについて以下述べて，責を果たしたい。

## I　強烈な二つの記憶

　40～50年前まだ若かった私に精神療法について忘れられない衝撃を与えた二つの言説があった。

　一つは**西園昌久先生**のインスリンショック療法に関する見解である（今その出典を私は調べられなかった）。1960年前後，なおわが国では統合失調症の治療としてインスリンショック療法が広くおこなわれていた。インスリンを注射して人為的に低血糖を起こし，昏睡状態に至らせる。それを毎日午前中，十数日にわたって繰り返す。それはかなり有効であり，脳へのショック療法として評価されていた。

　西園先生はそのインスリンショック療法の効果作用の一側面として，その治療最中に医師と看護師がおこなう真剣な身体的心理的介護を指摘されたのである。一刻を争う細心さを必要とする身体状態の観察，生命の危険がある患者への真剣な対応，そして昏睡から醒める過程での身体的，精神的ケアの数々。インスリンショック治療中，数時間にわたって複数の医療者が患者に言葉通り付き添い，言葉をかけて励ます。強い発汗を拭い，正常意識の回復を待って下着から着替えさせ，患者共々ほっとするのである。インスリンショック治療中のこの心理的部分への西園先生の指摘を私は驚天動地の思いで知った[追記]。

　確かに古くから，精神病の人が急性熱病に罹患すると精神症状が良くなるという経験は知られていた。19世紀になってもヨーロッパでそのことがあらためて注目されていた。その認識は進行麻痺の発熱療法への道につながるのだが，そのためにかえって西園先生が指摘したような部分が消えてしまったと言えるのではないだろうか。

　もう一つは**神田橋條治先生**の「自閉の利用」論文（1976）である。自閉症状を示す患者のベッドの横に坐って，黙って何時間も添っている神田橋先生の姿を彷彿とさせる論文であった。自閉的なら何とかそれを突き崩そうとして言葉をかけ，皆の中に誘い出そうとするのが当然だと思っていた私だから，自閉をそのままそっとしておいて，患者の中にひとりでに自閉の殻から出て行こうとする動きが芽生えるのをじっと見守りつづける，あるいはむしろ自閉を承認，支持して，患者が自らの自閉の殻を破る力を蓄えるのを助ける，という治療者の姿勢。私には考えも及ばなかった。患者の示す症状を変えよう変えようと圧力をかけるのではなく，患者の

---

＊武田病院（非常勤）
〒214-0014　川崎市多摩区登戸3193

中に変わってくる力が育って来るのをじっと待つこと。そっと傍に居続けることで患者に安心感を与えること……。この神田橋先生の論文を私はやはり同じように驚天動地の思いで読んだ。

急いで注記しておかねばならない。西園，神田橋両先生の見解はいずれも精神分析学に裏打ちされていて，上に私が書いたような単純な説明で済むものではない。西園先生の場合には，昏睡状態から正常意識にまで醒める数分，数十分の間の，看護者－患者関係は母親と乳児のそれに比べられるだろうし，神田橋先生の例では衰えている自我をどうして強めていくべきか，深い精神分析学的思考に立脚している。お二人の考えについて私の理解は皮相的であろうが，それでもなお私に大きな衝撃を残している。

## II 私の臨床における金科玉条

笠原嘉先生の「小精神療法」に接して以後，この精神療法の各条項は私の臨床営為において最大の導きになった。この「小精神療法」はわが国の多くの精神医学教科書にも載っていて周知のものであるから，無駄かもしれないが，ここに再録しておきたい。それは次の6項目から成る（村上・他，1976）。

①患者が自分の心理をことばで表現できるように促し，静かに見まもる。
②患者が自分の心理的問題を整理するのをたすけ，心理世界の立てなおしに協力する。
③患者の苦悩に共感することにつとめ，指示や指導めいたかかわりはなるべくしない（もちろん必要に応じ，指示・激励を与える）。
④治療者への患者の転移感情に注意し，適切に処理する。
⑤患者の無意識世界には立ち入らない。心因の究明を急がない。
⑥患者の努力を評価し，患者自身の自己評価をたかめるようにする。

簡潔で明瞭で説明することは何もない。極めてわかりやすい。笠原先生は「小精神療法」と名付けられたが，決して「小」ではない。「基本的」精神療法であり，「中心的」精神療法というべきであると私は思っている。精神分析，認知行動療法，森田療法，内観などみな特殊精神療法であり，笠原先生の小精神療法はいうならば「一般」精神療法というに当たろう。

笠原先生の小精神療法は私にとって臨床行為の中での金科玉条なのだから，もっと言及できることがあるはずなのに，先生の記述がわかりやすく短く極めて素直なので，これ以上あれこれ論じる余地がない。そのことに今本文を執筆していてあらためて思い知らされている。

## III 精神療法の「基層」について

村瀬嘉代子先生が繰り返し繰り返し述べられているのは，今日多数ある精神療法理論／技法すべてに通底する基本的なもの，すなわちいずれの精神療法でもそれを精神療法たらしめているものについてである。各種精神療法に共通してそれぞれを成り立たせているものをそれとして明確に認識せよとの指摘である。あるエッセイ（村瀬，2002）で先生はその基本的なものとは患者／クライエントの「その時々の必要性に応じていこうとすること」，そして特定の精神療法理論／技法に「当てはまる事実を切り取りするのではなく，現実の事実に即して考えていく」ことと述べておられる。私はそこに精神療法の基本的神髄をみる。村瀬先生のこの教えは非常に現場的な，そして各治療者が心得ておくべき点を的確に示したものであり，いかなる種類の精神療法をおこなうにしても，それに関わる治療者が共通して心していなけらばならないことであろう。

そしてこの村瀬先生の視線の先にあるものは，すべての精神療法の目標が同一であるという事実である。それは，病む人，悩む人が「変わっていくこと」，そのためにはその人が「自分を知ること」を目指さなければならない。

すでにヤスパースも精神療法に関して同じことを次のように述べた。

「（精神療法の）知と行動は医学的機能の全体

における独特の意義を獲得するのである。……その際患者の中に「開示」（Offenbarwerden）と呼ばれるものが最後的，決定的に起こる。患者は以下の初段階を追って次第に自己を明らかにすることができる——第一には彼は自分に関する知識を伝達されてもち……第二には自己を鏡の中に見るように見て，自己を知ることを学ぶ。第三には内面的行為において自己を現わすことによって自己を見通せるようになる。第四には実存的交通において自己の開示を確証し完成する。この明るみに出す過程は精神療法の大切な根本特性である……」(Jaspers, 1956)

　私はこのように，数多くの精神療法理論／技法に共通しているものを，精神療法の「基層」と呼びたい。この基層の上に「上層」（上部構造）として各種精神療法が打ち樹てられている。各種上層はそれぞれ特色があり，問題の理解も異なるけれども，基層なしでは存立しえない。この基層の大切さについての十分な認識の上に立って各種精神療法は施行されねばならない。基層あっての各種精神療法である。

　もっとも，このことは各種治療理論／技法の創始者は誰もが十分に知っており，かつ強調もしていた。ただ今日の精神療法専門家たちが，その新しい理論／技法に熱中するあまり，根本にある精神療法のこの基層への認識が時に薄いように私には見えるのは私の偏見であろうか。

## Ⅳ　精神療法，カウンセリング，身の上相談

　再来患者と10分ほど話し合って，「お前は精神療法をしたのか？」という声が天から聞こえてくるような気がする時があるし，私自身そう自問自答する時がある。それは今日わが国の保険診療で「精神療法」がどう取り扱われているかと関係しているのだが，悩ましい問題ではある。

　それと関係することだが，各種診断書のことがある。今日私たちの診療行為において，慢性に経過する統合失調症や気分障害，発達障害の人たちのために「自立支援医療診断書」（いわゆる通院公費負担）や「障害者保健福祉手帳用の診断書」を記入する時，いつも書く筆の進みがいささか停滞する。それはこれら公式書類の治療欄にある「投薬内容」と「精神療法等」の部分の時である。薬物療法や投薬内容はスラスラ事実を記入すれば済む。「精神療法等」の欄でいつも瞬時手が停まる。書式によって多少異なるのだろうが，よくあるように通院精神療法か精神分析療法か簡易精神分析療法か認知行動療法かのいずれかに印をつけねばならない。書式によっては「心身医学療法」という項目もある。結局私の場合，通院精神療法に丸をつけるのだが，いささかためらいと反省をもってそうする。薬物療法は，何を処方したかしなかったか，はっきりしているが，精神療法となると，何をしたかしなかったか，何をするかしないかの境が明白でない。それでいつもためらいが起こるのだろう。「精神療法」は私にとって実践面でも（これは私の勉強不足のゆえだが），このような行政事務的な場面でも悩みを作る。困ったことだ。

　外来でその度に30分程度の面接を繰り返してきている患者が或る日突然「わたし，カウンセリングを受けたいんですけど」と申し出ることがある。これまで何例かそういうことがあった。「私がこうして面接し会話しているのがカウンセリングなのですよ」と説明しても，相手は釈然としない顔をしている。私は私の精神療法（心理的対応）が不十分なためなのだ，と反省はするが，同時に一寸腹が立ち，こちらの熱意が萎える。それ以上説明もうまく言えず，私は悄然としてしまう。その後の成り行きにはいろいろあって，引き続き私の面接を続けるのを受け入れる人，カウンセリングを標榜しているところに行ってしまう人，そして中にはまた私のところに舞い戻ってくる人，いろいろである。

　どだい，精神療法とカウンセリングの区別を説明するのはむずかしい。というのは，本来この両者ははっきり別物ではないからだろう。医師が行うのが精神療法で，臨床心理士が行うのがカウンセリングだというのもおかしい。共に

精神療法であり心理療法である。ともあれ悩ましい現場に私は居る。

数十年前のことだが，**笠松章先生**が或る専門誌の巻頭言だったかに「精神科の診療は『身の上相談か』」という話題を提出しておられた。それは一読して，私たちの行っている診療行為を貶めているのかとドキッとしたが，一寸胸に手をあてて考えると非常に芯を突いた意見だった。外来診療場面で私たちがおこなっているのは大部分「身の上相談」そのものではないか？「身の上相談」に厳密な定義はないだろうが，悩み苦しんでいる人と相対して，その訴えを聞き，ときに慰めときに励まし，ときに助言し，ときには改めるよう勧める。私たちの診療行為と共通している。

「身の上相談」は一般社会の中で，経験ある人生の先達や親しい関係者が，困っている人に対して日常的におこなっていることであり，それに対して精神療法，カウンセリングは心理学，精神医学を専門に学んだいわゆる専門家がする行為である―という区別がふつうなされている。しかしその真の内実は非常に共通しているのではないだろうか。

お前は専門性をあまりにも軽視しすぎている，という批判は私にも十分わかっている。たしかに，例えば妄想をもつ人への対応は，いわゆる「身の上相談」では適切にはできないだろう。やはり病的心理を学んだいわゆる専門家の力が必要だろう。そのことは十分承知の上で，なお「身の上相談」との重なりにこだわりたい。その違いを安易に絶対視することには私は抵抗を感じる。「専門性」，「専門科学」というものへの絶えざる反省をもつことが，一層「専門性」，「専門科学」を正しく充実させる上で不可欠だと，私は信じているので……。

## おわりに

精神療法の各種理論／技法はそれぞれ適応症をもっている。とくに精神「医療」としての精神療法（心理療法）は診断と関係する。「基層」への傾倒だけでは十分でない。そのことを私も十分承知しているつもりでいる。また，むずかしい精神病をもつ人への対応を「身の上相談」という言葉で括るのは正しくないだろうことは上に述べた。あれこれ考えは揺れ動くが，精神療法をめぐる私の思いを述べてきた。そして書き終えた今でも，なお私の考えは揺れ動いている。

**インスリン療法をめぐる追記）** インスリンショック療法（インスリン昏睡療法）に関して，本文を書くまで私が無知だったことをここに記したい。

1927年 Sakel, M. に始まったインスリン昏睡療法は，電撃療法と並んで精神病に対する身体的治療法として広く用いられたことは周知の通り。その後間もなく1940年代にはその変法として，インスリン低単位を用いるインスリンサブコーマ療法が，主に重症神経症などに用いられるようになった。そして意識水準の低下した状態での患者への心理療法的働きかけの価値が，欧米の精神分析医に注目されるようになった。

わが国でインスリンサブコーマ療法時の心理療法的活用をいち早く重視し実行したのは武田専先生であった。先生はインスリン低単位療法つまりサブコーマ療法と心理療法の組み合わせを「精神身体統合療法」と銘うって発表した（武田・他，1957）——この論文について武田龍太郎先生の教示を受けた。今日私が所属している武田病院の創設者であり長く院長であった専先生（2013. 6. 10. 90歳で逝去）の先駆的な業績を知らずにいた私の無学を先生に申し訳なく思うと共に，この長い追記に読者のお許しを乞いたい。

## 文　献

Jaspers K，内村祐之，他訳（1956）精神病理学総論　下巻．p.366，岩波書店．

神田橋條治・荒木冨士夫（1976）自閉の利用―精神分裂病者への助力の試み．精神神経学雑誌，78(1)；43-57.

村上仁，他監修（1976）精神医学　第3版．p.722，医学書院．

村瀬嘉代子（2002）多軸，多焦点，そして統合．精神療法，36(1)；74-75.

武田専・井村昭三（1957）精神身体統合療法としてのインシュリン低単位両方に就いて（第一報）．精神分析研究，4(7・8)；30-35.

# 現代の病態の意味するものとその精神療法

Masahisa Nishizono

西園　昌久*

## I　現代の病態とは

　本特集のテーマは"現代の病態"に対する〈私の〉精神療法である。ところで，現代の病態とは何を意味するのであろうか。ひと頃，さかんに問題にされた境界性パーソナリティ障害や今日の非メランコリー性うつ病，双極性障害，発達障害などのみを指すのではなかろう。

　私が精神科医になった60年余り前の大学病院精神科の入院患者の診断名を頻度の多い順からあげると，進行麻痺，統合失調症，躁うつ病，そして少数のてんかん患者だった。外来ではこれらの患者のアフターケアとヒステリー，ヒポコンドリ（神経質症）といった古典的と云われる神経症に，新しく，不安神経症が増えつつあった。かつて，日本精神神経学会を舞台に，精神分析家丸井清泰教授と森田療法の創始者森田正馬教授とのそれぞれの治療の有効性をめぐって，激しい論争が行われたといわれるが，当時のわが国の精神科医の臨床課題とは殆ど無縁の出来事であったであろう。その時，できあがったわが国の精神科医の臨床的指向性の大勢は今日まで引き継がれていると思われる。

　ところが，第二次世界大戦後，精神科疾患の病態・病像の変化は急速にすすんでいる。抗生物質の開発による進行麻痺の消滅はもちろんとして，統合失調症の中の緊張型の激減（桜井他，1964），代って境界例（いわゆるボーダーライン患者）への関心の高まりと消滅，新たに境界性パーソナリティ障害の登場。さらに，現在の非メランコリー性うつ病，双極性障害の多発などがみられる。こうした病態，病像の変化は，単に生物学的変化で説明がつくものではないだろう。症状発現の機制には脳機能の病理がかかわることは当然としても，それを惹起する「心の安定の破綻」なしには生じるものではないであろう。

　ひとは，他者との関係で「親密欲求」と「不可侵欲求」の二様の態度を持っている。戦後，個人の自由が強調され，干渉や強制が嫌われるとともに，「不可侵欲求」がおびやかされることが少なくなったことが，統合失調症の軽症化に関連しているであろうと私は考えている。境界性パーソナリティ障害の多発は「狂気じみた見捨てられ不安」「燃えるような自尊心の欲求」が二大機制とされていることが示すように，今日では親子の間でも「情の交流」の過疎化が生じていることと無関係でないであろう。また，非メランコリー性うつ病や双極性障害の多発もまた，現代社会の人びとの心的課題と無関係ではないであろう。Maslow（1954）の「欲求の層次構造説」によれば，今日の発達国の人びとは，「自己実現の欲求」「自己評価・他者からの評価の欲求」に基づいて行動する傾向が特徴的と考えられる。その分，「喪失体験」の機会もまた多く，いろいろの型の気分障害の発病の契機になりかねないと考えられる。さらに，今日，日常の精神科診察を通じて感じることは，パーソナリティ発達段階でのコミュニケーション能力の発達について考えさせられることが多い。

---

*心理社会的精神医学研究所
　〒812-0011　福岡市博多区博多駅前 3-16-13-1

例えば
①幼少時の家族内緊張，両親の不和，離婚，親が再婚した場合の継父・継母への適応問題
②少子化にともなう同胞間コミュニケーションの機会の減少・消失
③昔型地域における伝統的遊びの消失
④塾通い，TVゲームなど孤独な生活
⑤インターネット，携帯電話への傾倒
⑥思春期における孤立，いじめ，早すぎる性
⑦未婚男女の増加；"他人と生活するのが面倒"

こうした，現代社会に生きる中で生じたものが，本特集の「現代の病態」と理解する。神経科学の進歩は主として薬物療法によって症状の改善に貢献することを大であるが，その人の心を癒やす精神療法は殆ど不可欠である。また，その人の生きる社会との適応をはかる社会的治療もまた必要に応じて提供すべきことである。

## Ⅱ ある慢性統合失調症患者に対する私の治療

私は1999年，福岡大学を退職後，あるビルの中に，「心理社会的精神医学研究所」を設けてその一室で，精神分析療法，力動的精神療法を行ってきた。現在は，高齢になったのでカウチを使っての週4日の精神分析療法はやめている。そのような活動のほかに，同ビル内の一般の精神科クリニックに週2日半日ずつ勤務している。この精神科クリニックはいわゆる一般の精神科臨床ということになる。その意味で，これから記載する症例は一般の精神科医には参考になるであろうと考える。

**症例　43歳　女性独身　残遺型統合失調症　F20.5**

転勤いちじるしい会社員の父としっかり者の母との間の長女として生まれ，二人の弟がいる。東京の有名大学卒業して，在京の会社に就職したが，会社内の対人関係や仕事に適応できず，不安発作を頻発し，退職し，福岡の自宅に戻ってきた。母親のそばを離れず，病院受診時は待合室では母親にしがみついていたという。その後，統合失調症の診断で2，3の病院に入院。15年ほど前から，私のつとめているクリニックに通院してくるようになった。一時，街のコーラス練習に参加したり，パソコン教室に通ったりし，ある会社に就職したりしたがそこでも適応できず失職，自宅に閉居するようになった。もともとしっかり者の母親は次第にいわゆるhigh expressed emotionの傾向を示すようになった。本人は実際，昼夜逆転，部屋の片付けはしない，表情は虚ろ，言葉もはっきりしないようになってきた。デイケアに参加をうながしても適応できず，やめてしまう。他方，貰った障害者年金は全額分散して，本人とは直接に関係のないキリスト教会に送金寄付するようになった。そのことで父親とも衝突し，興奮，家出，また，妊娠妄想をひきおこし，精神科病院に入院せざるを得なかった。

1年後，同病院を退院して私との診療に戻って来た。興奮はおさまっているが，精神の荒廃状態は殆ど改善されていない状態であった。私との診療以外にデイケアに通うことには本人は一応受け入れた。両親が通所に手間がかからない自宅の近所の精神科病院をつよく希望したので紹介し，そこのデイケアに通うことになった。しかし，その病院デイケアでは新入所者のためのプログラムなどなく，既存のプログラムに参加するしかなく，本人はそれに適応できず中断してしまった。私との面接で，本人は「近くのキリスト教会に行きたい。それは神様の命令です」という。同席した両親も受け入れざるを得なかった。私は同意するとともに，①入院中から続けている薬の注射を当分続けること②毎週1回両親ともども一緒に通院してくること③毎日，日記をつけて面接時に見せてくれること，日記の内容は普通の日記とちがってその日，良かったと思った体験を三つ思いだして書くことを提案した。本人は「良かったこと日記」の提案が気に入った模様だった。

このようにして教会に通いだしたが，そこの教会布教活動は活発で，目の不自由な人への点字での布教のため信者有志に点字学習プログラムがあったり，在日韓国人で生活困難者への支

援活動などが行われている。本人は教会である初老女性信者に近づき，関心をもたれたことからその人に一時，何回も電話し辟易されることもあったが，その人の支えで教会通いは続き，上記の教会活動に参加し，自宅で点字学習をするようになった。私との面接時，持参した日記には，毎日の良いこと三つ。誤字があったり，文章が完結していないことがあるが，本人が良いと思ったこととして書いていることを，私の方で読みあげ，確認した。この日記はSSTのロールプレイにあたると思われる。私の確認作業とアドバイスは治療者の「モデリング」にあたるであろう。そして私とのやりとりを両親が傍でみまもり，私が評価してあげているのに両親も影響をうける。これは「正のフィードバック」といってよいであろう。

こうして2年余り経過した。母親とスーパーに買物に行ったり，料理を母親に教わったり，そのできばえを両親が評価したりすることが体験された。その過程は平坦ではなかったが，両親も「注意するより，良いところを積極的に認めほめること」を診察時の私との合同面接の中から学ばれたようである。

長年，母親の批判，叱責の対象になっていた部屋の片づけもはじめてするようになり，服装も整って来た。母親と一緒に映画を見にいくこともあるようになり，母親がたまたま病気で入院した時には買物・炊事などひとりでやり，父親をよろこばせるほどになった。

まだ，言葉は流暢でなく日記表現も不充分であり，「神への態度」もきわめて主観的であるが，生活機能の回復がみられつつあることは確かで両親にも希望がみられるようになってきた。この回復には，私との診療の中での薬，SST理念を活かした面接，両親とのコミュニケーション改善の工夫，それに彼女が自ら求めて帰依した教会での受容と支援で社会化体験が関連していると思われる。発病以来の自己評価の病理はもとをただせば，父親の転勤にともなって転居・転校をくりかえし，人格発達に不可欠な友人体験ができなかったこと，さらにさかのぼれば彼女の幼少期，相ついで生まれた二人の弟に多忙だった母親の関心が奪われたという対象喪失体験を克服できなかったことがあったのであろうと考えている。異常なほどの対象希求はそれの証左であろう。

より早期からこのような治療ができなかったことは悔やまれるが，慢性統合失調症者の回復可能性をあきらめてはならないという実例である。しかも，このような重篤な病態の患者の治療はこの症例のように，薬物療法とともに，精神力動的理解を基盤にしてSSTという認知行動療法と家族に対する心理教育とコミュニケーションの改善がはかられるという複合的な治療アプローチが必要であろうと考えられる。

現代の病態といわれる障害をわずらった患者に対しても，特定の精神療法的立場で治療できる場合は別として，ふつう一般の精神科臨床では，それぞれの精神療法の原則に反しない限り，患者の特性に応じて併用することは実際的である。例えば，境界性パーソナリティ障害患者の治療がある段階から，力動的個人療法のみでなく，集団療法あるいは精神科デイケア治療を加えることが効果があるようである。

## III アセスメント，殊に思春期体験の重視，そして身体的自我の評定

もともと精神科の外来カルテには，主訴，現病歴，家族歴などのほかに病前性格の特徴があらかじめ印刷されていた。まがりなりにも全人間的理解をすることが求められていたのである。ところが，今日，操作的診断が普及されて以来，DSMでいえば，その1軸，2軸診断で事を済ます傾向になって来た。殊にわが国精神科医にその傾向がつよい。私は，昨年まで「日韓両国の若い精神科医の合同研修会」を13年毎年続けて来たが，精神科医教育に精神療法教育が重視されている韓国精神科医の症例報告では決まって，その症例についての5軸診断が報告されるのに対し，わが国の精神科医のそれは，殆ど

1軸または2軸診断にとどまっていた。患者の見方に対する歴然とした差に暗然とするのが常だった。精神分析の立場からすると，アセスメントに時間をかけて丁寧にするのは不可欠のことである。なかでも，発病・再発の契機，生活史上の問題点，さらには，治療ないしは治療者への態度は3定点観測ともいわれてとくに重視される。発病・再発の契機に関する事に同質の問題はその後の治療の経過中にも再三繰り返し起こって来て，症状の動揺や行動化の原因になることだけに，アセスメント時にあらかじめよく明らかにしておくことである。

生活史上の問題の把握については，私は特に思春期体験を重視している。思春期は，身体的，性的，自己存在，社会的に同一性形成が求められる世代である。両親から離脱して同輩に関心が移ることを通じて，その同一性形成がなしとげられる。そのことは，ErriksonやBlosらが明らかにしている通りである。私には，そのような自己同一性形成の作業は，男性，女性によって手段が異なると考えられる。男の子は仲間の中で「役割力」を身につけること，女の子は親しい仲間をつくり，受け入れられることが最大の目標になるのである。このようなことは思春期の子どもにとって最大の課題である。先に，「パーソナリティ発達段階でのコミュニケーション能力の発達についての今日的諸問題」の中にあげたことと関連して，この思春期体験はその人を知る重要な手がかりになるのである。本特集の「現代の病態の本質」を知る手がかりになると考えられる。先にあげた症例も，父親の転勤にともなって転校続きで，友達体験が殆どない中学・高校生活を送っている。

思春期体験の特徴が把握できたらその後のパーソナリティ発達上の特徴や課題はもちろん，生後，思春期に至る過程の母親，父親，同胞との関係が見えやすくなってくる。これら人生の早期段階に関心を持ち，重要視するのは殆ど精神分析ないしは力動精神療法の立場の人びとということになるであろうが，とくに，「現代の病態」を深く理解するためには勧められることと考えている。私は生後，子どもが体験する母親，父親との関係の発達を「身体的自我」という観点から理解している。Anzieu, D. (1985) は「皮膚自我論」を提唱している。生後，乳児は母親によって抱擁され「一体感」を体験するであろうが，やがて皮膚を接しあって，母親を自分とは別の存在として知覚することも起きてくる。そうした二様の体験は皮膚感覚として記憶されるであろうという皮膚には三種の機能があると云うのである。精神分析対象関係論のなかでも，Winnicottの強調する「ホールディング」は，Anzieuの云う「皮膚自我」の第一の機能を，Klein派によって強調された「投影同一視」は，第二の機能を重視しているとも考えられる。母性とのふれあいは皮膚を介して，こころの発達がなされ，子どものこころに，安心，信頼，希望，依存，自他の区別が，さらに，母親との間でなされる「イナイイナイばあ（イタ）」遊びが筋肉・筋力の発達とともに始まり，好奇心と支配欲が芽ばえ，それとともに自己感覚が成長すると考えられる。ところが，山下(2004)の報告によると，最近，「臨床育児研究会」で839人の乳幼児を対象になされた観察で，「抱っこをいやがる。拒否・抵抗する」のが25％にみられたという。「現代の病態」「将来の病態」と無関係ではないであろう。私はAnzieuの「皮膚性自我」の発表と相前後して，幼児と父親とふれあいが，両者の筋肉を介しての関わりであることに着目し，その関わりから，挑戦，勇気，状況判断，知性，因果関係，自己規制，超自我の発達などが発達していくと考え「筋肉性自我」（西園, 2014）と名づけた。今日のわが国の社会で，父親の単身赴任，多忙，暴力，家族内緊張，両親の不和，離婚，父親あるいは母親のうつ病などの多発を考えるとき，子どもの「筋肉性自我」の発達にも悪影響が生じかねない。子どものパーソナリティの発達はまさに心身一如である。精神療法の過程は，患者と治療者との間で不足を補い，傷つきを癒やす

人間的関わりでもある。

## Ⅳ 精神療法を学ぶことについての将来への期待

先に，韓国の若い精神科医の症例報告のすぐれた特徴について触れたが，多くの方がご存じのように，韓国での専門医教育は医師法で決まっていて，その教育と資格認定を委託された韓国神経精神医学会は，4年間の研修期間に精神療法を重視するカリキュラムを組んでいる。理論と技法の講義のほか，4年次には，スーパービジョンを受けて，実際の治療を担当し，それを論文にすることで規定されている。その精神療法は力動精神療法である。アメリカの場合，ドイツの大学精神医学教室が，Psychiatrie und Psychotherapie と称しているのに対して，Psychiatry and Neuroscience と名乗っているところが多いと聞いていたので，生物学的精神医学主導であろうと理解していた。ところが驚く情報を最近，目にした。前田麗奈，勢島奏子の連名で「日米の精神科臨床研修から見えること」と題する報告記事（前田・他，2014）が発表されている。その中で，前田は留学先のデューク大学のことを次のように報告している。

"米国の研修において特徴的なのは，精神療法が必修項目であることではないでしょうか。実際，デューク大学でも，薬物療法のみならず，精神療法の教育も重視されています。4年間を通しての各種の精神療法を基本に，2年次では毎週面接の基本技能の個別指導の時間があります。3年次では通年で家族療法のローテーション，毎週の症例スーパーバイズの時間があります。また，必修ではありませんが，自身をよりよく理解して治療に生かすことを目的として精神分析などの精神療法をレジデント自身が継続して受けることも奨励されています。保険にもよりますが，毎回，20ドルほどで受け続けることは可能です。面接技能の指導については，レジデントと患者さんとの実際の治療の場を，指導者がマジックミラーを通して観察する observed interview に重点が置かれています。（中略）患者さんの同意を得た上で公開で進められるため，他のレジデントや指導者も治療の場にも立ち会える貴重な学びの機会になっています。"

わが国との文化や伝統のちがいや患者の人権の問題もあって，これらのすべてをわが国にも適用できるものではないが，精神科医が治療者として病める人に関わる際の責任性を尊重していることは学ぶべきであろう。

発達国で，大学精神医学教室で教授定員が1人というのはわが国ぐらいである。その1人で，子ども，思春期，成人，高齢者の各種の精神障害，神経科学，薬物療法，精神療法，社会的治療を教育し，実際に治療し，さらに研究することは殆ど不可能である。自然，時代の要請に応えるか，伝統に固執するかになりかねない。幸い，日本精神神経学会では，最近，年次大会や専門医講習会に精神分析などの精神療法の専門家を動員して講義を提供する機会が作られつつある。これらをさらに各大学や各地域の精神科専門医機関に広げたいものである。

### 文献

Anzieu D (1985) Le Moi-Peau. Paris, Dunod.（福田素子訳 (1993) 皮膚－自我．言叢社）

前田麗奈・勢島奏子 (2014) 日米の精神科臨床研修から見えること．週間医学新聞，3095号．医学書院．

Maslow AH (1954) Motivation and Personality. New York, Harper.（小口忠彦訳 (1971) 人間性の心理学―モチベーションとパーソナリティ．産業能率短期大学出版部）

西園昌久 (2014) 精神分析を考える（精神医学の知と技）．中山書店．

桜井図南男・白藤美隆・西園昌久，他 (1964) 精神分裂病の時代的変遷．精神医学，6(5)；369-373.

山下柚実 (2004)〈五感〉再生へ―感覚は警告する．岩波書店．

# 目前の課題に導かれて
▶ 心理臨床の今とこれから

Kayoko Murase

村瀬　嘉代子*

## はじめに：心理臨床の歴史的変遷，今とこれから

　当初，いただいた標題は「心理臨床の歴史的変遷と私の現在」であった。しかしわが国の心理臨床の歴史的変遷について私が述べるのは僭越で答えをよくし得ることではない。理論的立場を何処に置くかによって見解が多少異なることもありえよう。私の心理臨床の営みは特定の理論に依拠して，それに基づく技法を用いようとするのではなく，目前に現れ，その時その時のクライエントが問題とされることや問題状況，その背景要因に即して，自分の立ち位置で責任をどこまでとりうるかを考えながらその都度方法を考え対応してきた。いわばごく普通のことである。紹介される新しい心理療法の理論や技法についてはまずは学ぼうとしてきた。ただ，それを直ぐ実際に適用しようとせず，目前のクライエントの状態について，適用と禁忌について吟味し，今この場合にどういう方法が相応しいのかについて考え模索しつつ支援を進めて今日に至っている。

　一方，わが国の臨床心理学の特質やその変遷過程の特徴を述べ，欧米のそれらと比較している記述としては，下山（2009，2010）が周到な論考を行っている。詳しくはそれを参照されたいが，わが国の臨床心理学の世界では，まず理論や技法が伝えられ，学派の存在が先行し，理論や技法論から臨床の現実にかかわるという傾向があるやに思われる。

　私はまず目前の事実にいかに即応して応えられるかと考え，それに添って方法を選び取ってきた。現実の課題は既成の理論や技法を超えた難しさを持っていることがしばしばであり，また単一の方法で対応できるというような容易な問題は少ないように思われる。以下，私が課される課題に対して，どう考え対応してきたか，折々の状況と事実を振り返ってみる。

## I　現実はパラドックスに満ちている，二律背反の中で全体状況を視野に入れる

　半世紀以上も前のこと，数年で退職し仕事は辞める，だからこそ日々出来ることを精一杯勤めようというのが家庭裁判所調査官（補）に就職した社会人一年生の内心の気持ちであった。周囲は心理学専攻なら非行少年や家族の理解は出来るだろうと期待された（多分に冷やかしも含む）。発達と実験心理学を少しばかり学んで来て，人のこころの真実やその背景事情の複雑さなど分かるはずもなく，さらに当時は人手不足もあって，新人にも異様な数の事件調査が課せられて，とたんに難破座礁の気分に陥った。学ばねばと近くの医学部の精神分析輪読会に入れていただいた。なるほど，人のこころの綾や家族の確執の構造は鮮やかに一見解き明かされるようである。でも，目前の家族は社会的・経済的困窮度が重い例が多く，そこに土地の精神風土や時代精神の急激な変化がもたらす人間関係の亀裂など，すんなり一つの物語に収斂して

---

\* 大正大学・北翔大学
　〒170-0001　豊島区西巣鴨 3-20-1
　〒069-8511　北海道江別市文京台 23

理解の程を描き出すというようには運ばず，理論で説明しつくせないわからなさも含めた現実にどう関わるかということは依然として課題であった。

　ロジャーズの提唱する人間性心理学もまさしくその通りで，誰であれ人に出会うときの基本が示されていて，普遍的な原則であった。しかし，どうやら大きな余罪を隠して供述しているらしい少年，主犯の責を他の少年に負わせようと巧みな言辞を弄する相手や，少年を搾取していて，こちらの方が実は摘発されるはずではなかろうかという事実の臭う曖昧な雇用主やそうした環境などに出会って，いかに事実を的確に捉え，そこから次を考えるかという課題に向かうと，人を人として遇しながらも事実関係の小さな矛盾に気づく観察注意力，点のような手懸かりから想像力を巡らし，全体状況をどれだけ正確に描き出すか，緻密さと全体を捉えようとする視野とそしてそうせざるを得なかった，あるいはそうならざるを得なかった当事者の必然性を綜合してどう理解するか，それが問われているのであって，理論に合致するところだけを現実から切り取ってはならないのだ，と思い至ったのである。当然のことながら，人の心は素質（生物学的な意味での）をもとに生まれ育つ過程で，人間関係・社会経済的影響を受け，心理的な特質が形成されるのだと様々な少年事件や家事事件の調査を通して実感納得した。今日でいう生物・心理・社会モデルが当時はそういう表現はされていなかったが，現実的に必要であることが実務を通して腑に落ち，それが自然に自分の行動し，考えるための座標軸になったのである。

　一方，人の言葉には誰であれ，素直に聴き入り大切にしたいと思うものの，やはり裏打ちするものが乏しい非行少年の一見見事な決意や，相手の非を鮮やかに述べたてることに終始し，自分の意見を絶対的正当性ありと主張するようなある種の家事事件当事者の言葉を聴きながら，言葉と現実の乖離をどう受け止めるのか，一方で97％位は実行不可能に考えられる，それでも当事者がその人なりの思いを込めて語る言葉に潜むわずかな可能性の芽にどう応えるのか，ベクトルの方向が一方を向くという思考パターンのみでは対応できない状況が殆どと言っても過言でないほど，現実は二律背反状況が一杯であった。つまり，バランス感覚を磨くこと，自分の姿勢に安定性と柔軟性を兼ね備えていること，そして専門性と共にジェネラルアーツを豊かにもつ必要性を痛感したのである。

　私はどの少年に対しても，自分らしいよいところ，これは自分の長所と考えるところは何かと尋ねることにしていたが，驚いたことに一人として，自分の長所を語る者はおらず，猛々しく威嚇的な少年ですらこの問いには肩を落とすのに驚いた。しかも成長して成人することについてほとんどの者がポジティヴな望みを持っていないことにも衝撃を受けた。例えいかに小さくとも自分自身を受け入れようとする自信の元をどうしたら贈ることが出来るだろうか，それなくして立ち直るとか自分の生を肯定して生きていけないであろうと切実に考えた。これは今日まで私の心理臨床の基底にあるテーマである。

　いわゆるカウンセリングや心理療法の研究会に出させて戴いて，記録や面接の録音を聞くと，なるほどそうだと思われると同時に，その面接がどういう場で，何を目的として，そして面接者と被面接者の関係はどうなのか，目的に添って面接の仕方にはどんな配慮が巡らされているのか，などという要因を考えずに，ただ，うなずき方とか，受け止める，というディスカッションは宙に浮いたというか，座標軸なしの空間を彷徨う議論のようにも思えた。裁判所の職員という謂わば権威に守られた自分が当事者に出会うと言うこと，しかしその中には自分の個人的なことを明かさないにしても私個人の属性が出会う事件当事者にどう受けとられているのか，そういう現実を自分はどう自覚して，職務を自覚しながら，ある種の信頼関係を持てるようになるには，言動やその他どんな考慮をすればよ

いのか，テキストには原則のみで詳しくは書かれていないが実際には基本的に大切ことだと気づいた。要約すれば，仕事としての面接，広くは心理的支援とは，今どのような時間的要因の元に，どのような場所（機関の役割や機能など）で，自分はその場所でどのような役割と責任を負える立ち位置にいるのか，この認識を的確に持って必要な報告や相談，示唆，指示（場によっては命令）を受ける（出すこともあろう）という姿勢を基底に持つことがいかなる形の心理支援であれ，基本だということに一年近くの実務経験を経て得心したのである。これが元になって，自分とは異なる領域での面接や対応の仕方についての理論や技法のどこをどう学び取り入れたらよいかについて留意するようになった。時間軸と空間軸の交わる中のどこにどんな点として，今の自分は居るのかという自覚ははごく普通の心理療法を行う場合はもちろん，人が生きる上で意識的無意識にどれだけ確かに自然に持つかが問われていることでもあろう。

## II　こころにとどく言葉，そして公共性のある言葉，掘り下げることと多次元の視野

　思いもかけず調査官研修所修了後，留学することになった。1ドル360円，漸く復興の途上につき始めた日本とケネディ大統領の政権下，意気軒昂としたアメリカとの格差はさまざまな次元で想像以上に大きかった。だがこの時，社会や生活の大きな違いにもまして強く考えさせられたことは，「言葉と記録」についてである。バークレイキャンパスでは行動療法の泰斗，トールマンの名を冠した大ホールがあり，一方，先生方は殆ど精神分析に依拠する方々であった。やがて，先生方はどの学派に拠って立つ方か分からない謂わばスタンダードの明確かつ達意な英語で話され，しかもどの先生の挙措も端正で自ずと親しみやすさが感じとれることが印象的であった。大仰なようだがC.ロジャーズの言葉を体現しているように感じられた。実習先の記録も必要なところは術語が使われているが，個々のクライエントやその環境の特質が活写されており，その個人の特徴の精彩ある記述によってその病気や行動上の問題の質がわかりやすく伝わるように思われた。客観的スタンダードに則って記述される行動上の問題や病態の特徴とそのクライエントに対する個性記述的な表現とが相互に裏打ちしあっており，そこから自ずと対応の方法もそのクライエントの個別的必要性に即応して提案されるという具合なのである。これらの感想を指導教官に「半年経ての感想は？」とたずねられて，はにかみながら伝えるとクライエントに対しては「Don't analyze, try to understand.」とにっこりされた。理解するためのツールやチャンネルは真に多次元に亘って多様にある。どれだけそれらを自分のものにしてしかもさりげなく自然にかつ迅速に使えるか，それが熟達していくということなのらしいと気づいた。すると質の高い臨床の営みは過程での技法は異なっていても到達するところは同じであるはずなのだ，と納得した（但し個々の状態や状況に応じて，用いる方法についての適用性と禁忌についての考慮は必須である）。この先生は個人指導の場面で「このことは貴女の役に立つだろうか。ただ，日本の貴女の置かれた現実に照合して適用の仕方を考えるように！」と繰り返された。よいと鵜呑みにするのではなく，適用と禁忌についての検討の大切さを常に教えて下さっていたのである。概念を観念レベルで解ったつもりになるのではなく，それを知見に照合して，自分の内をくぐり抜けたような言葉として使うこと，具象と抽象が裏打ちし合ったように理解を進めること，しかも目前のクライエントの必然性に添い公共性をも兼ね備えた平易で素直な言葉，そういう表現を目指したいと思ったのである。

　今日では当然であろうが，人間を理解する講義の組み立てられ方が専門領域を横断的に繋ぎ，発達を軸に据えながら生物学的視点（基礎的医学を含む）を基底に置き，社会学・文化人類学，心理学（分析的アプローチ，現象学的アプロー

チ，行動主義などをバランス良く内包する）の知見を関連させながら展開するものであることも聴講して腑に落ちる刺激的なものであった。さらに基本と同時に最新のトピックスが絶妙に紹介され，当時の日本ではまだ出版されていなかった「甘え」について土居健郎先生が畳にお座りになって話される映画が授業中上映されるという具合であった。これを観て教室内に「独創性がある，刺激的だ」と言う感想が語られたのは印象深かった。人間関係と文化の関連を考える時間に人の内面の言動の背景要因を知ろうと探索しながら，同時にその行動の背景要因としての社会経済的特質，文化，時代思潮，さらには政治経済の流れをも同時に捉えようとする総合的視点に拠っていることも心理療法を行う上での基本となることに気づかされたと思う。この就職して三年弱の間に抱いた問題意識はその後場所や対象が変わっても私が自問し考え続ける課題になった。

## Ⅲ 異なる領域にかかわる過程での気づき，治癒や変容にかかわるさまざまな要因

当然のことながら精神的治癒と変容にはさまざまな要因が総合的に関わっている。心理療法とはクライエントとセラピストの人間関係を中心にして成り立ち，これを介してさまざまな変容が生じるのではあるが，心理療法の過程に視点をおいて考えるとその変容は心理療法過程での刺激で生じていると説明されうるが，実はクライエントに関わるさまざまな事柄が影響しているのも事実であり，全体状況を視野に入れて考えることの大切さが実感された。こうした視点の要因を幾つか列挙してみよう。

### 1．生活環境，家族，学校，職場，その他地域社会等々の要因

統合失調症の子どもたちに接していて，同じくらいの素質で病態水準も同じくらいでも，その子の現実を厳しくとも事実として受け止め，着手できるところから生活を生きやすくするように工夫し，その状態をわかろうとされる家族や環境に暮らす場合となかなかそうは運ばない場合では予後には違いが出てくることを幾人もの例で痛感した。狭く心理主義的に関わるより，生活の仕方に安堵感を増す工夫や柔軟な考え方を積極的に取り入れること，治療や療養と併行して発達を促し，学習が手につくよう少しでも楽しく緊張が緩むような工夫，疾患を抱えていても相応に生活しているという感覚を持てるような関わりが望まれると考え，言語的表現以外の意味のありそうで，自分の責任の負える領域の活動はいろいろ試みるようになった。

### 2．薬物についての知識，或いは日常生活の一コマと見なされることがもたらす意味

クライエントの行動の変化は心理的過程でのやり取りの内容に関連づけて考えれば多くの場合意味づけがなされ得るかも知れない。だが，そんな時，服薬しているクライエントであれば，投薬内容が変わったのではないか，或いはしっくりくる感じで服薬しているのか，主治医に大切と思われることを伝えられているのか等問うてみることも必要だ。また，こういう例は枚挙に暇がないが，日々の生活のあることが転機の契機をもたらすこともある。その一例を挙げよう。あるご年配の婦長さんが「精神療法が大切だと知りつつ多忙で，専門書を紐解く時間もありません。だから詳細はわからないけれど，せめて閉鎖病棟に入るとき戸口で"療養されていてご苦労様です"とこころの中で思いながら看護帽を脱いで一礼し，病棟を出て施錠する前にも，同じ気持ちと所作でお辞儀することにしました。これしか今の自分は出来ないのですけど……」と申しわけなさそうに仰った。やがて，長期入院の見通しで家族を失うことになり，苛立ちを激しく周囲にぶつけていたある患者さんが「治らないかも知れないけれど，丁寧に挨拶されるとよくなろうって気持ちにふとなるのです」と語られ，療養生活を受け止められるようになった。

心理療法とはクライエントが接する人やこと，物をそれらが少しでもクライエントの生きやすさを増す要因として意味を持つように配慮して，それらの要因を活かすようなクライエントとよい意味で繋ぐようなこころもちで接することが必要であり，セラピストはさりげなく黒子やアレンジメントをする役割を持つのだと考えるようになった。これを環境調整というのかも知れないが，もう少し一見微細な平凡に見えることにも気づくセンスを大切にしたい。

## 3．セラピストの要因

かなり重篤なASDのクライエント，あるいは激しい行為障害を抱えて安定した関係を結びがたいクライエントなど，関係が成立しがたいのはクライエント側の特質だけではなく，セラピストの個人的特質，さらには組み合わせが否定しがい要因であることをさまざまな局面で多く経験してきた。人柄などという表現は不適切だが，いろいろな意味で重篤なそして時に重複して障害を抱えるようなクライエントに出会うセラピストに期待される特質は次のようなことであるように思われる。

①クライエントの生きやすさが少しでも増すことを願い，個人的な欲求（自分の達成欲求を得たい，アカデミックな業績に資するようでありたい）からは自由で，ニュートラルであること。

②緻密な観察眼，気づく姿勢を持ちながら容易にタイプ分けして満足しない，分かること，分からないことを識別して，分からなさを抱えて，それについて考え調べ，相談する。不確定さに耐える強さを持つ。

③最新の技法や理論には関心を向け学ぶようにする，だがそれが生成し重用された背景要因と自分やクライエントの現状を比較してから次の行動を考える。専門知識ばかりなく，常にジェネラルアーツを豊かに増すよう努める。

④微少なことにも気づく，そしてそれがどういう全体状況の中にあるか，時間軸と空間軸の中で考える。換言すれば焦点化と全体状況を同時に捉える。

⑤セラピストとしての自分の営為が目的に添っており，クライエントの必要性に適っているいるか，相対化した視点で吟味する

⑥アセスメントとは心理療法の過程の展開と表裏一体をなして行われるものであり，目標と当面の課題を考えている。

⑦わずかな手懸かりにも気づき，手元にある事実をもとに裏付けのある想像力を巡らしてクライエントに対する理解をより確かにする努力は大切だが，クライエントの容量を超えた内面を問うような関わりは慎しむ。なるべく現実的に着手しやすいところから取りかかり，目標についてはクライエントが納得し，セラピストと共有して進められるように。重い発達障害を持つクライエントや現実認識を持ちがたい重篤な状態のクライエントに対しては，セラピストはセラピイの目標について独断に偏らないよう慎重に検討する。

⑧自己完結性を求めない。セラピイの過程の必要性に即応して，他の専門職，他の機関，時には非専門職の人々との連携やコラボレーションを行う。

⑨チームワーク，さらには機関の中で何をしているかについての理解と支持が自然に得られるような周囲に治療的な空気の醸成をも目指す。

⑩心理療法過程とそれにかかわる全体状況の推移を捉えることはオーケストラの総譜を読むことにも例えられようか。総譜を読みながら自分の役割と立ち位置を自覚して振る舞えるセンスを持つ。

一般に統合的心理療法と称される場合に，XX療法とYY療法をいかに同時に用いるか，とか，一つの心理療法過程で過程の推移につれて，ZZ療法から次はAA療法，ついでBB療法へと技法の折衷や適用の推移を中心に考えられる場合が多いように思われる。だが，心理療法の統合とは理論や技法を過程の推移の中で柔軟に適用（時に新たな方法を創出することもある）するばかりではなく，セラピスト自身が統

合的な存在として自らの熟達を求めつつあることだと考えるようになった。熟達にこれが上限などというものはない。思えば，私が20代の前半で気づいたり，学んだ原則を未だに場面や対象は変わりながらも適用し，少しでも洗練させたいとらせん階段の遅々とした登りを続けている。

## 文　献

下山晴彦編（2009）よくわかる臨床心理学［改訂新版］．ミネルヴァ書房．

下山晴彦（2010）臨床心理学をまなぶ1　これからの臨床心理学．東京大学出版会．

# II

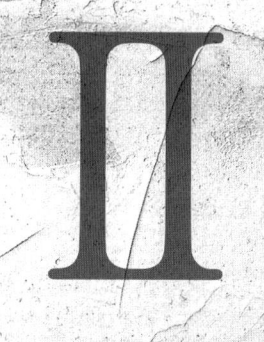

# 精神医学講座担当者としての私の精神療法

# 私の精神療法

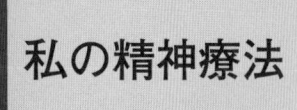

Hirooki Yabe

矢部　博興*

## はじめに

「現代精神医学における最も普遍的で効果的な治療法は何か」と問われれば、効果は絶大だがメカニズムがほとんど解明されていない電気けいれん療法（ECT；electroconvulsive therapy）を除けば、精神療法と薬物療法であり、それらの程よい併用が望ましいと答えるであろうが、もしどちらかを選ぶとすれば精神療法を挙げたい。もっとも、多くの精神科医は「統計的に妥当性が検証された一部の精神療法のみが辛うじて科学的治療であり、ほとんどの精神療法が科学的ではない。最も科学的に有効性が確認されたEvidence-based medicine（EBM）にかなう治療法は薬物療法である」と考えるかもしれない（Evidence-Based Medicine Working Group, 1992；正木・他, 2006）。しかしながら、身体科と違って、効果判定に絶対的な物理的生物学的指標を持たず、後述する転移性治癒のような医師患者関係の影響の評価も成されない現状においては、例えそれがランダム化比較試験（RCT；Randomized Controlled Trial）で有効性が確認されていた薬剤であるとしても、個々の患者の効果の判定にはかなりの慎重さが要求されるべきであると考えている（正木・他, 2006）。この慎重な効果判定の視点こそ、主観や医師患者関係の影響を検討する精神療法的視点に他ならない。そして繰り返しになるが、もう一つの慎重さの理由は、高度の科学性が要求されている治験においてすら、現代の精神医学は科学的に非力な診断ツールしか提供していないからである。これらについては後述する。

但し、本稿で、特に若手の精神科医に対して、精神療法において強調したいことは、①生活歴および家族歴の詳細な聴取（疾患の理解ではなくその人物の理解に必要だが軽視されつつあること）と、②転移の理解（多くの精神科治療の効果を評価する際に無視されてきたこと）が重要だという二点である。

しかし、その二点を述べる前に、精神療法を行うとするときに重要なことは、診断を含めた個々の患者の精神構造の把握であるので、精神科診断の現在とその問題点について考える必要がある。

## I　精神療法を行う前に非力な診断ツールしか持たない現実を知ることの重要性

以下に、不遜・不敬に感じられるかもしれない点をご容赦いただき、精神疾患を自動車の故障と例えてみる。但し、決して精神疾患の全てが"故障"であると捉えている訳ではない。むしろ患者の方が真実を見ていたり、社会環境こそが異常で疾患とされる方が正常であることさえあるだろう。しかし此処では、単純に考えてみる。人間の精神と較べれば、全く単純なメカニズムである自動車の故障の場合でさえ、車種によってもその構造は違うし、同じ車だって個々に特徴や癖が異なるので、故障修理は個々の車の構造や経年変化に伴う状態を知ることか

---

＊福島県立医科大学医学部神経精神医学講座
　〒960-1295　福島市光が丘1

ら始めるはずである。ところが，さらに複雑な故障であるはずの精神疾患の場合に，「リストにあるこれとこれ，この症状が何カ月か続けばこの診断」と言った風に，どのような診断かを決めることから始めてしまう医学部の学生や若手精神科医が増えてきた。まるでトラックも軽自動車も同じ故障であれば，同じ故障リストの列記で個々の障害が判明するかのようである。これは，真面目であればあるほど，最近の若手精神科医に際立って認められる傾向である。この傾向が強まってきたのと，世界の精神医学を席巻してきたアメリカ精神医学会の精神障害の診断と統計マニュアル（DSM；Diagnostic and Statistical Manual of Mental Disorders）がその地位を確定させていく時期と一致しているように思われてならない（アメリカ精神医学会，2014）。ところで，内科医は感冒として診ていた患者に発熱と咳が4日以上続くと肺炎を疑うということをお聞きした。しかし彼らは，これらの臨床特徴や他にリストアップされた所見だけで診断したり治療したりする事は決してあり得ない。血液検査をし，胸部レントゲンをとり，肺炎の型を診断し，抗生物質をはじめとする適切な治療薬を決定するはずである。もちろん精神科医もそれ以上の種類の検査を入念に行う。ところが，現在の精神医学の科学的ツールはあまりにも非力で，血液検査も，髄液検査も，頭部レントゲンも，頭部CTも，頭部MRIも，fMRIも，NIRSも，脳波も，脳磁図も確定的な所見を抽出できないことが多い（但し，脳炎における髄液検査，器質性精神障害におけるCT・MRI，てんかん精神病における脳波・脳磁図などの例外はある）。従って，精神科医の診断の多くは言葉に頼るしかないのである。そうなると今度は，日常臨床でより客観性を求める場合は特に，世界中の精神医学の科学者が用いていて信頼性が統計学的に検証されたうつ病用ハミルトン評価尺度（HRSD；Hamilton Rating Scale for Depression）（Hamilton, 1960），陽性・陰性症状評価尺度（PANSS；Positive and Negative Syndrome Scale）（Kay, 1987），DSM，疾病及び関連保健問題の国際統計分類（ICD；International Statistical Classification of Diseases and Related Health Problems）（WHO, 2010）などの評価スケールや診断分類に頼ることになる。HRSDやPANSSは統計学的に妥当性が検証された評価スケールであるが，診断のためではなく，診断された後で重症度や特徴を調べるものであろうし，DSMもICDも本来の目的は診断するための道具だった訳ではなく，むしろ診断した後で，他の精神科医や世界各国の学者間で共通の言葉を持つための統計調査のための分類であったはずである。つまり，日常臨床の場でこれらの評価スケールや診断分類に頼るのには無理がある。しかし一方で，目の前に居る特定の患者さんの治療を考える時に，DSM診断から治療開始しようとする若手精神科医が居るのは自然なのだ。何故なら，身体科で鑑別診断と治療を行う場合には，症状と科学的検査により知られている所見のリストを元に診断するからであり，彼らを批判することはできない。だからこそ，指導的精神科医や精神医学の研究者はもっと科学に謙虚であるべきと考える。若手精神科医や一般の方々に，精神医学の科学は魅力的ではあるが，いまだとても非力なのだとまず正直に伝えるべきだ。「厳密な構造化面接をすればDSMでも的確に精神疾患を診断できる」と若手精神科医に説く前に，「身体科の現場でそのような診断方法（妥当性の検証された評価スケール中心の診断法や診断分類）を採用していないのは，他に有力な生物学的診断ツールを持っているからであり，精神科ではそれが非力なので便宜上使用するのであって，その不完全性をわかった上でDSMや評価スケールを利用してください」と指導すべきである。今，新時代の有望な科学によって精神疾患も解明されつつあるが，まだまだ身体科に匹敵する臨床診断ツールを有していないのだ，と皆に公言すべきなのだ。しかし，だからこそ，精神医学はむしろ魅力ある研究分野なのである。

もちろん世界共通の精神科診断分類であるDSMやICDは重要なのだが，しかし，実臨床において，精神症状が現れる個々の患者の精神，人格などを評価するにはあまりにも不足していて非力であることも伝えるべきと考える。

## II　実臨床における精神療法と生活歴聴取の重要性

では，研究ツールは強力かもしれないが，日常臨床では不完全で非力な科学的道具しか持たない臨床精神科医が，診断と治療を行うときに何を成すべきかは，すでに明らかである。それはやはり，先人がそうして来たように，言葉を介した詳細な情報収集をすべきであろう。それは，臨床症状の厳密な記述に留まるべきではない。何故なら，その患者の生きてきた時間や環境や人生を知らずして，どうして疾患を治療できるというのだろう。ところが，前述したDSMで教育された世代は，生活歴の聴取が際立って短くなる傾向がある。僅か5行程度で終えてしまう場合さえもある。あとはGAF（The Global Assessment of Functioning；機能の全体的評定（GAF）尺度）（アメリカ精神医学会，2014）がとれれば事足りると感じている事もある。一応の診断はそれで足りるかもしれないが，精神療法となるとそうはいかない。

例えば，心気障害の場合，生活歴・家族歴の詳細な聴取自体がほどよい転移関係，医師患者関係を形成し，治療効果を生むことも多い。症状だけでなくその方の人生に興味を持つ医師に対して，患者が好意を持ち易いのは自然なことである。例えば，身体科から紹介されてくる心気障害の患者は，「身体が悪いのに不当にも精神科に紹介された」「こんなに苦しいのに何で精神科に紹介されるのかわからない」「前の医者に嫌われて見捨てられた」と感じている人も多い。そこで，精神科への偏見を除き，見捨てられた訳ではなく，これから真の治療を始めましょうと伝える必要がある。その際に効果的なのは，家族構成と生活歴の詳細な聴取である。

短い診察中に聴取するのは困難だが，それがその後の医師患者関係を決定することになる。家族の中ですら厄介者扱いされ，発症に嫁姑関係や夫婦関係が関連している場合は，より詳しい人間関係の把握が必須となる。生活歴聴取の中で一気に陽性感情を示して改善を示す患者さんも多く（転移性治癒，後述），これを適度に制御することも重要である（小比木・他，1981a，1981b）。

## III　精神療法の定義や目標

多くの精神療法の叢書によれば，精神療法とは，現実への適応機制の修復のために言葉を用いて心理面に働きかける治療ということになる。しかし，治療の最終目標は，元通りへの修復ではないと考える。何故なら，元通りの場所こそが，今在る精神病理を生み出した要因であるかもしれないし，精神療法の先にあるものが元通りでは，むしろ物足りない。患者は，（病的であれ）誰も見たことのない景色を体験し，それを乗り越えてきた方々なのだから，治療後には自分の病理を俯瞰できるようなより豊かな存在になっていただけるのが理想である。私が経験した理想的だった一例を挙げれば，精神療法で加療された未投薬の摂食障害患者で，最終的には自らの分離個体化期（Mahler）の母子共生の問題を理解して乗り越え（小比木・他，1981c），自己同一性の獲得どころか有能な精神療法家と考えられるほどの能力を獲得した患者もおられた。

また，精神療法は本来，単なる技法ではなく，とても自由なものであるべきだ。表情，服装，声，態度，言動など，あらゆる情報が活用されるべきである。それらは全て，患者の貴重な情報であると同時に，治療者からの治療的なメッセージとしても用いることもできるものである。精神療法の技法としては，さまざまなものが知られている。多くの医療機関で最も一般的なのは，支持的精神療法であるが，この特徴は葛藤やパーソナリティには深く踏み込まず，患者の困難な状態の自我を治療者が支えていくものと

考えられている。技法の効果が統計科学的に検証され世界的に認められている認知行動療法，その他，芸術療法，集団精神療法，森田療法，内観療法，そして力動的精神療法などがある。しかし，森田療法や内観療法を除き，その他の治療法はいずれも，力動的精神療法，つまり精神分析療法の影響が基盤にある。例えば，時間と場所の構造化を考えるのは，力動的視点が背景にあるからである。社会的にも，現在の精神科医が科学的検証の進んでいる認知行動療法（CBT；cognitive behavioral therapy）に関心を集中させている印象があるが（Beck, 2004），そもそも認知の歪みの修正に挑もうとする決断をする時点で，力動的な医師患者関係が発動しているはずなのである。好意や信頼を寄せていない医師の言葉を聞こうとする患者はいない。この陽性感情を転移の観点から見積もることこそ，本来は最良の科学的態度であると考える。

## IV 精神療法と転移

若い精神科医が支持的精神療法を始めて最初に経験するのは，思ったよりも患者が良くなったりすることかもしれない（転移性治癒）。しかし，最初の患者が境界性パーソナリティ構造（BPO；Borderline Personality Organization）注）の際立った患者だと（Kernberg, 1983），愛憎の人間関係（部分対象関係転移）に巻き込まれて個人的な感情が誘発されたりして，困難を経験する事になるかもしれない。これらはいずれも，退行という防衛機制を基盤として発動する転移という防衛機制を理解することで，制御できる部分も多い。無意識の発見（または確認）と並んで，転移という概念の創出こそが，力動的精神医学，精神分析の最大の貢献でないかと私は考える。残念ながら，転移という現象は現代科学の土俵に乗り難い現象である。転移性治癒についてもプラセボ効果と何処が違うのだ，と言われて，「それは，幼児期の重要な人物の置き換えに基づく……」と説明しても，精神分析を全く知らない方に理解していただくのは困難を極める。そもそも，幼児期の体験と現時点の現象を結び付ける科学的根拠を示すこと自体が難しい。しかしながら，科学の土俵に乗り難いこの現象が，いかに患者の精神症状や治療に影響するかを実臨床では，最も困難で重要な出来事として経験されることが多い。例えば，少なくとも部分対象関係転移という現象を知る医師ならば，境界性パーソナリティ障害（BPD；Borderline Personality Disorder）の治療で経験する理不尽な愛憎劇を理解でき（Kernberg, 1983；牛島, 2008），辛うじてかもしれないが治療の場を制御できるのである。それは残念ながら，現在の統計科学で検証された技法や薬理学，生物科学で確認された道具にはきわめて困難な事なのである。

## V 精神療法と転移

このように，力動的視点は精神科医のみならず医学生にとって極めて重要な素養の一つと考えられる。しかし，とても奇妙な事であるが，他学部の学生はライフサイクル論や精神分析学を学ぶ機会が充分に与えられるのに，医学部においては精神医学を学ぶから必要ないという理由で，その機会が与えられないこともある。一番この素養が必要な医学生にそれを学ぶ機会が与えられないのは極めて残念な事である。このような背景を考慮して，此処では，簡単に防衛機制について述べ，その後に，転移について述べる。

人間は，自分自身に対しても，社会や外的環境に対しても適応し，外界のストレスから精神の安定を図ろうとする。それは適応の機制であるが，同時に，適応とはあらゆる心理的負荷か

---

注：BPO（Borderline Personality Organization, 境界性パーソナリティ構造），Kernberg O. (1967) 自己愛パーソナリティ障害であれ，反社会性パーソナリティ障害であれ，境界性パーソナリティ障害であれ，表面的な病像によって鑑別診断されるのではなく，以下の特徴によって構造的な精神装置の概念のもとに診断される人格構造。
1．自他の知覚の統合の不十分さ，全体的な共感性の不備を含む同一性拡散。2．原始的な防衛操作。3．現実検討能力の保持

ら自己を守ろうとする防衛でもある。これが，フロイトのいう超自我・自我・イドの中で，自我が用いる防衛機制である。防衛機制には，健常人であっても普通に用いる抑圧，反動形成，逃避，退行，投影，合理化，そして転移などと，境界性パーソナリティ障害や統合失調症の患者が頻回に示す否認，投影性同一視，分裂などがある。以下に，転移－逆転移関係について述べる。

　過去においては，理想的な医師像として優しく献身的に患者を治療する小石川療養所の赤ひげをイメージしていた医学生も多かった。これは正しい道だったと思うし，医師たるもの元来有しているべき資質だと思われた。ところが精神科治療の現場では，赤ひげは大きな愛憎の罠に陥る事になった。それは，多くは転移という防衛機制によるものと考えられた。良い医師と悪い医師はそのような機制で生まれたりもする。名医の誕生は，往々にして陽性転移の成せるわざだったかもしれない。ところが，今日の医学教育では，患者や模擬患者に好かれる医師が問題無く推奨される。それは医師の一側面でしかないはずである。

　転移とは，前述したが，退行という防衛機制の上に成り立つものである（小比木・他，1981a，1981b）。「転移とは，現在の人間に向かう感情，欲動，態度，空想，防衛についての経験である。それらは現在の人間にふさわしいものではなく，早期幼児期の重要な人物との関係に由来する反応の反復であり，無意識的に現在の人物へと置き換えられたものである」とGleasonは定義している（小比木・他，1981b）。治療の経過に伴い，患者は次第に退行し，医師患者関係は最初とは異なったものとなってくる。「私は医者から治癒を期待する」という基本図式が，やがては，「子どもの私が，母から，愛情を得たいが，愛してくれないので，母を恨む」という図式に変わったりするというのである。つまり，小此木らによれば，間接目的語の変化が転移であるという（小比木・他，1981a，1981b）。転移は，以下のようにいくつかの種類に分けて考えられるという。感情転移には，好意や愛情のような陽性転移と嫌悪や憎悪のような陰性転移が知られている。感情転移の際には，転移される感情は一つだけでなくさまざまな感情が同時に転移されるという（小比木・他，1981b）。「赤ひげ」であることが望まれる現状では，陽性転移が歓迎されることになるが，双方の転移とも，表裏の関係であると考えられ，患者は常に治療者に両価的な感情を向けている事になる。また，防衛そのものも転移されると考えられている。退行した患者が，母親に甘えたいという感情を医師に転移したとして，その患者には幼児期に甘えたかった時に，叱られたというトラウマ体験があってその感情を抑圧していたとすると，治療場面でも医師に甘えたいという感情は「そのまま思い出す」と叱られてしまうのではないかという不安を引き起こし，抑圧されたままになるという事も起こるという。このように，抑圧という防衛も，医師に対して転移されるのである。最後に，BPDなどの治療困難例で最も重要な知見であると考えられる対象関係の転移について述べる。これは，患者の過去のある対象との関係が現在の医師との関係に置き換えられる事である。この概念は，BPDの概念の生みの親であるKernbergによって確立された（Kernberg, 1983）。これには全体対象関係と部分対象関係がある。全体対象関係が，全体的な人物イメージに対する関係であるのに対して，部分対象関係は，まだ対象が全体的な人物イメージとして構成されていない頃（早期幼児期）の対象関係と考えられている。後者のような部分対象関係の転移は，BPDや統合失調症といった患者に認められることが多い。患者は医師をいろいろな面のある全体的な人間としてではなく，「全部良い」人間と見て，「全部良い」対象関係を転移するか，「全部悪い」人間と見て，「全部悪い」対象関係を転移するかのどちらかになる。彼らは，自分に対しても医師に対しても，部分的な全か無かの関係しか結べていない訳である。本来は，善悪ない

まぜの全体的な対象同士の関係であるはずで，例えば，この人は約束を忘れたりするが，優しいなどという人間関係なのが，彼らにおいては「約束を破るような人間は，死んで詫びろ」などと，全てが嫌いになったりする訳である。逆に自分に向かうと，常に良い子でないと皆に否定されるという強迫的な考えに支配される事にもなる。また，医師の方も人間である以上，いかに中立的態度を保持しようとも，無意識的に反応してしまう。この医師の反応は逆転移と呼ばれる。自分の中に生じるさまざまな逆転移を知ることが，患者の転移の状態を正しく把握することにつながると考えられている。逆転移の例としては，過度に患者の良い状態を望んでいたり，患者に誉められると嬉しかったり，患者と論争したり，患者に会いに行く足が重かったり，親切過ぎたり，親切が足りなすぎたり，などの，通常は当たり前の感情として考えられるものとして現れてくる。逆転移を悪と捉えて抑えようとするのではなく，現在の医師患者関係の理解や患者の病態を測るバロメータとすべきなのだと考えられている。

## VI 将来の精神療法

最後に，将来の精神科医が，患者の思考や感情やその障害をリアルタイムに捉えることのできる強力な生物学的ツールを手に入れて，精神療法を電気信号と神経伝達物質の変化から捉えることのできる日が来ることを，認知生理学の研究者の端くれとして，心から望むものである。しかし，それまでは，我々精神科医は，自らの五感を研ぎ澄ませて，自身の脳と精神を最高のセンサー，言葉や沈黙を最良の治療的ツールとして，患者の病理に向き合わねばならない。

## 文　献

American Psychiartic Association (2013) Diagnostic and Statistical Manual of Mental Disorders, fifth edition：DSM-5. American Psychiatric Publishing. (高橋三郎, 大野裕監訳, 染矢俊幸・他訳 (2014) DSM-5 精神疾患の診断・統計マニュアル. 医学書院)

Beck JS (1995) Cognitive Therapy：Basics and Beyond. New York, Guilford Press. (伊藤絵美・神村栄一・藤澤大介訳 (2004) 認知療法実践ガイド：基礎から応用まで―ジュディス・ベックの認知療法テキスト. 星和書店)

Evidence-Based Medicine Working Group (1992) Evidence-based medicine. A new approach to teaching the practice of medicine. JAMA, 268；2420-2425.

Hamilton M (1960) A rating scale for depression. Journal of Neurology, Neurosurgery and Psychiatry. 23, 56-62.

Kay SR, Fiszbein A, Opler LA (1987) The positive and negative syndrome scale (PANSS) for schizophrenia. Schizophr Bull 13, 261-276.

Kernberg O (1967) Borderline personality organization. Journal of the American Psychoanalytic Association, 15(3)；641-685.

Kernberg O (1976) Object Relations Theory and Clinical Psychoanalysis. NJ, Jason Aronson. (前田重治監訳 (1983) 対象関係論とその臨床. 岩崎学術出版社)

正木朋也・津谷喜一郎 (2006) エビデンスに基づく医療 (EBM) の系譜と方向性―保健医療評価に果たすコクラン共同計画の役割と未来. 日本評価研究, 6(1)；3-20.

小此木啓吾・岩崎徹也・橋本雅雄, 他編 (1981a) 精神分析セミナー1 精神療法の基礎. 岩崎学術出版社.

小此木啓吾・岩崎徹也・橋本雅雄, 他編 (1981b) 精神分析セミナー2 精神分析の治療機序. 岩崎学術出版社.

小此木啓吾・岩崎徹也・橋本雅雄, 他編 (1981c) 精神分析セミナー5 発達とライフサイクルの観点. 岩崎学術出版社.

牛島定信 (2008) 境界性パーソナリティ障害―日本版治療ガイドライン. 金剛出版.

WHO (2010) International Classification of Diseases (ICD). http://www.who.int/classifications/icd/en/

# 大学精神医学教室における精神療法トレーニング

近藤伸介*，榊原英輔*，笠井清登*

## はじめに

　筆者らは，東京大学精神医学教室（以下，当教室）で若手精神科医の教育に従事している。近年の精神医学は，操作的診断基準や客観的バイオマーカーなどの導入による医学モデルへの仲間入りを目指してきている。そのこと自体はあるべき方向の一つであり，私たちは反精神医学の再台頭を招いてはならない。しかし，①一人一人の精神機能の不調を支援することが，主観的リカバリーをアウトカムとしている（笠井，2014），②そのためには，人間の行動の動因となっている，多くは意識化されない，価値とでもいうべきもののありようと形成過程を評価し，再構成する必要がある（長谷川監修，2015［印刷中］），③精神機能の安定化には，薬物療法など脳から精神のルートと対照的に，他者からの言語的・非言語的働きかけが個人に内在化し，最終的には自身の精神機能が自己の脳機能を変える（自己制御性）という精神から脳へのルートがある（Kasai et al., 2013）。これらの点を根拠に，精神療法というアプローチは，医学における精神医学の独自性を保証する唯一の存在であるといっても過言ではない。

　筆者の一人，笠井は，若い統合失調症患者さんを対象とした当教室デイケアで生活臨床のアプローチを学んだ。生活臨床では，統合失調症を持つ人の生活類型と価値類型を評価し，それに基づいて働きかけ方を工夫する。生活類型とは，生活の枠組みを，自ら拡大しようとするか（能動型），そうでないか（受動型）という分類である。生活類型と完全に直交するわけではないが，ある程度独立しているもう一つの軸として，啓発型─依存型という，自らの価値・価値意識にもとづいて行動するか，他者や社会と共有されている価値に調和して行動するか，という軸がある。これを笠井は暫定的に価値類型と呼んでいる。生活臨床を学び実践することは，人間の行動の動因となっている価値というものにおいて，いかに意識化されていない部分が多いか，また，意識化されている価値意識を含め，価値というものがどのように世代間で伝達され，発達の過程で社会との関係の中で個人に内在化されていくのか，ということに感受性を高めることに役立つ。また，人間は脳と身体を持って生まれ，人生を通じて生活の中で価値を形成し，それが行動の動因となっている。その価値に寄り添うということが，いわゆる person-centered, needs-based approach といわれているものの本態ではないか，という認識を深めてくれる。こうした理念は，アウトリーチや災害診療支援活動などを含め，コミュニティで生活する主体としての人を支援する上でかかせない原則となっていくものと思われる（笠井，2013）。

　このような精神医学の独自性をどのように若い精神科医に伝えていけばよいのだろうか，試行錯誤を続けてきた。最近，精神療法に素養を持つ同僚（共同筆者の近藤，榊原ら）や，藤山

*東京大学精神医学教室
〒113-8655　文京区本郷7-3-1

直樹先生，津川律子先生，堀越勝先生，池田暁史先生という精神・心理療法のプロ中のプロに力を貸していただけるありがたい環境に恵まれるようになり，日本の若手精神科医に対する精神療法教育のモデルを発信できればと，第一歩を踏み出した。以下に近藤，榊原がわれわれの試みを紹介する。かつて当教室の若手精神科医たちが故・土居健郎先生や故・臺弘先生らのもとで，力動的精神療法や生活臨床の素養を身につけてきた伝統を継承しつつ，時代のニーズに即した私たちらしい視点や知見を加えて発展させていきたいと願っている。

## I 力動的精神療法

### 1．学びの難しさ

筆者の一人，近藤は，2年前から15年ぶりに大学病院で勤務するようになった。この間，市中病院は精神科病院も含めて急速に忙しくなり，以前のように医局でお茶を飲みながら先輩に相談するという牧歌的な時間はなくなってしまった。学び舎の役割をもつ大学病院も果たして15年前とはすっかり様変わりしていた。当教室の病棟には年間500人が入院し，平均在院日数は30日前後，そこに毎年100人の医学生，120人の初期研修医，10人の専門研修医がローテートするほか，看護をはじめとする多職種の教育の場にもなっている。短期間に多くの（日常生活が破綻した状態の）患者を経験できる点では効率的かもしれないが，目に見えないこと，時間がかかること，言語化（数値化）できないことへの感度は下がってしまった。というよりも，そうしたものは「ノイズ」とみなして感度を下げなければ，スピーディに効率よく業務が流れていかないのである。

大学病院には一見医師が大勢いるように見える。しかし患者数や研修医・学生の数に比べれば指導医は圧倒的に足りない。その結果，皮肉なことに外来診療も病棟診療もいわば密室化している。優秀な若手医師たちは，先輩からの語りに代わって，文献やマニュアルから膨大な情報を手に入れている。しかしたとえどんなに良質な情報を数多く手に入れたとしても，生身の人間を癒すには人や自然や時間の力が必要で，その手間暇を省くことはできない。

このようにスピードと効率が評価される工場の品質管理をモデルにした病院経営では，一人一人に手間暇をかけるという臨床の時間感覚，治療成果を自分で見届けることを繰り返しながら成長していくという学びの時間感覚はそぎ落とされてしまう。少し辛辣すぎたかもしれないが，そうした効率重視の現代の学び舎で，等身大の人間の生活に流れる時間感覚，言葉にならない気持ちやニュアンス，年単位〜十年単位でみた治療の成果といったことへの感度はどうやって教えればよいのか，そもそも教えられるものなのか。これは精神科卒後教育の基本問題である。

本節では，当教室がこの根深い構造的な問題に立ち向かうために始動した試みの一つとして，精神療法の卒後教育プログラムを紹介したい。

### 2．ケースセミナーの始動

同窓の先輩で精神分析家である藤山直樹先生主催の症例検討会である。近藤が研修医であった20年近く前にも「藤山ゼミ」と呼ばれて，有志による症例検討会が行われていたが，2010年から専門研修医1年目を対象とした教育プログラムの一環として，年5回開催いただいている。観察に基づく客観的な描写を旨とする記述精神病理に慣れた研修医にとって，「どんな人なの？」「それで先生はどう思ったの？」「ここでこの人がこう言ったのはどうしてなんだろう？」といったやりとりを通して，場面場面での主治医や患者の気持ちや気づきといった目に見えない言外の意味を解き明かしながら進んでいくカンファランスは新鮮でライブ感があり，いつも驚きと発見があって，研修医から大好評を博している。藤山先生はこのセミナーの位置づけを，すべての精神科医に必要な心理的マネジメント（氏のいう第一水準の精神療法）

の入門であって，精神分析や認知行動療法などの特殊なスキルとしての精神療法（第二水準の精神療法）の入門ではない，というが，過去の面接場面を題材にして，いつの間にか発表者とスーパーバイザーのライブに周りも一緒に引き込まれていくという体験は，知的作業にはない興奮があり，第一水準を超えた体験学習になっている。実際，氏は「一般的で普遍的な第一水準の精神療法の訓練には，逆説的であるが，ある期間，より専門的な第二水準の精神療法の訓練，たとえばケース検討会，できれば継続的な個人スーパービジョンを受けることが望ましい」と述べている（藤山，2013）。

## 3．スーパービジョン制の創設

精神科医がすべての面接で行っているはずの精神療法についての系統的な教育があまりにもおろそかになっていることへの猛省から，専門研修医1年目を対象に勤務外のスーパービジョン制を設けることになった。近藤がカナダで精神科レジデントの訓練（後述）を目の当たりにしたことも契機になっているが，精神療法の教育に常日頃から尽力されている4人の優れた精神療法家の先生方が快くスーパーバイザーを引き受けてくださり，2014年9月からスーパービジョン制が実現した。具体的には，スーパーバイザー1名につき専門研修医2名，1回90分，月1回，年12回のプログラムである。謝礼は毎回スーパーバイジーが個人で5,000円支払い，医局から各回1万円の補助を出すこととしている。スーパーバイザーと研修医のコーディネイター役として，指導医クラスの医師がチューターを務め，スーパービジョンにも可能な限り同行している。

鳴りやまないPHSを置いて病院を離れてそれぞれの先生のオフィスを訪ね，じっくりとケースについて考えることは本当に実りが大きい。"on-the-job training"が主な病院臨床ではとかくやりっぱなしになっている自分の面接を振り返り，資料にまとめるための作業を通して，納得いくまで考え抜くことができるのは"off-the-job"ならではである。さらに，行き帰りの道のりに段々と愛着が湧いてきたり，オフィスの雰囲気やちょっとした雑談からスーパーバイザーの先輩としての生き方を感じ取ったり，そうした営みのすべてがかけがえのない豊かな学びになる。まさしく，スピードと効率がそぎ落とした「栄養分」がそこにあるのである。

## 4．カナダの精神科専門医

もう10年以上前になるが近藤がカナダでclinical fellowとして勤務したとき，精神科専門研修プログラムに関して驚いたことが二つあった。一つは，4年間のプログラムを通して毎週1日，同期のレジデントが全員大学に集まり，座学や実習を続けることである。academic dayと呼ばれていて，市街全域の病院に散ったレジデントが毎週集まる。そのうち後半の2年は，半日が精神療法のトレーニングに充てられていた。北米はDSMに染まっていて，精神療法などすたれているという先入観はまったく間違っていた。もう一つは，レジデントたちが恐れる面接試験（oral exam）である。専門研修プログラム修了の必須要件になっていて，新患を約1時間かけて実際に診察し，その後試験官2名から小一時間にわたって試問を受ける。これを評価者を変えて2回行う。採点に際してはカナダ国内共通の構造化評価シートが用いられる。実施要領や採点基準は公開されていて（The Royal College of Physicians and Surgeons of Canada, 2011），具体的には，五つの大項目（面接の進め方，技術，内容，提示，治療プラン）とそれぞれの細項目ごとに採点基準が明記されている。近藤がいたバンクーバー市内の総合病院や市外の州立病院には，随所にワンウェイミラーのついた面接室があり，レジデントの診察を指導医がミラー越しに見ていて（あるいはその逆も），面接後にフィードバックする光景は日常的であった。最終学年の本試験に先立って，2年次から模擬試験（mock oral）

も実施されている。試験に協力いただける患者さんへのアンケート調査も施行されており，ほとんどが診察内容に満足し，機会があれば再度協力してもよいと回答している（Tibbo et al., 2004）。このように精神科面接を密室化せず，一般の人々の協力によって専門家が養成されていく文化が根付いていることに感銘を受けた。

治療に手間暇が必要であるのとまったく同じように，教育にも大変な手間暇が必要である。個人的な努力やもともとの資質も重要であるが，精神疾患のある人たちを治療したいとこの領域を選んできた若手医師たちのために，実りある教育体制づくりを続けていきたい。

## III 認知行動療法

精神疾患に対する高いエビデンスを有する精神療法として，認知行動療法（cognitive behavioral therapy；CBT）にますます注目が集まっている。CBTは患者が直面する苦境を患者が持つ認知と患者が取る行動の観点から定式化し，それらに働きかけることを特徴とする精神療法の総称である。臨床現場におけるCBTの普及において，日本は大きな遅れを取ってきたが，平成22年度から厚生労働省による認知行動療法研修事業がはじまり，平成23年度に国立精神・神経医療研究センターにCBTセンターが開設されるなど，CBTの教育普及の取り組みにも弾みがついてきた。東大精神神経科においても，認知行動療法を患者の治療と精神科研修医の教育に取り入れる試みが始まっている。

CBTや精神分析といった体系的な精神療法は，外科手術に譬えるならば術式に相当するものである。手術が成功するためには，術式を覚える以前に，糸結びの仕方，鉤の引き方や，止血の仕方などの基本的な外科的手技に習熟していなければならない。精神療法においてもこれは同様である。CBTを成功させるためには，治療者が患者に共感的な態度で接し，患者を勇気づけ，患者と作業同盟（working alliance）を築き，それを維持していくための精神療法の基礎的なスキルを身につけていることが大前提である（堀越・野村，2012）。

CBTが書籍で紹介される際には，他の精神療法と異なるCBTに特徴的な部分だけが記載されることが多い。これは，手術の症例報告では術式のみを記載し，「ここでこうやって糸を結んだ」「こうやって鉤を引いた」とは書かれないのと同様である。だが，どれほど術式を熟知していても，糸結びのできない外科医が手術をしたら有害であるように，精神療法の基礎的技能が身についていなければ，治療にエビデンスがあると言われるCBTもかえって有害となりうる。

精神療法の治療効果は，流派の違いには依存しない共通因子・非特異的因子によるところが大きいことが知られている。うつ病の精神療法についてのメタ・アナリシスでは，治療効果の約50%は「非特異的因子」によるとされ，時間の経過や環境の変化などの「治療外の因子」は33%であったのに対し，各流派に特定の技法の効果は17%に過ぎなかった（Cuijpers et al., 2012）。この「非特異的因子」とは，治療者と患者が温かい関係性，すなわちラポール（rapport）を形成し，作業同盟を築いて継続的に関わっていくという，CBTに限らず全ての援助過程に共通する要素のことである。

上記の点を踏まえ，それに加えて，東大病院には初期研修医や精神神経科に入りたての後期研修医が多く在籍することを考慮し，東大病院の精神神経科における精神療法のトレーニングは，CBTそのものよりもCBTの前提となる基礎的な精神療法の技能を身につけることに重点を置いている。平成25年度より，筆者の一人である榊原が国立精神・神経医療研究センター病院に勤めていた際に師事していた堀越勝先生を招聘し，精神療法の基礎についてのワークショップを開催してもらうことにした。これは同氏が統括する全20回以上からなるCBTの研修会において，前半では精神療法の基礎の練習

**表 1　全 6 回の心理教育プログラムのタイトルと扱う内容**

| |
|---|
| 第 1 回　こころの仕組み（感情の心理教育） |
| 第 2 回　行動を活性化しよう（行動活性化） |
| 第 3 回　呼吸法・リラックス法（呼吸法・漸進的筋弛緩法） |
| 第 4 回　考え方を柔軟しよう（認知再構成法） |
| 第 5 回　ストレスに対処しよう（ストレスコーピング） |
| 第 6 回　自分の気持ちを伝えよう（アサーショントレーニング） |

に多くの時間を割いていることに倣ったものである。また，後期研修医と精神科をローテートしている初期研修医向けに，傾聴と共感の技法についての講義とロールプレイを取り入れたクルズスを行っている。

　共感は，患者とラポールを構築するための重要な要素である。共感の技法は反映的傾聴（reflective listening）とも呼ばれ，ロジャーズの来談者中心療法に多くを負っている（ロジャース著・末武他訳，2005）。共感は患者とのラポール構築に重要であるだけでなく，CBT の介入的働きかけの下準備としても不可欠である。CBT の始祖の一人であるアーロン・ベックは「感情は認知へ至る王道である」と言った。CBT は認知と行動に働きかけることを重視する精神療法だが，ここでいう認知というのは本人にとっては現実そのものであり，感情を把握することは，患者にとって世界がどのように見えているかを知る手掛かりになる。患者に共感することができてはじめて，患者がそこから歩み出す出発点に治療者も並び立ち，問題の解決に向けて伴走することが可能となるのである。

　当教室ではさらに，入院患者の治療に CBT の要素を取り入れる試みとして，同氏監修のもと，入院中の患者を対象とした全 6 回の心理教育プログラムを作成し，平成 25 年度から開始した。全 6 回のテーマは，表 1 に示す通りである。

　総合病院の精神科において，入院患者に CBT を行うことにはさまざまな制約がある。当教室の病棟は平均在院日数が 40 日弱と短く，患者の入れ替わりが激しい。また，入院患者は外来患者と比して症状が重篤であり，入院中は頻回に薬物調整が行われる点は効果的な CBT を実施することの妨げになりうる。また，単科の精神病院と比べて病床数が少なく，さまざまな診断の人が入院しているため，特定の疾患をターゲットとした集団療法の場を常時設定することは困難である。これらの点を踏まえ，心理教育プログラムは，毎週月曜日に 1 回 1 時間，6 週で一巡とし，各回の内容は独立しており，1 回だけの参加も可能にした。個々の疾患に特異的な問題や個人的な問題は扱わず，講義に加えて架空のケースを題材として参加者に意見を出し合ってもらうことによって，多様な考えを共有し，認知行動療法の基本的な考え方を学んでもらうという形式を採用している。

　統計を取りはじめてから全 16 回のうち，参加のべ人数は 126 名（各回平均 7.9 名），参加者は 56 名（男性 27 名，女性 29 名）（一人あたり 2.25 回），平均年齢：39.8 ± 16.2 歳であり，主診断は大うつ病性障害 17 名，双極性障害 11 名，統合失調症圏 19 名，自閉症スペクトラム 4 名，その他 5 名と，多様な患者が参加していることが読み取れる。

　この心理教育プログラムの第一義的な目的は，患者が認知行動療法について学び，必要に応じて本格的な認知行動療法を始めるきっかけを作ることである。しかしもう一つの重要な意義は，精神科研修医が講師を担当することで，認知行動療法の基本的な考え方を「教えることを通して学ぶ」ための機会となることである。心理教育プログラムは講師 1 名にファシリテーター 1 〜 2 名の 2 〜 3 名で実施する形を取っている。精神科研修医には，榊原や臨床心理士が講師を

するところを最初はファシリテーターとして手伝いながら見学し，2，3回目以降に立場を交代してファシリテーターを担ってもらうことにしている．

　心理教育プログラムの講師を担当するだけで，CBTを実際に行っていくための十分な技能が身につくわけではない．だがこのプログラムは，精神科研修医にとってCBTに興味を持ち本格的な勉強を始めるきっかけとなるだろう．あるいは自分ではCBTを行わなくても，どのような場合にCBTの専門家に紹介するのが適切かを見定める力を高める意義があると思われる．

### 謝　辞

　東京大学精神医学教室の若手精神科医に対する精神療法トレーニングに多大なご尽力をいただいている藤山直樹先生，津川律子先生，堀越勝先生，池田暁史先生に深謝致します．

### 文　献

C. R. ロジャーズ著，末武康弘・保坂亨・諸富祥彦訳（2005）ロジャーズ主要著作集1　カウンセリングと心理療法―実践のための新しい概念．岩崎学術出版社．

Cuijpers P, Driessen E & Hollon SD et al.（2012）The efficacy of non-directive supportive therapy for adult depression：A meta-analysis. Clincal Psychology Review 32(4)；280-291.

藤山直樹（2013）自分のこころを使うことにむけて．精神医学 55(9)；840-842．

長谷川寿一監修, 笠井清登・藤井直敬・福田正人・長谷川眞理子編（2015［印刷中］）思春期学．東京大学出版会．

堀越勝・野村俊明（2012）精神療法の基本―支持から認知行動療法まで．医学書院．

Kasai K（2013）Toward an interdisciplinary science of adolescence：insights from schizophrenia research. Neuroscience Research, 75(2)；89-93.

笠井清登（2013）統合失調症：脳と生活と思春期発達の交点．（福田正人・糸川昌成・村井俊哉・笠井清登編）統合失調症，pp.15-22．医学書院．

笠井清登（2014）私を変えた出来ごと：リカバリーを支えてくれた出会い．統合失調症のひろば 4；130-133.

The Royal College of Physicians and Surgeons of Canada（2011）Structured Assessment of Clinical Evaluation Report（STACER）Score Sheet for Psychiatry. Ottawa.

Tibbo P & Templeman K（2004）The RCPSC Oral Examination：Patient perceptions and impact on participating psychiatric patients. Canadian Journal of Psychiatry 49(7)；480-486.

# 精神科医としての力量を高めるために精神療法をどう活用するのか

池淵　恵美*

## I　精神療法についての基本的なスタンス

### 1．精神科治療のプラットフォームとしての位置づけ

　精神科医としての治療は，人と人とのかかわりの中で，主に言葉を媒介として営まれる。医学的なアセスメントを行い，心身両面からの治療プランを作っていくうえでも，言葉によるコミュニケーションに，方法としては頼る部分が大きい。さまざまな検査は多くの精神障害の診断においては，補助的な役割にとどまっているのが現状である。そしてコミュニケーションは人と人とのかかわりで生まれるダイナミックなものであるから，そこにすでに治療関係と呼ばれる，医療という重力場で発生する人間関係が基盤になっている。よく傾聴し，相手の立ち位置や感情や苦しさに共感するプロセスがなければ，精神医学的なアセスメントはそもそも不完全にしか成立しない。始まりは主訴とそれに続くアセスメントであるが，すでにその段階から精神科治療が始まっており，その過程でさらなるアセスメントやプランの更新が起こる。そういう意味で，基本的な精神科の治療を成立させる，さまざまな精神療法に共通したプラットフォームは重要である。

　精神科治療のプラットフォームとしての精神療法の基本的な構造の中でも，筆者が最近特に重要と考えるのは，validationと外在化である。

　validationについては，しばしば治療関係を結ぶことが困難な人たちとのかかわりの中でそ

の重要性を痛感するようになった。たとえば周囲に激しい攻撃的言動を繰り返す人や，トランスジェンダーを志向する人などに対して，医学的な理解はできても感情的に共感することに，筆者は困難を感じていた。その中で，じっくりその人のライフヒストリーを聞き，おかれた状況を十分把握し，時間的な流れの中でその人はどう感じ・行動するようになったかを知ることで，その人の行っていることがその人の目で感じられるようになる。そういう共有体験をすると，相手との治療関係がつながってくるのをこれまでも経験した。境界型パーソナリティ障害の人を対象とする弁証法的行動療法ではvalidationは基本戦略の一つであり，相手の決断や考えに賛成できないとしても，相手との関係を保っていくうえで重要で，自分自身の考えについてそもそも受け入れがたいと感じている人へのサポートとしても役立つとしている。IT用語では，validationは「入力されたデータやプログラミング言語の記述などが，規定された文法に即して，または要求された仕様に沿って，適切に記述されたかどうかを検証すること」だそうで，現実からの要請に即して，また現実に起こるであろうことを一緒に検証すると考えると，精神療法の分野での語義と通じるところがあるように感じる。

　外在化の考え方は，治療関係を構造的に変える力を持っていると感じている。たとえば自責的になっている人に対して，「あなたは自責的だ」ではなく，「あなたの中にある自責的な気持ちや考えを，ちょっと取り出して一緒に眺め

---

*帝京大学医学部精神神経科学講座
〒173-8605　板橋区加賀2-11-1

てみませんか」という形で，治療者が診察に来ている人と同じ立場に立って，自責的な苦しさを一緒に探求し，対処しようと試みることになるので，より対等な協力関係が生まれやすい。もちろん実は二重構造として，支援する側とされる側という関係性が含意されてはいるのだが。外在化により協力関係を結び，一緒に認知行動療法の技法のひとつである問題解決法を試みることで，より適切な解法へと一緒に進んでいきやすく，また本人が自分で考えているという実感を生み出しやすく，支援者にとっても無理な決定を指示したりしないですむ楽さがある。創造的な解法も生まれやすい。

### 2．通常の外来の中で実施している精神療法

筆者の外来はどなたでも希望される方は基本的に受け入れているので，さまざまな診断の人が混じっているし，混んでもいる。一人あたりにさける時間には限りがあり，外来のスタッフはいるが，基本的には一人でこなさなければならない。生活支援に結び付けることのできるソーシャルワーカーや，丁寧な精神療法が可能な心理士はごく限られた人に対して利用しているだけである。そんな中で，筆者は心理教育と認知行動療法の技術を活用している。それには理由がある。

心理教育や認知行動療法に共通の技術として，①セルフモニターを実施する，②精神症状などについて情報提供する，③症状の成り立ちや性状を検討し，症状のもたらす認知―行動―感情の関係を共有する，④認知・行動・感情を修正できるよう援助する，⑤対処方法を協同で探す，⑥患者が自ら行う対処法を重視する，などがある。これらは治療者と患者との治療的協働作業の進め方やそのツールを指し示したものである。

例えば統合失調症の治療において薬物療法を継続することは，再発防止率を高める最も有効な手段のひとつであるが，当事者の不用意な，または理解不足に基づく服薬中断による再燃がしばしば問題となる。そして「統合失調症の人は病識が欠如しているので，本人の意思に反した治療もやむを得ない」という理解が専門家の間では行われている。統合失調症は，本質的に自己の病状を理解することに困難があり（池淵，2004），病識欠如は治療を妨げる深刻な障壁であることは今も変わらないが，その障壁の克服のために，薬物療法について，本人にもわかりやすく情報を提供し，服薬行動についての学習を促進し，薬物の効果についてのセルフモニターや副作用についての対処法を促し，また専門家と連携するコミュニケーション技術の学習を援助する事が行われるようになってきた。こうした考え方や技術の発展に，心理教育や認知行動療法は大きく貢献している。

## II　精神医学講座の教育方針の中に精神療法をどう位置付けているか

### 1．前期研修

今の研修医は膨大な医学知識と技術の習得や実践に追われているので，精神科での1か月ほどの体験で，治療関係や言葉を介在とした治療的な介入について理解していただくのは無理な要求である。したがって前期研修の間の獲得目標としては，代表的なうつ病や統合失調症などの受け持ちを指導医とともに体験することで，その実際の知識を得ることや，せん妄治療などどの科に行っても役立つ精神医学の知識を得ていただくことなどにおかれている。言ってみればまだ，治療の主体は自分自身にあり，その中でいかに整合性を持って妥当な治療を進めていけるか，というところに主眼が置かれている。しかし精神科の専門療法である，患者との関係性の中に入り込んでいく視点・技術に興味を持ってくれる研修医はおり，毎日ベッドサイドに通ってうつ病の回復を支えてくれて，受け持った患者から別れを惜しまれる人もいる。一緒に何かをしたり考えたりすることで，安心や信頼などが生まれることに，他科の経験で手ごたえを感じている人もいる。こころの中に興味を持ち，懸命にカルテに所見を記載してくれる人も

いる。そうはいっても，そうした関係性，人と人の間に起こっていることを言葉にすることや，ましてや学問的なバックグラウンドへと導ける期待は無理であろう。精神科の治療，なかんずく精神療法へのアンテナを持っている人に対しては，精神科医としての資質を持っておられることを伝えて，さらなる研修を勧めることが，前期研修の中ではできることである。ただそうでない研修医に対しても，医療面接としてのコミュニケーションや，それをもう一歩進めて関係性を意識したコミュニケーションについて，見聞したりする機会は提供できる。そうと意識してもらえれば，それは身体科の領域で役立つはずだし，身体医学モデルの治療に活かせるはずである。

## 2．後期研修・大学院教育

精神科を自分のやるべき道として選択してくれていることが，前期研修との大きな違いで，精神医学への志向性があるわけなので，主治医としての関係性のありかたについて思考してみることや，前期研修では体験できなかった，単に急性期を回復へ導くだけではなく，ある程度長いスパンで経過を追う体験ができる。こうした過程には，精神療法の素養が必須である。したがって，カンファランスなどを通してのケースをまとめる経験，すなわち自他の目に治療をさらす体験や，主に直接の指導医との共有体験を通してのスーパービジョンによって，人と人とのかかわり方において成り立つ精神療法を学んでいくことになる。エキスパートをお招きしての精神療法セミナーに症例を提示してもらうことも行う。そして，治療者が主体となって医学知識や技術を提供し，患者は個体差はあるものの受け身の身体であるという，身体科の治療モデルからの転換が徐々に起こってくる。こうした生の体験を言葉や思想にするときに，基礎的な精神療法の文献が一番活きた形で読まれるのだと思う。そのためにできれば基礎文献を，すぐに参照しやすいように医局などにそろえて置いておきたいと思う。

後期研修では，心理社会的治療の集団プログラムが役立つ。定型的な心理社会的治療を学びやすく，それを個人精神療法に活かすことができるからである。私の施設では，若い医師が中心となって心理教育プログラムを運営している。エキスパートから見れば拙い運営かもしれないが，自分たちで生み出す体験は得難く，また集団プログラムであることから，集団力動への理解の萌芽や，仲間同士のわかちあいや相互理解が，個人の精神療法を超えた力を持つことも体験できる。集団ではのぞくことができない，個人精神療法の深みも見えてくる。今少しマンパワーがあれば，認知行動療法や家族心理教育プログラムも担えるようになってほしいと願っている。

精神療法にはさまざまな技術がある。これまでにすぐれた独創的な人たちの手で精神療法が多数創出されそれぞれ成果を上げているが，これらの治療法はいずれも，それぞれの学問的バックグラウンドがあり，専門的なトレーニングを必要とする。しかし実際に援助が必要な人を目の前に置いたときに，特定の治療技術だけでニーズを満たすことは少なく，さまざまな治療技術が要請される。私たち援助する側は，その持っている技術に規定された援助を行うのではなく，援助される人のニーズに沿ったサービスを行う必要性があるということである。だからといって，多様な発展を遂げている精神療法の技術に広く習熟することは現実的には困難である。そこでまずは，特定の精神療法について，専門家としての定式的なトレーニングが必要である。それによってほかの精神療法についての理解も深まる。後期研修では，とりあえず一つの精神療法の技術についてしっかり実践してみることが重要だと感じている。精神療法として共有される基礎的な技術の上で，認知行動療法や心理教育を習得することなどが，その一つの例だと思う。

### 3．病棟・外来運営

　病棟や外来においては，治療者集団，多様な職種との集団，患者と治療者集団などのさまざまな集団があり，かつては集団力動による見方や，治療共同体などの集団運営が活発に行われた。病院が生活の場であったことから，そこでの集団体験がより治療的であるように，との配慮がぬきがたかったからである。筆者の所属する病棟でも，入院患者が司会するコミュニティミーティングが行われ，クリスマスなどのイベントが患者も加わった運営方式で四季折々開催され，患者集団からの治療者の突き上げなどもしばしばみられた。現在では在院期間が短縮したことだけではなく，急性期の医学的な治療が中心となっており，イベントも規模が縮小され治療者が主催する形となり，集団プログラムも「医学的・治療的」なものが主流となっている。そうはいっても，入院患者さんに人気があるのは，皆で一緒に楽しい体験を共有するプログラムであるのだが。病棟や外来での集団力動的な見方は行われなくなりつつある。

　しかし実際の現場では，患者同士，治療者─患者，治療者同士の間の人と人とのつながりから生じるできごとが日々起こっており，それを精神医学的に理解するためには，精神療法や集団力動の知識が不可欠である。インフォーマルにはそうした視点で語られることが実は多いのだが，フォーマルには病棟管理の視点から処理されることが増え，フォーマルに語ることばと文化が失われつつある。患者同士の衝突が治療に大きな影を落としたり，治療者同志の齟齬が治療方針のゆがみとなって現れたり，患者・治療者間のあつれきが，管理方針の強化や早期の退院といった形で「行動化」されることがある。精神療法の泰斗である西園昌久氏は，そうした治療者の行動化として，薬物の大量投与や患者を見捨てる治療態度があると話されている。そうした理解がないと，よい精神医療はできない。そしてそれは人と人とのつながりの中で起こることについて，率直に語り共感する文化によって醸成されると思う。

　こうしたことを語っていく場をどう形成し，維持することができるか，筆者は日々悩んでいる。筆者の病院で精神療法セミナーを長く開催されていた狩野力八郎氏は集団力動的な見方による治療チーム運営のエキスパートであるが，「治療チームはうまくいかないものと思ったほうがよい」と話されていた。立場が違い，背景が違い，社会経験が異なるのだから，「仲良し集団」を目指すことは無理で，難しさを前提にお互いに日々努力することの必要性を話しておられるのだと思う。実際に患者─治療者には越えられない溝があるし，他職種の治療集団では，職種により決定的な見方の違いがある。それはいずれかが正しいという性質のものではなく，人間が多様な場で示す多様な行動や感情をそれぞれとらえているので，異なる見方が出てくるのは当たり前だという前提が大切だということであろう。

　病棟での意思決定過程は，明確なヒエラルキーと治療の効率や安全性を優先する機能的な方針がないと実はうまくいかない。しかし硬直化しないように，またよりヒューマンな治療（そのほうが豊かな治療結果が生まれると筆者は考えている）を目指すためには，集団力動の視点がぬきがたいと思うし，お互いのかかわりについての精神療法的な視野が要請される。そのために，現在の文脈に合わせて集団力動や治療集団についての考え方を洗練した基礎的なテキストが望まれるし，そうした視野を持つ仲間を育てていきたいと筆者は感じている。

## Ⅲ　サブスペシャリティとしての統合失調症のリハビリテーションと精神療法

　統合失調症については生物学的な理解が進んでおり，幻覚や妄想をはじめとする主要な精神症状についても，脳科学からの解明が進んでいる。しかしその治療についていえば，まだまだ十分な効果が得られるとは言い難く，薬物療法の限界がある。そうした中で，薬物療法抵抗性

の精神症状への心理社会的介入は，臨床的にも貴重な介入手段となっている。Kapur（2003）は，妄想や幻覚が生成される基盤として，Aberrant Salience（異常な際立ち）仮説を提唱した。中脳ドーパミンニューロンは新しい報酬に遭遇してそれを学習することに関与していると考えられ，またこうした報酬への動機づけを高める機能を担っていると考えられている。そして異常な機能亢進が起こると，「周囲の些細なことが気になる」「感覚が過敏になる」などの状態となって，新奇なことへの神経系の"際立ち"（salience）が起こる。Kapurはこうした体験を合理的に理解するための認知的な説明として，妄想が生成されると考えている。したがって妄想の内容は個々人の個人史やその時の葛藤が色濃く反映されるわけである。幻覚は内言語や思考活動に対しての際立ちを個体が誤認識したものと，Kapurは想定している。こうした理論からも，認知行動療法の基本的な仮説「生理的な変化への誤った思い込みが起こって症状が形成される。それに対して精神療法的な介入が効果をあげうる」は，妥当性があると考えられる。

薬物療法の限界ということでいえば，急性期を過ぎて固定している妄想は薬物だけでは改善しない。薬物療法によって，刻々と生成する出来事を妄想的に意味づけて認知することは改善しても，過去に形成された，誤った思い込み，すなわち妄想体系は，記憶の中に刻み込まれており，そのために社会と自己についての認知が，精神病期を経ることによって大きくゆがんだままになってしまうのである。

薬物療法抵抗性の精神症状は，さまざまな調査によっても，3割前後存在することが分かっている（池淵，2000）。こうした持続的な精神病症状とうまく折り合って生活できるようになる人も多いが，折り合いをつけるコツは，認知行動療法を通して効率的に学ぶことができる。なかなかうまく折り合って行けない人が，こうした体験症状について，どう受け止めるのか，その結果どのような感情や行動が起こるのかを認知行動療法の枠組みでとらえ，より機能的な受け止め方を模索することで，同じ体験症状でもより付き合いやすくなる。またそうした受け止め方の背景にある，自己と他者との関係についての図式についても，介入することができる。

社会的認知の障害もまた，統合失調症の場合，薬物療法に十分反応しないことが多い。これには生物学的な背景があり，社会的認知を標的とする薬物の開発ということも将来的には可能性があるが，一方で多くの人たちが，もともと発病素因としてのスキゾイド気質を持ち，これまでの生育・発達過程の中で十分に社会的な意味や振る舞い方を学習できてこなかった事情もある。社会的認知の障害は，精神症状が治まった後も残り，その後の就学・就労の上での障壁となることが多くみられる。これについても新たな心理社会的介入が提唱されている。

これまで述べてきた「いま，ここで」体験される事柄だけではなく，幼少期のころからの孤独や傷つきやすさをもたらした体験などから，自己についての信念があり，それがしばしば非機能的にはたらいて症状の形成に関与することはさまざまな精神療法で仮定している基本的な考え方であり，統合失調症でも同様の中核的な信念がしばしばみられる。「私は人と違っている」，「私は人に嫌われる」などの非機能的思考の存在を共に認識し，気付きがもたらされるだけで十分治療上の成果が上がる場合が多い。

KingdonとTurkington（2002）の認知行動療法は，個人精神療法の枠組みで実施され，その特徴は，・精神病症状が出現するに至る生活上の出来事を重視し，症状の意味するものを共感的に理解することを重視する。「彼らは，「精神障害を発症してしまったら絶望だ」「入院したらもうだめだ」という本人や家族の考え方が，大きく自己対処能力を損なうことを重視している。こうした障害そのものを受容する態度が彼らの方法論の特長となっている。精神病症状を発症したことを個人誌の体験の中でとらえ，そ

れが非機能的ではあったかもしれないが，共感しうる認識であったと受け止め，そのうえで，もう少し気楽な考え方はないか，一緒に模索するのである。こうした理解とともに初めて，障害を持って生きることの力や，その人なりの創造的な人生が生まれてくるのである。べてるの家の当事者研究（浦河べてるの家，2005）は，その素晴らしい実例であろう。

統合失調症は多く思春期に始まり，社会生活と人格に重い障害をもたらしやすく，人生に深刻な影響がある。そうした疾患について治療者としては，リカバリープロセスを重視し，人生の支援をしていく姿勢が重要であると考えている。就労支援，恋愛・結婚支援はそういう考えから大切にしている。そして先に触れた症状自己対処や，社会生活技能訓練（SST）などによる対人スキルの学習が支援に役立つ。そしてそれは本人なりの希望や価値観に沿った支援である必要がある。向谷地（2003）は浦河べてるの家の経験から，「統合失調症の体験も恥じることなく語る文化の中で，見えてきた当事者の抱える『本質的な生きづらさ』が，単なる社会サービスの充実や病気の回復を越えた実存的な課題として浮上してきた。それはアルコール依存症者が『酒だけやめても何の解決にもならない』という言葉に似ている」と述べている。こうした「文化」の中で，生き生きと当事者は主体的な回復をしていくであろう。このような姿勢――治療者としての人格とでも呼べるようなもの――を精神科医のバックボーンとして学んでほしいと思う。

## 文　献

池淵恵美（2000）治療抵抗性統合失調症の心理社会的治療．精神医学，42；788-800．

池淵恵美（2004）「病識」再考．精神医学，46；806-819．

Kapur S (2003) Psychosis as a state of aberrant salience; a framework linking biology, phenomenology, and pharmacology in schizophrenia. American Journal of Psychiatry, 160；13-23.

Kingdon DG, Turkington D (2002) Cognitive-Behavioral Therapy of Schizophrenia. New York, The Guilford Press.（原田誠一訳（2002）統合失調症の認知行動療法．日本評論社）

向谷地生良（2003）S・A（Schizophrenia Anonymous）の成立の経過と実際．精神科臨床サービス，3；80-86．

浦河べてるの家（2005）べてるの家の「当事者研究」．医学書院．

# 精神科医の精神療法

Masafumi Mizuno

水野　雅文*

## I　精神療法と場の変化

　精神科臨床における精神療法の重要性が，いつの時代にも変わらないものであることは論を待たない。しかし病態の変化を前にしては，精神科サービスの在り方や治療的な関わりでさえも形を変える。今日精神科医療における治療の場の変化には顕著なものがある。こうした治療の場の変化こそが，精神療法のあり方にも大きく影響しているのではないだろうか。場の変化がニーズの変化を生み出し，精神療法の伝え方も変えてきているように感じている。

　1950年代から欧米において始まった脱施設化は，半世紀を経てようやくわが国でも産声を上げ，入院中心から地域ケア中心へ，地域の中での早期発見・早期支援の認識の広がりとともに，精神科にも予防精神医学という発想が芽生えてきている。特に都市部では，精神科クリニックが増え，アウトリーチを行う施設も増加中であり，就労支援事業所など医療の外にも障碍者を支える枠組みができつつある。

　現代の病態は，こうした状況の中で姿を変え，その特性として"軽症化"がいわれてすでに久しい。治療の場の変化に伴う，病態変化の中でも著しいものの一つは，精神病圏の重症例の姿であろう。かつての興奮激しい緊張病や，変貌著しい解離性障害は姿を減らし，代わって双極II型や減弱精神病症候群など，軽症あるいは閾値下の状態への注目が高まっている。軽症化は多様性への気づきを促し，旧来の診断名やあるいは今日のDSM-5のような最新の診断基準でさえも，言葉足らずの教則本に過ぎないことを明らかにしている。

　こうした時代であるからこそ精神科医のトレーニングにおいては，少なくとも数年の間，長期入院を余儀なくされている重度慢性の精神障碍者にじっくりと向き合い，精神疾患の本態と患者さんの内界に想いを巡らし，回復の困難さに打ちひしがれる体験は必須の過程であろう。確かに治療の場と病態の変化の結果，多くの医師がその場に留まり続けるわけではない。しかし精神科医である以上，精神病と対峙することを前提とした専門家教育が求められることは確かだ。治療の場の中心が入院から外来へとシフトしていく中で，精神療法は単に症状の安定や服薬の確認のツールではない。短い診察時間では窺い知ることが困難な部分にも届き，患者さんの日常や生活の背景を理解し日頃の心情に共感する道具となるまで，自らの精神療法の技能を進化させる必要があることを実感しておく必要がある。

　その意味では，これから精神科医になる医師を多数抱える大学医局においては，日常語としての"精神療法"という言葉の中に，かつてその代名詞でもあった精神分析療法のような構造を重んじる"狭義"あるいは厳密な精神療法だけでなく，いわゆる心理社会的治療や心理教育をも含んで最大限に拡大し，薬物療法や電気けいれん療法のような生物学的治療を除く他者とのあらゆる関わりを取り込んでおく必要がある。

---

＊東邦大学医学部精神神経医学講座
　〒143-8541　大田区大森西6-11-1

治療の場の変化は，専門家間における精神科医の役割も変えている。多職種チームの中で，チームリーダーである医師としての役割を発揮する上でも，精神療法的視点は欠かせない。精神療法の経験と理解には，他職種との"共通言語"の獲得という重要な意義もある。

　リエゾンの場においても精神科医の役割は大きくなるが，精神療法的視点を豊富にするディスカッションをリードできることは総合病院精神科において最低限求められる技能でもある。一般診療科の医師が精神科依頼をするときは，向精神薬の処方を依頼しているだけではないだろう。多くの一般市民と同様に，薬プラスアルファの何かが期待されているのである。それは引き受け抱えてくれるという関わりだけであることもあろうし，"カウンセリング"水準のときもある。言語によって行動変容を起こさせることが容易くないことは精神科医が一番理解しているが，期待される役割から簡単に逃れることはできない。時間と労力をかけて面談したつもりでも，診察の最後に，ここではカウンセリングは受けられますか？　と問われて忸怩たる思いが増すことは，今でもときどき経験する。ただいまカウンセリング実施中という看板でも出したほうがいいだろうか!?

　精神科は，ずっと以前から薬物療法を中心とする診療科とは捉えられてこなかったはずである。向精神薬の歴史は，60年に過ぎない。それ以前も，神経科と呼ばれながらも，ショック療法の専門医という位置づけではなかっただろう。精神科医も都合のいいように言葉を使い分ける。実際，かつて「心の風邪」とキャンペーンされたうつ病は，近年では完全に回復するのは60％程度で，再発を繰り返す例も多い，などと伝え方も変わってきた。これは操作的診断基準の導入による副作用でもあるし，病態や診断の変化に伴いさまざまな症例が含まれた結果であるかもしれない。それにしても時代とともに難治の度合いが増すのは，新種の感染症と精神疾患くらいではないか。脳とこころをまたぐ難解極まりない疾患を相手に，処方の単剤化を推奨する精神科医は精神療法の達人に相違ない，としておこう。

## II　精神療法の体験

　筆者が精神科に入局した30年前はまだ力動精神医学が隆盛であり，同期入局者の多くが確か心理研究室という名の精神療法の研究室の門を叩いた。筆者も精神科へ入局する動機としては，異常心理学への興味というよりは心身相関や軽い解離などの神経症圏への関心が強かった。医学部を卒業して機能神経系への興味を持ちつつ，臨床から離れられない医学生としてはごく普通の，健全な関心の持ち方だったように思う。当然のように心理研究室へ入るつもりであったが，同期生の熱心さと豊富な知識に気おされながら，あまたある研究室に注意を向けているうちになんとなく入門の機会を逸してしまった。

　そうした時に，鹿島晴雄先生から「精神療法の勉強はもう少し大人になってからのほうがいい，10年くらい脳神経の勉強をしてから，脳の機能に働きかける精神療法の勉強をはじめてはどうか」と声をかけていただいた。他にもいろいろお話しいただいたに違いないが，脳科学としての精神医学への興味が勝っていたころでもあり，この時のご示唆が筆者の腑に落ちたのだと思う。その後鹿島先生から劣位半球損傷後の行動特性についてというテーマをいただき，鹿島研究室の大学院生としてご指導をいただいた。劣位半球であるから，言語機能とはほど遠く，非言語的な自己評価や病識障害についての神経心理学研究を始めることになった。その間には，ほとんど退院する者がいない精神科病院への勤務や当直を続けた。総合病院の神経科でも週1回外来を持たせていただき，冨永格先生のご指導で神経疾患の診察や神経病理学の標本を見ての勉強，フランス語での神経病理の症例報告もご指導いただいた。そうして医師10年目になるころは，イタリア政府給費留学生としてパドヴァ大学の心理学部へ神経心理研究のた

めに留学することになった。

　パドヴァは古い学都であるが，当時イタリアに40くらいあった大学の精神医学講座で，主任教授が力動精神医学を専攻する唯一の講座であった。パヴァン教授とは到着間際に1，2度お話したが，当然のことながら東洋から来た得体知れずの留学生を相手に精神分析の話などするはずもなかった。むしろ教授の方から，日本の精神医学について訊ねられることの方が多かった。詳しい内容は覚えていないが，下田，森田，満田の三人の精神科医の名前をご存じだったことに驚きと感動を覚えたことをはっきり記憶している。当時筆者は森田療法といえばその名しか知らず，汗顔の至りとはこのことであった。後に確かめたのだが，イタリアでも気の利いた精神科医はかわるがわるに三先生のどなたかの名を挙げていた。

　95年3月，地下鉄サリン事件の最中に帰国してしばらく，いわゆる無給助手として大学の医局周辺で論文執筆とアルバイトが中心の生活を送った。結果的には意外に長引き，有給助手になったのは2年後のことであったが，この時間は極めて貴重な時間となった。東大の宮内勝先生によるSSTの初級者向け講習会に参加したのもこの時であるし，慈恵の北西憲二先生らが創めた森田療法セミナーに通えたのもこの時だった。後述するファルーン先生のセミナーに参加できたのもこの間だった。時間の余裕もあり，日本の精神科を見直そうという気持ちあり，そして統合失調症のリハビリテーションを勉強する中で，役に立つものは何でも試みよう，というエネルギーがあった時期が重なったのだと思う。入局から10数年が過ぎ，家族も増え，文字通り少しは一個人として成長していたはずの時期でもあった。精神療法を勉強するのに，筆者にはとてもよいタイミングだったのだろう。

　セミナーに通い座学を受け，スーパービジョンを受けながら，大学病院の精神科病棟で森田療法的治療を強迫性障害の巻き込み型の患者に実施した。慶應の初代教授の下田光三先生は森田正馬先生のよき理解者であり，森田療法誕生に至る支援者でもあったが，筆者がオーベンの当時は慶應精神神経科には森田療法をする医師はいなかった。治療法の選択は各主治医に任されていて，病棟看護師を納得させれば何でも実施できる雰囲気があった。その後も仲間に恵まれ，小さな試みではあったが学会発表を経て論文にもできた（木崎ら，2003；水野ら，2001；新村ら，2010）。以来筆者の外来は，日常の外来も不安障害をはじめ神経症圏の治療の基盤は森田療法，あるいは外来森田療法ともいうべきスタイルが中心になっている。自分の所属する医局では十分には学べない技法を，公開のセミナーに参加して身につけられることは極めて幸せなことである。いずれのセミナーの講師の先生方も，実に度量が広く面倒見がよく，同窓でもない若い同業者の不躾で不勉強な質問にも丁寧に応えてくださった。技能を教わり身に付けていくという過程は，精神身体動作を修正しながら，それが明らかに上達していくことを実感できる久しく忘れていた貴重な体験であった。スーパービジョンを通じて，自分の視野や技法が広がるだけでなく，治療者としての成長を実感でき充実感もあった。筆者は，一般の精神科医はさまざまな精神療法を場と相手に応じて上手く活用できればよいと思っているので，特定の精神療法の専門家のようになることには若干の躊躇があったが，自分のアイデンティティと後輩の道標のために先年日本森田療法学会の専門医にしていただいた。

　技法は，場の変化や対象の変化によって，自在に姿を変えるべきものであることは先に述べた。イタリアでは，精神科病院の廃絶は，医療サービスそのものの大きな変化をもたらした。もちろんイタリアにおける精神科病院の廃絶は，精神科医療サービスの外形的変化を目指したものであり，精神療法など診療の中身に踏み込んだ改革を意図したものではなかった。しかしながら治療の場の変化は，結果的に現場に大きな変化をもたらした。長期入院から退院した患者

は，行き過ぎた薬物療法によって地域の中で鎮静させられたわけではない。地域生活を支える行為は当初からきわめて精神療法的であり，地域での生活を支えるための，今でいえばリカバリーに向けた精神療法がさまざまな職種によって発揮されていった。

筆者が留学した当時，さまざまな地域ケアの専門家たちがそのノウハウについて自薦他薦のセミナーやワークショップを開いていた。帰国間際にイアン・ファルーン先生と出会えたのもそうした背景の中であった。心理教育的家族介入の専門家でもあり，ストレス脆弱性モデルに基づいた，今でいえば認知・行動療法的技法の有効性についてファルーン先生の確信は徹底していた（Falloon & Talbot, 1981；Falloon & Liberman, 1983；Falloon, 1992；Falloon et al., 1982；Falloon & Grainne, 1995）。朝から晩まで1週間缶詰になっての合宿を，帰国後もベルリン，アテネ，ペルージアなど世界の各地で繰り返し受講した。講習会ではさまざまな国の多職種の人たちとともに Optimal Treatment Project で使われるさまざまな小道具が，次々と出てきて，使いこなせるまで，治療者，患者，家族，オブザーバの役を順繰りに繰り返して練習した。決して力動的な解釈は与えられなかったが，繰り返される練習を通じてまずは型を身に付け，次に内容を考えるという段取りが身に染みついた。

## Ⅲ　日常臨床の中での精神療法

筆者が日頃の臨床の中で最も緊張する診察場面の一つは，薬物療法なしで外来通院している統合失調症の患者さんの診察だ。実のところ筆者はこれまで，統合失調症の診断に確信がありながらも，積極的に薬物療法の中断を提案したことはない。薬物療法をしていない場合というのは，殆どいや全例，諮らずも患者さんの方からそろそろ薬はやめたい，こっそりサボっていたがもう大丈夫，などと切り出された。押し問答のような，精神療法というより説得に近いやり取りの後に，服薬は中止してもいいから外来通院だけは続けるようにと条件交渉の末に大抵こちらが折れた。治療者の不安をよそに，通院間隔が次第に伸びていき，やがて家族だけが様子を伝えに来ることもある。先日は本人とは年賀状のやり取りだけになった人に，新年で賑わう街で声をかけられた。マスクを取りながら笑う姿に最初は誰だか気づかなかった。名前を言われても，診察室でみていた姿に重なるまでがとても長く感じられた。不意打ちに驚きつつ，アルバイト先での苦労などの近況を聴いているうちに，張り付いたような自分の笑顔が解けていくのを感じながら，精神療法を受けたのは筆者のほうであったことに気が付いた。

今日，外来で診る精神病の治療のゴールは，症状の消褪や再発予防などでは済まされない。就労などリカバリーを実感できる成果をもたらすことを求められるようになり，ゴールの設定が大幅に変わった。これからは薬物療法だけでは到底達成できない遠い目標に向けて，主観的体験に想いを馳せる訓練は欠かせない。

## Ⅳ　教室での研修とこれからの提案

精神療法は，それ自体が精神医療に内在しているもので，臨床に関わるものは早い段階からその重要性を感じ取っているはずだ。薬物だけではリカバリーは得られないという当たり前のことをどのようにして伝えるか。できるだけ早い段階から精神療法を身近に感じ，まずは型から習って身に付けていくことが大事だろう。若い精神科医の研修の場の設定は極めて重要である。

筆者が勤務する東邦大学医療センター大森病院は940床ほどのいわゆる大学病院本院である。三次救急に対応しており，救急部との連携はもとより，リエゾンチーム，緩和ケアチームでも精神科医は常に精神療法的対応を求められている。精神科病棟は6号館と呼ぶ小さな2階建建物にあり，1階，2階の2フロアに18床の閉鎖を含む36床で，保護室2室を有している。小さな面接室が2室，声はあまり漏れないが家

族も入ると息苦しい。保護室はいまどき珍しく観察廊下があるタイプのものである。関与しながらというよりは，観察重視の構造物である。

一方，精神科病棟に隣接する落成したばかりの7号館1階には，精神科医局と若者専用のデイケアであるイルボスコが入っている。イルボスコには，面接室が2室あるが，両室の間の壁はマジックミラーになっており，片方の部屋から診察やセラピーのスーパービジョンをすることができる。海外では教育機能を持つ精神科ではよくみかける基本的な構造の一つであるが，日本ではあまり見かけないように思う。臨床場面でのスーパービジョンは，外科医が手術場で前立の指導者にマンツーマンで，時には脛を蹴られながら指導を受けるのと同じことで，非常に有効な教育方法であり，本来は代替え手段のない方法でもある。しかし今日のインターネットやAV機器の発達は今後ますます教育方法の改善を助けることであろうし，スーパーバイザーの数に限りがある以上，スーパービジョンはface to faceであらねばという思考では間に合わないと感じている。

東邦の精神医学講座を担当してからは，新入医局員には森田療法セミナーへの参加を必須の課題として位置付けている。出張先も，後記研修3年間のうち，ほとんどの専修医が，6か月間は川崎市の武田病院に勤務している。武田病院は日本に精神療法を根付かせようとして武田専先生が始められた病院である。筆者も若い頃にはしばしば当直をさせていただいた。受容的で温かい雰囲気の病院で，あの空間にいるだけで精神科医として少しは成長したような気分になれる不思議な病院である。

精神科には，医師だけでなく，さまざまな職種が勤務している。特に，精神保健福祉士，臨床心理士，ときには作業療法士なども精神科に特化した職種であるから，精神科医と同様に精神療法に対する知識と経験を積んでほしいと願っている。特に精神科医にとっての実務上のパートナーである臨床心理士は，精神科医よりもずっと精神（心理）療法に親和的な立場にあるはずだ。しかし彼らの中には，人の精神機能は脳機能に還元されるという基本的な思考を共有しにくい臨床家がまれならずいることには戸惑いを覚える。

精神医学の基礎科目は行動科学（behavioral science）であり，日本語でいう"心理学"ではない。脳科学の基礎を知らない者に精神療法を語られても，習わぬ経にしか聞こえない。アメリカやイタリアには心理学部（Faculty of Psychology）が存在するが，入学試験も入学後も明確に理系に位置づけられている。イタリアの場合には5年制で，2年生の1年間に生理学や解剖学，行動科学をしっかりと勉強し，その上で神経心理学などの専門科目を学習してから，専門研修を受けている。そのため神経解剖学などは不勉強な医学生よりよほど詳しいのである。そうした臨床心理士であれば，臨床においても十分に多職種チームの仲間として仕事していくことができる。医師は，なおさら広範に勉強しなければならない。

### おわりに

精神医学が精神疾患を対象とし，精神疾患が人の病であり，人が作る社会と環境が変化し続ける限り，その間をつなぐ精神療法には永遠に進化の可能性がある。精神科医は，場の変化に応じて，時代に合った精神療法を創る責任を負っているのだと思う。人が新しいものを生み出す生き物である限り，精神療法は脱皮を繰り返すに違いない。

### 文献

Falloon IR & Talbot RE (1981) Persistent auditory hallucinations:Coping mechanisms and implementation for management. Psychological Medicine, 11 ; 329-339.

Falloon IR & Liberman RP (1983) Interactions between drug and psychosocial therapy in schizophrenia. Schizophrenia Bulletin, 119 ; 543-554.

Falloon IR (1992) Early Intervention for first episodes of schizophrenia : A preliminary exploration. Psychiatry, 55 ; 4-15.

Falloon IR, Boyd JL & McGill CW et al. (1982) Family management in the prevention of exacerbations of schizophrenia : A controlled study. New England Journal of Medicine, 306 ; 1437-1440.

Falloon IR & Grainne F (1995) Integrated Mental Health Care : A comprehensive, community-based approach. Cambridge University Press.（鹿島晴雄監修，水野雅文・村上雅昭編著，慶應義塾大学医学部精神神経科総合社会復帰研究班著（2000）精神科リハビリテーション・ワークブック．中央法規出版）

木崎英介・水野雅文・鹿島晴雄（2003）境界水準の強迫性障害に対する入院森田療法．日本森田療法学会雑誌，14 ; 179-185.

水野雅文・小林靖・和知直子，他（2001）特定機能病院の精神科病棟における森田療法的アプローチ．日本森田療法学会雑誌，12 ; 143-149.

新村秀人・立松一徳・水野雅文，他（2010）妄想をもつ患者に対する森田療法的介入．日本森田療法学会雑誌，21（2）; 177-186.

# 精神医学講座担当者としての私の精神療法

▶私の精神療法論，そしてその教育的実践について

Hisato Matsunaga

松永　寿人*

## I　私が考える精神療法とは

　精神療法は，患者の可視的な徴候や症状に留まらず，患者との面接を通じて内的世界の理解に努め，推察し，働きかけ，主体性の成長を促すという，精神科医にとって不可欠で基本的な治療技術である。各々の精神科医は，多くの患者と出会い，関わり，臨床経験を積み重ねる中で，自分なりのスタイルを確立していくのであろうが，この過程は臨床経験だけによるわけではない。優れた書物，そして先輩や同僚，多くの人々との出会いや別れ，また年齢を重ね，社会的立場が変わり，自らの生活におけるさまざまな実体験や，この中で生じる変化なども，自ずと精神療法のスタイルや技量に反映されていく。歳をとれば，言葉はいつの間にか重みを持つだろうし，研修医時代には想像すら難しかった夫婦間の葛藤や育児の苦労，身内の喪失などにも，自らに実体験を重ね合わせれば，より深い理解や共感が可能となり，言葉にもより安心感や説得力が増すであろう。

　精神療法の中には実に多くの要素が含まれており，verbalな，いわゆる言葉として具体的に伝えられる内容に留まらない。他科の医師や医学生などから見れば，精神科医は「言葉の魔術師」のように誤解されがちだが，私の周りの同僚達を見る限り，決して雄弁だとか言葉が巧みだとかは思わない。もちろん精神療法の中で言葉の持つ意味は軽くはないし，患者の苦痛や問題点の具体化，状態についての解釈や見立て，共感の念や可能な範囲で見守り支えようという意思の表明，あるいは必要で最適と考える治療方針や達成の評価などを丁寧に明確に伝えることは極めて重要な作業である。しかし多くの精神科医は言葉にする難しさや限界も認識しているだろうし，自分なりに良いことを言えたと思う時ほど，実は治療者の価値観を押しつけているものでしかなく，患者の心に響いていない，あるいはかえってしんどさを与えてしまうというのは，しばしば経験されることである。私は医学生に，例えばガン患者の心に届き，前向きさを後押しできるような「良い」言葉を探すというのは極めて難しいものであること，患者はわれわれの言葉で救われるのではなく，もつれた糸をほぐすように自身の想いを言葉で表現する中で，心の整理を進めていくものであること，患者の自己表現を促すことが良い面接であり，「悲しいですね」，「辛かったでしょう」など共感的な言葉をかけながら，まずはその想いを理解しようと耳を傾けるのが大切であること，などを伝えている。そもそも精神療法のプロセスは，医師が一方的に「治す」というものではなく，患者との共同作業であり，安定的で安全感に満ちた関係性の中で患者の主体的変化を促すものである（成田，1989）。これについては，今まで身体科で，病気を「治療する」技術を重視し繰り返し学んできた医学生や研修医にとっては，理解しがたい，ともすれば「もどかしさ」を感じる体験となるかもしれない。

　このように私が考える精神療法は，少なくと

---

*兵庫医科大学精神科神経科講座
〒663-8501　西宮市武庫川町1-1

も言葉の技術に留まらず，それを行う空間や間合いの取り方，反応の仕方，表情，姿勢，沈黙に至るまで，それを構成するものは極めて多元的なものである。むしろそのような non-verbal な要素こそ，技能的であり，精神科医としての成長の中で育むべき，より経験値の真価が問われるものだと思う。同じ言葉でも，間合いや語り方，表情や態度によって相手への伝わり方が変わり，この中で患者の喜びや悲しみ，苦痛などを受容し，共感の念や理解したいという思いの深さが表現できれば，より心に届くものとなるであろう。また時には，心から怒ることも必要であり，これがかえって本気で心配されていること，見守られていることなどの気づきを促し，患者に安心感を与えることとなり，治療関係をより強固なものとするだろう。しかしこれが思いもよらず裏目に出た時には，自分の未熟さをしみじみと痛感じ，この経験を今後にいかに活かしていくかを深く考えることとなる。最近は，精神科でも電子カルテが多く，PCを見ながらカルテを打ち込むことに忙しい。しかし精神療法では，患者の表情や反応，語る時の様子を読み取ることが重要であるし，正面で向き合わない態度や言葉は，やはり不誠実に見えて，表面的で無関心とも捉えられ，治療的に意味のある面接とはなりえない。少なくとも，相手が大切なことを語ろうとする時，それにきちんと反応し自らの考えをしっかりと伝えたい時などには，患者を正視して，できるだけ間を取り，ゆっくり構えるよう心掛けている。

　また精神療法の中には，症状の評価に関する要素も含まれる。例えば，患者の語勢や表情の乏しさに，うつの存在や程度が読み取れる。統合失調症であれば，患者の「何も困っていません」と語る態度の落ち着きのなさや表情の硬さの中に，その裏に潜むシューブの兆候を感じるであろう。不安症や強迫症などで認知行動療法を行っていれば，患者の入室の仕方や表情で大まかな成果が見て取れる。長く診ている患者ほど，その変化を瞬時に感じ次に必要な手立てを考えだすこととなるし，そのような時ほど，患者と時間をかけてしっかり話し合うべきと判断するであろう。またこのような徴候を，患者から以上に，同伴する家族から感じることもある。普段は付き添いのない患者が，家族とともに現れれば，そこに何かの変化があり，もしかしたら家族に大きな出来事，あるいは何か困った事態が生じている可能性を推察する。また一方的に喋る患者の横で，困惑していたり怯えていたりする家族の表情が見受けられれば，たいへんな思いをしながらも，患者からの怒りを買うことを恐れ，訴えたいが訴えることもできず困り果てた家族の思いが想像される。また家族が複数来られる場合，その座る位置から家族病理を垣間見ることもできる。患者から妙に離れて座る家族からは，患者に対する拒絶や怒りを感じることもあるし，母親が患者に寄り添うように密着し，父親は何も語れず後ろに一人ポツンと座るとすれば，母親が患者を抱え込んでしまい，父親は孤立し無力化されているといった家族病理の一端を見て取ることもある。

　さらに，転移や逆転移の評価や解釈は，精神療法の重要な要素をなす。特にこのような関係性の中で読み取れる患者のパーソナリティ特性は，自尊感情や肯定的未来志向などのレジリエンスを強化し認知的修正を図るなど，しばしば心的成熟や対処技能を促すという意味で精神療法のターゲットとなるものである。また「会いたくない」，「何とかしてあげたい」など治療者自身の心に生じる逆転移には，自分のできる範囲を超えて抱え込み過ぎたり，入れ込み過ぎたりしているという，今の治療関係における問題点が浮き彫りにされると伴に，治療者の現在の心身の状態や成育歴の中で形成された無自覚な態度，自身のパーソナリティなども関わっている。時に治療者が率直に自身の内面を認め，言語化する中で，患者が否認してきた無力感や攻撃性などの内在化した病理に直面するきっかけとなることがある（成田，1989）。また患者に向き合う時，自身に生じる葛藤が，実は患者が

本来体験すべき葛藤であることもある（成田，1989）。

　このような転移の経験の中で，「細く長く，無理のないペースで安定的に面接を継続する」といった治療構造の重要性を実感するであろう。これは，身体科での医療面接にも応用できるものであり，①面接は，患者の心的ニーズ（もちろん身体的緊急性は最優先すべきであるが）で決めるものではなく，安定性と継続性を重視すべきであり，自らの状況の中で，無理なく可能な面接の頻度や1回あたりの時間，会う場所などの構造を設定し，それを患者に伝え確実に実行するよう努めること，②構造を超えて患者の心的ニーズに応えようとすれば，自ずと患者に過度の依存や（いつでも守ってもらえるという）期待を抱かせてしまう。しかしいずれ応えきれなくなった場合，患者に起こる反応（見捨てられ感や怒りなど，いわゆる陰性転移）を考えれば，それは決して好ましいものではないこと，③患者の不安や苦痛を全て抱え込もうとする関係は，主治医への依存を高め，退行を促し，「患者自らが病気に直面し受け入れ適応しようとする」プロセス，あるいはその患者を家族や周囲が支え，皆でその困難を乗り越えようとするシステム全体の機能を，むしろ阻害するものであること，などを医学生にも伝え，意識づけしている。

　最後に精神科医にとっては，患者が放つ言語的，非言語的メッセージを総合的に分析し，症状発現に至るプロセス，あるいは現状態の背景にあるメカニズムを，内的なものから生物学的なものまでできるだけ多角的に客観的にイメージできることが必要だと思う。この「見えないもの」の仮説の精度の高さこそが，精神科医の技量とも言えるし，これを高めるためには，脳形態機能検査や心理テストなどさまざまな検査所見によって検証する，あるいはそれに従った治療ストラテジーを実行し，結果を評価しながら修正を加えていくという地道な作業の繰り返しが不可欠である。この点は，常に「見える」客観的データによって病態を把握し，治療を組み立てようとする身体科とは大きく異なり，所見↔仮説→検証という精神科特有のプロセスともいえる。そのように言えば，精神医学の科学性を否定するかのように聞こえるかもしれないが，それを裏付けるものはやはり可能な限り科学的であるべきと思っている。例えば，最新の知見など多くのエビデンスを根拠として，患者の病状の背景にある脳機能的異常を推測し，それに相応した薬物治療を実施しながら効果の検証を続けることは，合理的でシンプルな薬物療法を身につけるトレーニングとなり，脳内機序の解明を志向するリサーチにも繋がる。時には病状を精神分析的解釈であったり，力動的視点から捉えたりすることが必要な場合もあるし，リエゾンや救急，総合病院など，さまざまな場面での臨床経験の積み重ねが，イメージの精度を高める上で貴重な糧となる。すなわち，知識や経験の引き出しが多いほど，患者が心を病んでいったプロセスや現在の病状について，より多角的に正確にイメージし仮説を立て，治療の中で何をターゲットとし，どのようにアプローチすべきかという合理的道筋の的確な構築が可能となるであろう。この点は，いかなる診療科の臨床場面においても，検査データに反映されない，原因が「見えない」愁訴をもつ患者が少なからず受診することを考えれば，医学生や研修医にとっても実践的なトレーニングとなる。しかし過剰な知識・経験至上主義や思い込みへの偏重，そして頑なさは，現象の理解や解釈のプロセスにバイアスを生じさせ，非科学性，主観性を帯びやすいので注意しなければならない。そういう意味では，精神科医は常に柔軟で，中立的で，患者からも学び常に自らの技量を高めようとする謙虚な姿勢であるべきであるし，臨床経験を通じて客観的解釈の精度を磨き，あるいは学術誌や学会などから最新の知識を更新していこうとする意欲を失ってはならない。

## II 医療現場での精神療法
### ——抑うつや不安を中心に

このような精神療法の技術や奥深さというものを，どのようにすれば若手医師や医学生に伝えることができるのであろうか。医療が，医師－患者という人間関係の上に成立する限り，そこに患者や家族のさまざまな想いがあり，それを受容し共感し支えようとする支持的意味合いが多少でもある限り，いかなる診療科の医療面接の中にでも，きっと精神療法の技術が活かされるであろう。特に抑うつや不安は，これらが身体的な病気を患うという状態では，誰しもが経験する心理的反応であるため，身体科においても，最も見られる精神症状である。中でも抑うつは，離別，あるいは喪失の心理であり，健康や自由を失う，時には将来の夢を諦めざるを得ない，あるいは入院により家族や日常と隔絶される……などさまざまな喪失やその予測の中で，また心身に突如，手術や検査といった多くのストレス負荷がかかる状況下において，必然的に出現するものであり，医師にはそれを理解し共感できることが望まれる。同様に不安は，人類にとって誰しもに備わっている本質的な感情であり，その出現には，さまざまな本能的欲求が関わっている。すなわち個人の生存や立場，種の維持，母性など，自らにとって唯一無二で，失いたくない大切なものを守ろうとする欲求，そしてそれを失うのでは……という予期は，不安が惹起されやすい要因となる。このように考えれば，抑うつや不安を，身体を病むことによる人間の正常反応と捉えることは誤りではない。しかし実臨床の場では，そういう一般的な現象として見過ごせない場合も少なくない。抑うつと病的不安はしばしば併存して認められ，相互に影響を及ぼし合いながら重症化する（松永・他，2011）。例えば，嫌悪対象，あるいは状況の脅威，その危機が生じる頻度や結果の過大評価，あるいは不確実性に対する耐性の低さなど，病的不安に関わる認知的特性は，抑うつの存在によってより増幅される。同様に，抑うつに不安性の要素が加われば，病状はより深刻化して自殺リスクなどが格段に高まる。すなわち，これらの重症化によって，自殺に関連した行動的問題が生じやすくなり，ここに身体疾患があれば，その病状や治療にも悪影響が及ぶ。たとえ身体的治療が十分に可能であったとしても，過度に悲観したり，投げやりな態度で，治療に非協力的となったり，極端な場合には治療拒否にも結びつきかねない（野村，2004）。このようにうつがあれば身体疾患は重症化しやすく，治療予後はおおむね悪化する。また一般的にうつは精神科の問題と思われがちであるが，多くのうつ病患者では，さまざまな身体愁訴，例えば重く締めつけられるような頭痛，鉢をかぶったような頭重感，肩こりや体の節々の痛み，食欲不振や胃痛，下痢や便秘，発汗や息苦しさ，などがまずは自覚され，これらを主訴に，かかりつけ医や身体科を受診することも少なくない（古茶・他，2010）。しかしこの時点では，抑うつ気分，あるいは意欲や興味の減退などの精神症状は，いまだ認識されていないか，もし認識されていても主体的には訴えられないことが圧倒的に多いため，医師側からその存在の可能性を探る必要がある。

このように，不安や抑うつは，精神科のみならず身体科においても，さまざまな愁訴や病状の中に垣間見られ，最も遭遇しやすく，最も注意や対処を要する精神症状といえるであろう。そのように考えれば，医学生，あるいは研修医に対して，その評価や面接技術の一端でも伝えていくことは，精神医学教育を担う講座担当者としての責務ではないかと考えている。

ここでは，特に私が専門とする不安，中でも身体疾患を持つ患者の不安について，他科からの診療依頼があった場合を例に，評価するポイントや初期対応，治療関係を構築するプロセスなどを，陪診する医学生や研修医にどのように伝えているかを紹介したい。

## III 不安に関する診療依頼への初期対応と評価

　前述したように，不安自体は身体疾患を患う患者にとってあまりに普遍的現象であり，表現や程度の個人差が大きいことから，それが病的状態かどうか，精神科的治療が必要かどうかを客観的に判断することは，必ずしも容易でないし，その医師の経験や見立てにより，過大評価も過小評価も起こりうる。一方，実際の臨床場面では，これに関連した問題で対応に苦慮しているケースは決して少なくない。例えば，不安症の既往があり，身体疾患の発病に伴い再燃・増悪したケースや，パニック発作が頻発しコントロールに難渋するケース，回避行動などで治療の継続，あるいは必要な検査が難しいケース，重大な身体疾患の存在にとらわれてしまい，不安のあまり受診を繰り返したり，夜間に頻回に電話をかけてきて保証を求めたりするケースなど，その出現様式は多岐にわたる（松永，印刷中）。さらには，慢性的に抱えている不安が，QOLなど生活機能全般や心身の健康，身体的病状や治療などに関与し，それらに重大な悪影響を及ぼしていれば，精神科的治療介入の対象となる。またうつ病やアルコール・薬物依存などが併存し，不安を巡る病状がより複雑化している場合や，希死念慮，自殺企図を認める場合なども，精神科による対応が要請されるであろう（松永，印刷中）。

　しかし，概して身体科の患者の多くは精神科受診に抵抗感を持っており，このような精神的問題を否認するケースも見られ，受診に至る場合も身体科の主治医に促されて，渋々というケースは少なくない。このため，不安に関する問題について診療依頼があれば，まずは依頼元である身体科の主治医が，精神科受診の必要性について，何を問題としてどのような説明を行い，受診を勧めたのか，（患者は）それをどのように認識しているのか，などを確認する必要がある。また「精神科での治療に何を期待するか」，「それによりどのようになりたいか」，などをあらかじめ話し合うことも，患者自身が苦痛や支障を感じている問題点，そして治療への期待を明確にし，目標を共有する上で有効となる。さらに，病的不安の出現や増悪が，身体疾患やその治療といかに関連しているのかの客観的評価も重要である。この中で，身体疾患の経過や重症度，告知の有無や内容，手術や投薬といった治療歴などと，不安関連症状との時間的関係性を明らかにし，それが主に心理的反応によるものか，身体疾患や治療に伴う生理的変化によって二次的に生じているものか，などを区別する必要がある（松永，印刷中）。

　このような情報聴取を通じ，診断的見立て，治療の対象や優先順位，治療の手順や方針などを決定していくことに並行し，安定的治療的関係の構築を着実に進めていくことが不可欠である。例えば，がんなど重大な身体疾患の告知を受けた後から著しく不安が高まっており，適応障害が考えられるケースには，「不安が強くなることは当然であること」，「しかし不安が著しくなれば，それによる苦痛や支障も増大するため，身体の状態や治療への悪影響が懸念されること」，「お話を聞きながら，一緒に考えていきたいこと」などを伝え，患者がもつ不安感の言語化を促し，間を取りながらしっかり耳を傾け，共感的態度を示す中で理解を深めていくことが肝要である。このようなプロセスにより，患者の安心や安全感を高め，患者が医師を信頼し，不安など内的世界を自己表現できる関係性の構築を進め，その維持に努めていく。中にはパニック発作を伴う場合など，薬物療法を必要とするケースもあるだろうが，概して不安が強い人は，薬物にも過度な不安を抱き，抵抗や躊躇を示しやすい。このため，それを実施する際には，その必要性や期待される効果，ありうる副作用や身体的治療への影響などを丁寧に説明して，十分な理解を図るよう努めるべきである。

## おわりに

　以上，私の精神療法に関する考え方，そして精神医学講座担当者としての教育的実践の中で，これをいかに医学生や研修医に伝えているかの一端を紹介した。精神療法の構成要素の多くは，身体科における医療面接でも活かせるものと考えるし，少なくとも病気や症状のみを診るのではなく，また診断方法や治療手技の習得にとらわれ過ぎず，全人的に患者を診る意識や，患者の内面を理解し，共感し，支持しようとする姿勢や技術を育んでいきたいと思っている。これこそが患者の立場に立つ良質な医療，そして良好な医師‐患者関係の構築に繋がるものであろうし，医師としての遣りがいやアイデンテイテイーにも関わるものと考えている。

　しかし大学病院精神科の外来という治療環境には，精神療法を行う上で不都合な面も少なくない。中でも，陪診を含め4〜5名は同席している診察室で，患者が包み隠さず自分の悩みや思いを語るということは極めて苦痛で困難なことであろうし，そこに生じる抵抗感や躊躇，バイアスなどに十分配慮する必要がある。一方，そのような環境であっても，私の元を受診され医学教育に協力いただいている多くの患者さん方に，心からの感謝と敬意を表し，この稿を終わりとしたい。

### 文　献

古茶大樹・三村將（2010）うつ病の症候学．（下田和孝編）脳とこころのプライマリケア1　うつと不安，pp.24-33．シナジー．

松永寿人・林田和久・前林憲誠（2011）神経症とうつ病―合併例の特徴と対処．日本精神科病院協会雑誌，30；52-56．

松永寿人（印刷中）不安と抑うつ―他科からの依頼患者の診方と対応．精神科エキスパートシリーズ．医学書院．

成田善弘編著（1989）精神療法の実際．新興医学出版社．

野村総一郎（2004）リエゾン精神医療でよく見る精神症状とその対応―沈み込んでいる（抑うつ）．精神科リエゾンガイドライン．精神科治療学，19（増刊号）；37-40．

# 好評既刊

**Ψ 金剛出版**　〒112-0005 東京都文京区文京区水道1-5-16　Tel. 03-3815-6661　Fax. 03-3818-6848
e-mail eigyo@kongoshuppan.co.jp　URL http://kongoshuppan.co.jp/

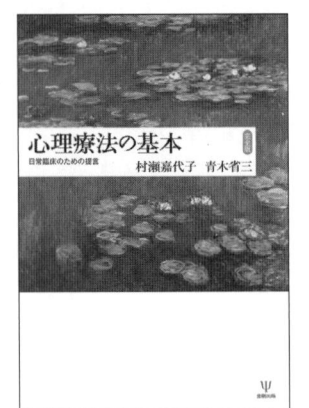

## 心理療法の基本 完全版
### 日常臨床のための提言
［著］村瀬嘉代子　青木省三

本書は，全8回，20時間近い対談の記録であり，それはかけがえのない一回限りのものでもある。ここでは，通じ合い，そこにささやかでも新たに何かが気づかれ，生じる対談とは外見は静謐にみえても，実は極めてダイナミックな営みで，そこには「生きられた時間」が流れているのである。初級者からベテランまで，治療者のセンス・資質・心理療法に求められる基本的条件を二人の卓越した臨床家が論じる。「村瀬嘉代子の心理療法」を読み解くための最適な副読本であり，心理療法家をめざすすべての人に。

本体3,600円＋税

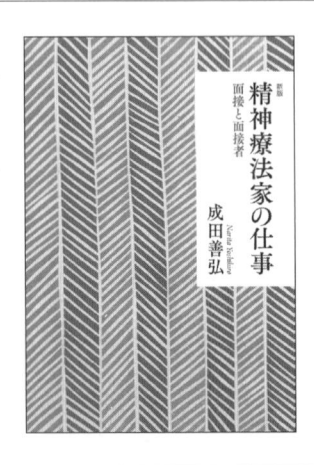

## 新版 精神療法家の仕事
### 面接と面接者
［著］成田善弘

雑誌連載時から好評を博し，単行本化された面接論の名著，待望の新訂版登場！　心理療法面接のプロセスを丁寧に追いながら，予診，診断，見立て，治療的介入の技術を解説，さらに現場で起こりうるあらゆる状況を想定し，緊急の電話，自殺企図や自傷，暴力などの困難な事態での対処法，そして，患者への話し方，治療者－患者関係において大事なこと，さらには面接以前あるいは面接周辺の仕事にまでを明快な文章で説く。初心者から中級者まで，実践的な精神療法面接の懇切な指導書である。

本体2,600円＋税

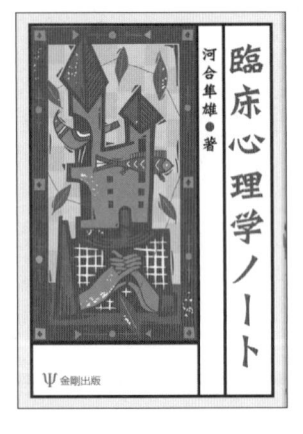

## 臨床心理学ノート
［著］河合隼雄

「『臨床心理学は学問であるか』，『臨床心理学は科学であるか』，このことは，私がこの道に進んで以来，常に考え続けていたことである。しかし，他方，そんなことよりも何よりも，今，自分の目の前で悩んでいる人，苦しんでいる人に，何らかの意味で役立つことをしたい，という気持ちも強かった」——本書は，多彩な顔を持つ著者の，一臨床家としての実際的にして実践的な論考をまとめたものである。「遅れた学問」として出発した臨床心理学を，実践と理論が結びついた世界として確立した著者により書かれたこの〈ノート〉をひもとけば，「臨床」の本質を掴むことができるだろう。

本体2,000円＋税

# III

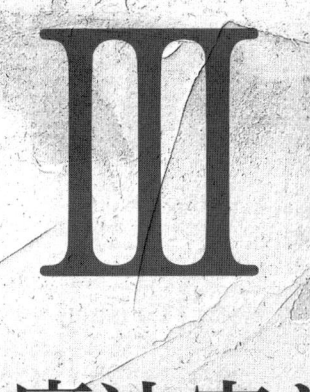

# 精神療法家として生きて現在は

# 精神分析——その目的

Kunihiro Matsuki

松木　邦裕*

## はじめに

　今日の精神医学・精神医療における精神療法という領域での精神分析をここで述べる。これから記述する見解は，パーソナルなものであって，精神分析家や精神分析臨床家に広く共有されているものではまったくない。しかしながら，精神分析という方法がもたらす成果にかかわる本質であり，今日の精神医療に精神分析が位置する上での主要件であるところは，それらの臨床家にも理解されることと思う。精神分析はその独自な方法に基づいて成就している成果をそのまま認識すべきであって，精神医学の欲望に直接添う必要もなければ，実際添うことはできないことを臨床家は受け入れる必要があろう。しかし，後述するように，この事実は精神医学において精神分析は無用ということではなく，今日の精神医療が実践できないものを精神分析が達成するということであり，お互いは相補的であり，両者は棲み分けられるものである。

　ひとつの中核的主題から私の見解を述べていくことにする。その主題とは，精神分析の臨床実践において目指すところ，すなわち精神分析の目標である。

## I　精神医学の目指すところと精神分析の目指すところ

　わが国では明治期に医学がドイツから輸入された影響から，精神医学ではドイツ精神病理学が主流であったために実感しにくかったことだが，現在は生物学的精神医学が主流になっている米国精神医学において数十年間，精神分析を基盤に据えた力動精神医学が主流であった。その当時の米国では，精神医学と精神分析は共通の目的を持つかのように認識されていた。精神疾患の発生は，個人内での自我の葛藤や不適応，対人関係での不適応に基づいているために，自我の適応力を強化することが患者のこころの健康をもたらす，すなわち生きていく中での苦痛を軽減するとの見解である。この見解の中核的推進力であった精神分析的自我心理学が1980年代に行き詰ったところに，生物学的精神医学が台頭してきたのである。それは，精神分析的自我心理学の考えと方法では遂行できない，生きていく中での苦痛の軽減をさらに達成する力を生物学的精神医学は付けてきたことによる。

　上述の見解が妥当なものであるなら，そのままでは精神分析は，その存在意義を失って消滅するしかなくなるだろう。しかしながら，その見解——生きていく中での苦痛を軽減する——は，精神分析が目指しているところとして妥当なものだろうか。私がここで明らかにしておきたいのは，事実として精神医学と精神分析とは目指すところが異なるとの認識である。

### 1.　精神医学の目的

　まず，精神医学が何を目指しているかを明らかにしておく。それは言わずもがなであるのだが，病気の治癒であり，その結果としての健康の回復である。病の治癒こそが医学の不動の目

---

＊京都大学大学院教育研究科臨床心理実践学講座
　〒606-8501　京都市左京区吉田本町

的であり，精神医学も医学の範疇にあるのだから，当然その目的を目指す。生物学的研究はその目的のため以外の何ものでもない。しかし現実には今日も，治癒に至らない病も数多く存在している。それらに対しては，医学は苦痛の軽減を目指す。「緩和医療」，「ペイン・クリニック」はその端的な例である。

これらの事実が私たちに示していることは何か。それは医学である精神医学が目指しているのは，身心の健康と称される本質的に快である状態の復元と維持であり，苦痛の除去である。ここには，快か苦痛（不快）かという原理，その原理に基づき，快を獲得し苦痛を排除する方向づけが基盤にある。この原理を，フロイトは「快－苦痛原則」（あるいは快原則）と名付けた。この原理はこころの原初過程（primary process）を支配している。それは，動物や乳児に認められるこころの働き方である。そこでは，個体での欲動の発生からその満足へ，あるいは欲求不満の発生からその苦痛の除去へ，という直線的で即時的な対処が組み込まれ，感知した外界事象に検討を加えるための思考過程は必要とされない（Freud, 1911）。

しかし人が現実世界を穏やかに生き抜くには，この快－苦痛原則支配のこころの状態では不可能である。前述の快の獲得や苦痛の排除を第一義とした殺人や窃盗，強姦が許容されないのは周知の事実であり，また，苦痛が不可避に発生する対象喪失の経験は人生には避けられないものでもある。こうした快の抑制や苦痛の不可避性という現実世界を穏当に生きるには，そこにある現実を正確に認識しその現実に基づいた適切な行動を検討するこころの作業，つまり注意，記憶，照合，思考，判断の機能が作動されねばならない。その考えることを中軸とするこころのこの働き方を，二次過程（secondary process）とフロイトは名づけ，現実原則に従うとし，私たちは成長の過程でこの種のこころの働きを身に着けることになると述べた。社会生活での規律，規範，慣習とされるものは，形式化された

それである。この現実原則を受け入れ二次過程を使うことで，私たちは人生でのさまざまな欲求不満や喪失の苦痛の高まりにおいても，快の獲得や苦痛の排除に衝動的に走り込むことなく，他の人々と穏やかに共存できるのである。

しかしその一方で，人類史での無数の発見や発明は，生きることの苦痛を減らし快の獲得を容易にするという目的に沿う方向づけを一直線に進んできていることも間違いない。それゆえ，快獲得のための利権を巡って，今日も減少の兆しを見せないままに国家や民族間での戦争や破壊・殺人行為が勃発している。さらに，科学の進歩が提供するものとして，かつては見られなかったが，現代の医学は快獲得の方向に積極的な一歩を踏み出している。快の積極的な獲得として，若返り術を含む美容形成や体外人工授精があり，苦痛発生の可能性の積極的な排除としての出生前遺伝子検査である。すなわち，快を求め，苦痛を排除する方向づけは人類の必然なのである。いみじくもフロイトが看破していたように，人は快－苦痛原則の支配する一次過程を遅延させることはできても，放棄できないのである。

こうして精神医療は，苦痛の除去と軽減を第一義的な目的に置いてその臨床活動を展開している。

しかし今を生きる一人の人間を思うとき，快－苦痛原則だけでは生きられないことも，前述のように自明である。それのみならず，人生の達成や成熟が，喪失や欲求不満の苦痛にもちこたえながら考えを巡らせ続けることからなされることは，「艱難，汝を玉にす」，「寒さに耐えた者ほど，太陽の暖かさを感じる」等，人間の経験知として知られている。

人生のこの真実が精神医学の領域で，忘却できない重要な意味をもつことは明確である。なぜなら他の医療とは異なり精神医療の対象は，「脳神経の病」という身体病と「こころの病」だからである。生物学的病変による「脳神経の病」は医学的指針に沿った治癒や苦痛の軽減が目的となるが，人としての在り方に基づく「こ

ころの病」においてはこころの成熟や発達が目的となりうるからである。そもそもそれを「病」と同定するのかが問題なのではあるが、ここでは検討しない。そして、精神分析の対象は「こころの病」である。

## 2. 精神分析の目指すところ

　精神分析の方法を開発する前のフロイトは神経医としてヒステリーの治療を実践していた。そこでフロイトはヒステリーが「こころの病」であることを看破し、カタルシス法による治療を通して「こころの病」についての治療観を得るに至った。それは『ヒステリー研究』（Breuer et al., 1895）の末尾に記述されている。引用する。

　　私が患者たちに、カタルシス療法は助けになるとか、あるいはそれによって苦しみを軽減できると約束するたびに、患者から繰り返しこう言い返されてきた。『先生ご自身が、私の苦しみは私の生活環境とか境遇にかかわるものだとおっしゃるじゃありませんか。でもそれは先生には変えられません。どんなふうにして私を助けてくださるつもりなのですか？』

　　それに対して私はこう答えることができた：「確かにあなたの苦しみを取り除くには私の力を借りるより、境遇を変えるほうが簡単でしょう。それは疑いありません。しかし、あなたはヒステリーのせいで痛ましい状態にありますが、それをありきたりの不幸な状態に変えるだけでも、多くのことが得られます。そのことはきっとあなたも納得されるようになるでしょう。そして神経系を回復させれば、そんなありきたりの不幸に対して、あなたはもっと力強く立ち向かえるようになるのです」。

　フロイトは、患者の精神現在症からの不幸に含まれる苦痛を除去するとは言っていない。実際、精神分析では患者に触れることも具体的な指示もしないのであるから、直接に苦痛を減らせるはずがない。ただ精神分析を受けている中で、症状が消失し苦痛が激減することも事実少なくない。これは症状が心因であることを説明する優れた事実ではあるが、精神分析の過程に付随するものに過ぎない。

　フロイトは、ヒステリーという現実回避の手段ゆえに本来のあり様よりも遙かに錯綜したものになった不幸を「ありきたりの不幸な状態」に変えることが目的であると言う。そして、その不幸に立ち向かえる力を患者がつけることを手助けするのである。後にこの見解が、現実原則に沿うこころの二次過程として定式化されたのであるが、それは苦痛を排除したり快の導入で苦痛を被覆するのではなく、現実を直視して苦痛にもちこたえる力を高めることである。

　この方向づけこそが、今日の精神分析が目指すところである。それはビオンによって言明された。「患者は苦痛の軽減を求めてやってくるし、分析家も苦痛の軽減を目指しているにもかかわらず、起こることは、苦痛にもちこたえる力を高めることである」、「身体医学の領域で「治癒」や「改善」が大きな意義を持っているという意味では、精神分析にとって何の意義も持っていない」（Bion, 1992；1967）。

　ここまで述べたところでおわかりのように、精神医学と精神分析の目指すところは本質的に異なっているのである。それを改めて述べるなら、精神医学は苦痛の軽減・除去を目指している。他方、精神分析は現実を見つめ苦痛に持ちこたえる力を高める。

## II　精神分析と精神医療との相違

　精神医学と精神分析の目的の違いは、両者の視座と方法、立ち位置の差異として現れる。精神分析という方法の本質をこれから提示した上で、両者の違いを明確化してみる。

### 1. 精神分析という方法の本質

　第一に、精神分析はその人が「生きていること」にかかわることを挙げよう。何かの"生きにくさ"、"生きづらさ"にある人が、精神分析

を求める，あるいは精神分析の適応対象となる。"生きづらさ"のひとつに，精神疾患・精神症状がある。しかし，疾患や症状が精神分析の標的になるのではなく，その人の"生きづらさ"に連結している感情（feeling）が標的である。

第二として精神分析は，その人の主体的な在り方の表出としての転移を最大限，活用することである。転移が純生されるように設定する精神分析セッティングの中に集まる転移に，その人固有の"生きづらさ"が現実化する。すなわち，彼／彼女のこころの世界（internal world）が面接空間内に投影され展開する。そこにおいて彼／彼女の"生きづらさ"は二人の間で現実のものとなる。そうした転移を通して治療者は，その人にかかわる無意識的事実の意識化，己の現実を見ることを手助けする。治療者は，転移の中を生きつつ，それをその人と見て考え解釈する。

## ２．精神医療と精神分析の相違

精神分析の方法の本質を踏まえて，シェーマティックに比較するなら，精神医療と精神分析の違いは次のところにある。

精神医療は，患者が訴える苦痛な症状の除去・軽減に直接かかわるが，精神分析は"生きづらさ"にかかわるその個人の事実をその人が正確に認識することで，無意識的な感情や空想によって生じている誤認知，誤概念を補正していく。この精神分析過程で症状は消えうる。なぜならその症状は，"生きづらさ"を当人が意識的無意識的に操作する過程で出現したものだからである。

精神医療では患者との関係で「ラポール」と称される陽性転移の下に症状の改善を進める。とは言っても，ラポール／陽性転移は望ましい必要条件であって治療の中心ではない。一方精神分析は"生きづらさ"の現実化／実演である陰性転移こそが分析過程の要とみる。その陰性転移関係を治療の中心舞台とする。ただし両者とも必ずしもそこに限定されているわけではないが，治療関係の質的区別は可能である。

精神医療は他の産業と同様に，オーソドックスな社会生活の枠組みの内に置かれるソーシャルでパブリックな仕事である。看板を掲げ，受付事務や看護等配置された職員が組織的に対応し診療は進められる。その診療行為は1回10～20分間，週1回，隔週に1回，月に1回等，病者の社会生活を妨げない位置に置かれる。他方，精神分析はアナライザンド（被分析者）の人生に付き合うプライベートな仕事である。ワンマン・オフィスでのプライベート・プラクティスの設定にみるように，分析過程全体を通して分析家個人が直にかかわる。50分間の分析セッションを週に4回以上の頻度で続けることで，アナライザンドの生活での主構成要素のひとつとしての位置を占める。

## Ⅲ　精神医療における精神分析の立ち位置

ここまで私は，精神医療と精神分析臨床の違いを際立たせてきた。両者には折り合いがつかないように感じられた方もおられるかもしれない。私の見解はそうではない。両者の関係は，対立的ではなく相補的であるというものである。

確かに不要な苦痛が消失，あるいは軽減されるに越したことはない。それが人類の希求するところであるから，社会は精神医療にそうした対応を求めるし，精神医療がこころの一次過程であるそうした苦痛の消失，軽減に努めることは，人の要求に直に添っていることである。しかしながら，現時点では最新の医療技術によっても軽減できない苦痛が多く存在していることも事実である。しかし，遙かに重要な事実は，軽減したり回避したりするのではなく，受け止めなければならない苦痛も人が生きることにおいては存在していることである。そして，その苦痛から精神医療に援助を求めてくる人たちも少なくないことである。

誰でもがある種の不幸に出会うし，生を豊かにまっとうするには，それを回避し続けず，向き合い持ちこたえる術(すべ)を身に付けなければならない。フロイトがヒステリーの治療で患者に伝

えたのはこのことであった。苦痛を回避せず持ちこたえる術を体得する機会が必要な人たちが，精神医療の門戸を叩く人たちの中に確実に存在する。その機会を提供するのが，精神分析である。そこになされるべきは，精神医学的治療法と精神分析の相互補完的な棲み分けであろう。

かつては精神医療における精神療法は，精神分析，行動療法，森田療法，ロジャーリアン・カウンセリング，ユング派心理療法，家族療法等と広くゆるく配置されていた。もはや，その時代は終わった。米国やドイツに見るように，国が関与し支援する精神療法の訓練は，精神分析もしくは認知行動療法である。

今日医療経済主義が完全に主導権を握っている精神医療における精神療法での第一の立場をとるのは，苦痛の除去を第一義的に目的としている認知療法である。それは，精神医療での精神療法的スクリーニングの機会と見なせると私は考える。初期スクリーニングとしての認知療法を経ても不変なままの患者は数多く存在する。認知療法もそれを承知しているので，三世代，四世代と称して，二次過程が作動する「こころ」を持ち込もうとしている。しかし，それは木に竹を接ぐというメタファそのものに，半端な形態に終わるだけである。そのとき不変な患者に，「薬物療法と認知療法で治りませんでしたので，あなたは精神科治療の対象にはなりません」と告げてすませるわけにはいかないことは，社会体系の中で精神医療として当然の認識であり，それらの病者たちにさらに対処するのが責務である。

ここにおいて，スクリーニング的治療がなされたその次のステップとして，それらの患者個々人に対応するために，精神分析，精神分析的心理療法や本格的な行動療法が必要とされる。このような治療の複層構造を精神医療が提供できることが，患者個々人の要望に応える本来的な在り方であろう。私の述べる相補的な棲み分けとは，この医療形態なのである。

## Ⅳ 総 括

私は本稿において，今日の精神医療の中に精神分析をその本質的な機能から位置づけること，そこで精神分析が達成しうることを述べてみた。すなわち，精神医学は患者の訴える苦痛の軽減・除去を目指しているが，他方，精神分析はその人の現実を見つめ苦痛に持ちこたえる力を高めることを目指している。

これから脳科学研究がどれだけ進展しようとも，精神医学は人生での生きづらさへのかかわりを止めることはできないだろうし，精神医療が対応する病が医科学的方法のみで対処できることではないだろう。精神医学は脳神経の病とこころの病のどちらにもかかわり続けないわけにはいかない。精神分析との相互補完が必要な所以である。

## 文 献

Bion W (1967) Second Thoughts. London, William Heinemann Medical Books.（中川慎一郎訳 (2007) 再考：精神病の精神分析論．金剛出版）

Bion W (1992) Cogitations. London, Karnac Books.

Breuer J & Freud S (1985) Studies on Hysteria. London, Penguin.（金関猛訳 (2004) ヒステリー研究　上下．ちくま学術文庫）

Freud S (1911) Formulations on the Two Principles of Mental Functioning. SE12.

松木邦裕 (2010) もの想い—精神医療の内と外．分析実践の進展—精神分析臨床論考集．創元社．

松木邦裕 (2011) 不在論—根源的苦痛の精神分析．創元社．

# 「汎用性のある精神療法」の方法論の構築

Kenichiro Okano

岡野　憲一郎*

## はじめに

　最近ある心理士さんの話を伝え聞いた。彼の職場は，精神科医が院長で，複数の心理療法士を抱えたクリニックである。ある時その院長が言ったという。「うちでは誰も認知療法をやれる人がいないね。心理士さんのうち誰かその勉強をしてくれないか？」その心理士さんは彼のスーパーバイザーにお伺いを立てたが，精神分析的なオリエンテーションを持っていたそのスーパーバイザーはあまりいい顔をしないので困ってしまったという。

　この心理士さんの話を聞いて，私自身もかつて似たような体験を持ったことを思い出した。昔米国で精神分析のトレーニングを受けていた頃，カール・ロジャースの理論に興味を覚えてスーパーバイザーに質問をしたことがあった。すると色をなした彼に「ロジャースに理論なんてない。それよりも君がその理論に興味を持つこと自体が問題だ」と叱責されたのである（岡野，2008）。このようにある精神療法を専門とするものは，ほかの種類の精神療法を批判したり敬遠したりする傾向が多くあるのだ。

　他方精神医学においては，精神科医の多くは精神分析，認知療法，行動療法，森田療法などの種々の精神療法をひと括りにして認識する傾向にある。そして彼らの多くは特定の精神療法についてのトレーニングを受けていないために，その重要性について十分認識していない場合も少なくない。そしてさらに問題なのは，精神科医を目指す最近の若い医師たちは，精神療法や精神分析に関心をあまり示さない傾向にあるということである。はるか30年前，私が新人だった頃には，精神科を志す人の多くは哲学や心理学，精神分析に興味を持つ人たちでもあった。薬物療法に惹かれて精神科を選ぶ人などはあまり聞いたことがなかった。30年前が異常だったのか，現在が問題なのか，どちらかは私にはわからない。しかし現代の若手精神科医の多くが生物学的な精神医学，薬物療法などに関心を移していることには，時代の流れを感じる。だからこそ彼らが関心を向ける脳科学や薬物療法も精神療法的な考え方に組み込む必要があるであろう。さもないと精神科において基本である，医師と患者が言葉と心を交わすことという部分がますますおろそかになってしまうであろう。薬一つを投与する際にも，医師－患者関係が大きな影響を及ぼすことは，医師から薬を出されるという経験を持った人には明らかな筈なのである。

## I　「ドードー鳥の裁定」問題

　私は精神療法に大きな関心を持ち，それが有効である場合が多いと信じている立場にあるが，具体的にどのような影響を患者に及ぼすかについては明確に理解しているとは言えない。そしておそらくは技法に還元できないような，そして科学的に実証できにくいような作用が，治療者患者関係において生じていると考えている。

　そのような私の考え方は，基本的にはレスタ

---

*京都大学大学院教育研究科
〒606-8501　京都市左京区吉田本町

ー・ルボルスキー（Luborsky, 1975）が再提唱した「ドードー鳥の裁定」に影響を受けている。といっても彼の主張に影響されたというよりは，私が常日頃考えていたことを，この概念が的確に代弁していると感じるからである。ルボルスキーのこの概念についてご存じない方のために少し説明すると，彼は1970年代頃より始まった，「どのような精神療法が効果があるか？」という問いに関して，「結局皆優れているのだ，その差異の原因は明確ではない」という結論を出した。それを彼はルイス・キャロルの「不思議の国のアリス」に登場する謎の鳥の下した裁定になぞらえたのである（ただし精神療法に関するこの「ドードー鳥の裁定」というアイデアは，1936年にサウル・ローゼンツバイク〈Rosenzweig, 1936〉が提唱したものであり，それがこのルボルスキーの提案で初めて注目を浴びることとなったのである）。

　私はこの「ドードー鳥の裁定」を条件付きで，その大枠としては受け入れている。ここで条件付き，とはどういうことか。それは精神分析療法も認知療法も行動療法も，特にそれが治療効果を及ぼすような患者がそれぞれに存在するということだ。すなわち「精神療法のどれも同様な効果がある」のでは必ずしもなく，「どの精神療法にも，特別にそれが効果を発揮するような患者がいる」ということも重要な点だと考えているのである。これは薬物療法に似ている。薬物A，B，Cがどれも平均して7割の患者に効果があるとしても，患者の中には，特にAが効いたり，あるいはBが効いたりということがある。

　しかしこの個別の患者にとっての効果，という要素以外にも，どの精神療法にも共通するような要素があると考える方が合理的である場合も多い。私は精神分析のトレーニングを受けた身であるが，確かにこの手法が助けとなる患者も多い。しかし私は分析状況で患者と話す時，どう考えても自分がテクニックらしきものを多用しているとは思えない。それ以外の要素が働いていることを，漠然とではあるが実感するのだ。

　このように精神療法の効果は二段構えであるということができる。一つはそれぞれの精神療法に特異的な部分で，もう一つは非特異的な部分である。このうち「ドードー鳥の裁定」はもっぱら後者の方を指していると理解できよう。

## II 「面談」はすべてを含みこんでいる

　シンプルな例から考えてみよう。私が特定の精神療法のセッションを行うとする。精神分析的精神療法でも，認知療法でもいい。しかし実際のプロセスに入る前に，かならず患者との何らかの言葉の交わし合いがあるだろう。挨拶に始まり，「ここ数日（数週間）はいかがでしたか？」というところから始めるのが普通だ。そのプロセスをとりあえず「面談」の部分としよう。ここが実は大きな意味を持つ場合が少なくない。最初にそこで2，3日前にあった比較的大きな出来事の詳しいいきさつが語られたり，それについてのアドバイスなどを求められたりするだろう。すると「いや，もう分析的精神療法（認知療法）を開始しなくてはなりませんので，その話はまた後で」とは普通は言えないだろう。それが患者にとって当面は重要だったり切羽詰った出来事であったりするからだ。もちろんそれを分析療法や認知療法の中で語ってもらうという方法もあるだろうが，その場合にもいつもの流れとは異なり，通常の会話に近いやり取りに近くなるのではないか。私はこのような「面談」の部分はしばしば必然的に生じ，かつ必要不可欠と考える。しかし一体この「面談」で何が起きているのだろうか？　この「面談」部分は分析や認知療法のプロセスを邪魔しているのか？　これはとても難しい問題である。

　この不思議な「面談」の性質について，かつてある論文で論じたことがある。（岡野, 2013）そこでの要旨に沿ってしばらく述べてみよう。

　改めて「面談」とはいったい何かを考えた場合，それが基本的には無構造なことがわかる。あるいは「本題」に入る前の，治療とはカウン

トされない雑談として扱われるかもしれない。しかし二人の人間が再会する最初のプロセスは非常に重要である。相手の表情を見，感情を読みあう。そして精神的，身体的な状況を言葉で表現ないし把握しようと試みる……。ここには特殊な技法を超えた情緒的な交流が生じている可能性がある。「面談」を精神医学の教科書で論じることができないのは，そこで起きることがあまりにも多様で重層的だからだろう。私は数多くの「〜療法」の素地は，基本的には「面談」の中に見つけられるものと考える。人間は特別な療法をそれほどいくつも発見できないものだ。

## III 「面談」の特別バージョンとしての各種療法

私は現在幾種類も提唱されている精神療法の多くは，「面談」の中で現れるさまざまなプロセスの一つを拡大して扱うバージョンとしてとらえることができると考える。たとえば認知療法であれば，「面談」の中で日常生活に現われる思考の推移のプロセスを拡大して扱うバージョンとしてとらえる。行動療法なら，いくつかの行動のパターンについて論じ，それを抑制したり促進したりするという可能性を追求することに特化することになる。また「面談」に軽い呼吸法や瞑想の導入を組み込んでいる臨床家の場合は，そこで催眠やイメージ療法の導入部分をすでに行っているといえるかもしれない。

このように考えると「面談」をきちんとできていれば，特殊な療法についてのトレーニングは必要がない，という極端な見方をする臨床家が出るかもしれない。しかしむしろ種々の精神療法のトレーニングの機会を持つことが基本的な要素としての「面談」をより豊かなものにする可能性があると考えるべきである。

たとえば認知療法の訓練を受けて，自動思考の考えになじんだとする。all-or-nothing thinking（全か無かという考え），catastrophizing（これは大変だ，とすぐパニックになってしまう），disqualifying or discounting the positive（ポジティブなことに目をつぶる）などなど。このような心の動きを患者の思考や行動の中にいち早く読み取る訓練ことは，「面談」にも生かせるだろう。また精神分析における一連の防衛機制を熟知していることは，同様の意味で患者の心の病理の在り方を理解するうえで有益かもしれない。

このように考えると各種療法をフォーマルな形で行う用意のある臨床家とは，必要に応じてそれに本格的に移行したり，その専門家を紹介するという用意を持ちながら，つまりいつでもその療法の「アクセルを踏む」用意を持ちながら，「面談」を行うことができる療法家ということになる。結局は各種療法の存在をどのように捉えるか，という問題は，ある程度汎用性のある精神療法としての「面談」をどのように定義し，トレーニングを促していくか，という大きな問題につながってくる。認知療法もEMDRも暴露療法も，一部の患者に対する効果のエビデンスが提出されている一方では，汎用性があるとはいえない。つまりそれを適応できるケースはかなり限られてしまうということだ。すると認知療法家であることは同時に優れた「面談」もできなくてはならないことになる。

## IV 「汎用性のある精神療法」としての「面談」

このあたりでこれまで私が用いてきた「面談」という用語を，改めて「汎用性のある精神療法」と呼び変えて論じよう。私が「面談」にこれまでかなり肩入れして論じてきたのは，これが患者一般に広く通用するような精神療法，すなわち「汎用性のある精神療法」を論じる上での原型となると考えたからであった。「汎用性のある精神療法」とは，いわばジェネリックな精神療法と言いかえることもできよう。私は各種療法のトレーニングを経験することで，この「汎用性のある精神療法」の内容を豊かにできる面があると考えるし，それがこの小論の主張の一つと言える。「汎用性のある精神療法」はいずれにせよさまざまな基本テクニックの混在にならざるを得ず，いわば道具箱のようにな

るはずだ。そしてその中に認知療法的な要素も，行動療法的な要素も，場合によってはEMDRの要素も加わるであろう。

こうは言っても私は臨床家は「何でも屋」にならなくてはならないというつもりはない。ただいくつかのテクニックはある程度は使えるべきであると考える。試みに少し用いてみて，それが患者に合いそうかを見ることができる程度の技術。それにより場合によっては自分より力になれそうな専門家を紹介することもできるだろう。臨床家が使えるべきテクニックのリストには，精神分析的精神療法も，おそらく暴露療法も，認知療法も行動療法も，場合によってはEMDRも箱庭療法も入れるべきであろう。

精神医学やカウンセリングの世界では，学派の間の対立はよく聞く。冒頭で述べたような認知療法が精神分析から敬遠される傾向などはその一つだ。しかしこれからの精神療法家はさまざまな療法の基礎を学び，ある程度のレベルまでマスターすることを考えるべきだろう。なぜなら患者は学派を求めて療法家を訪れるわけではないからである。彼らが本当に必要なのは優れた「面談」を行うことのできる療法家なのである。

## V 「汎用性のある精神療法」と関係精神分析

治療において何が基盤にあり，「ドードー鳥の原則」に反映される結果となっているのかという問題を私が扱ったのが，「治療的柔構造」（岡野, 2008）における考察であった。そこで至った結論は，結局治療者と患者の「関係性」としか表現できないものがその基盤にあるのであろう，ということである。精神分析療法にも認知療法にも行動療法にも，そして薬物療法にも存在するのは，治療者と患者の関係性である。それがそもそもの基盤にあり，精神療法プロセスはそこに働きかける。もちろん技法的な要素，すなわち各治療法に特有な治療原則や治療構造はそこに必ず介在するが，それは関係性が良好であって初めて意味を持つのである。

この治療関係こそが精神療法の基礎をなすという主張を全面的に押し出しているのが，いわゆる関係性理論の流れである。米国に見られる新しい精神分析の動きの多くは，伝統的な精神分析理論の核心部分の否定ないしは反省のうえに成り立っており，関係性理論はそれらの総称というニュアンスがある。その動きを構成するのは，コフート理論，間主観性の理論，メンタライゼーション，乳幼児精神医学，フェミニズム運動などであり，いずれも患者と治療者の間で生じるダイナミックな交流を極めて重視する立場を取る。最近では「関係性精神分析 relational psychoanalysis」という呼称が定着し，この動きの事実上の牽引役であったスティーブン・ミッチェルが世を去って後のこの15年は，欧米を中心にさらに大きな広がりを見せている。

私はその中でもアーウィン・ホフマンの理論をその代表と考えるが，彼の考え方は治療関係における弁証法的なとらえ方を徹底することである。

ホフマンは人間的な関係性という項を，他方の技法や治療原則に従った項と対置させたうえで，その両者の間の弁証法的な関係を生きることが治療であるとする。これは私が今述べた，すべての治療関係には，その底辺に関係性があり，そして各療法に特有な構造がある，という主張をより精緻な形で表現したものである。この考え方は，なぜ精神療法にさまざまなものがありえて，それが同様に治療的となりうるかという疑問に対する答えを提出しているといえる。

ホフマン（Hoffman, 2001）の理論を詳述する余裕はないが，彼自身が自ら示す弁証法的構築主義の原則をここに掲げておこう。

①精神分析のプロセスの本来の目的は「真実」に直面することだが，その「真実」とはフロイトの精神分析の場合とはことなり，「私たちはみないずれは死ぬ運命にある，ということ以外の現実は常に曖昧で非決定論的である」ということである。人間は常に非存在と無意味に脅されながら意味を作り出しているのである。

②患者と治療者はそれぞれ自由な存在であり，

二人で一緒に現実を構築する。その自由さのために，治療者の言動に患者がどのような反応をするかを十分な形で予測することは不可能である。

③治療者は親しみ深い存在であり，同時にアイロニカルな権威者である。治療者はその機能の一部を，「治療に抵抗とならない陽性転移」から受け継いでいるが，そのこともまた探索の対象となるからだ。

④精神分析には反復ないしは儀式的な部分があり，そこから離れることは，そうすることが治療者の利己的な目的のためなのではないか，という疑いの目を向けられる。

⑤治療者の用いるテクニックと，患者へのパーソナルなかかわりとは，弁証法的な関係にある。治療者の態度は単なる「テクニックの正しい応用」を目指すべきではない。治療者は「正しくあろう」とすることを放棄した時に，自分のかかわりがいやおうなしに主観的なものであるという事実に直面するのだ。

⑥精神分析過程で構築されるものは，反復であり，かつこれまでにない新しい体験である。前者は神経症的な転移の圧力により，後者は患者の動因のうち健康な部分からの圧力により作られる。

⑦患者が治療者に対して抱く理想化は，やがては損なわれてしまう運命にある。なぜなら治療者もまた患者と同じ人間だからだ。このことを認識することにより次のような懸念が生まれる。つまり治療者が提供できるのはあまりにわずかであるというだけでなく，治療者は金銭的にないしは自己愛的な満足のために患者を利用しているのではないかという懸念である。

⑧スティーブン・ミッチェルの言い方を借りるならば，治療において問われるべきなのは，「治療者が何を知っているか？」だけではない。それは精神分析における治療的な行動の過程や性質についての理論である。

つまりそれは「患者が何を望むか」という理論である。

以上に示されたホフマンの記述には，現実を，そして自分自身を見つめる冷静な目と，人間として持つ徹底した謙虚さを感じ取ることができる。そしてそこには，私たちが死すべき運命にあること以外に確かなことはないという，徹底したまでの不可知論的な視点がある。ホフマンの構築主義の独創性は，彼がそれを徹底した形で推し進めた結果いたった境地であることによるのだろう。そしてこの関係精神分析にさらに特徴的なのは，そこに属する論者が，脳科学的な視点を広く取り入れる姿勢を示していることである。そこには患者の訴えを心の問題としてとらえる視点と，脳の問題としてとらえる視点との間の弁証法が存在するかのようである。最近の関係論者，特にフィリップ・ブロンバーク（Bromberg, 2011；吾妻他訳，2014），ドンネル・スターン（Stern, 2009；一丸他訳，2014），アラン・ショア（Schore, 2012；2013a；2013b）たちの視点はその点で一貫しているという印象を受ける。

## Ⅵ 「汎用性のある精神療法」に欠くことのできない倫理則

最後に倫理の問題に触れたい。私がこれまでに述べてきたことは，汎用性のある精神療法としてさまざまな立場を包括するという方略であり，姿勢である。しかしこれらの試みを底辺で支えているのが倫理の問題であると考える。治療論は，倫理の問題を組み込むことで初めて意味を持つのである。考えてみよう。さまざまな精神療法に熟知し，トレーニングを積んだ治療者が，実は信用するに足らない人物であるとしたら，どのようなことが起きるだろうか？あるいは治療者があらゆる技法を駆使して治療を行うものの，それが治療者の自己満足のための治療であったら？

「治療者が患者の利益を差し置いて自分のために治療をすることなどありえない」，と考え

る方もいるかもしれない。しかし基本的には治療的な行為は容易に「利益相反」の問題を生むということを意識しなくてはならない。「あなたは治療が必要ですよ。私のところに治療に通うことを勧めます」には、すでに色濃い利益相反の要素が入り込む可能性がある。

すでに別の個所でも論じたことであるが（岡野、2012a；2012b）、精神分析の世界では、理論の発展とは別に倫理に関する議論が進行している。そして精神分析的な治療技法を考える際に、倫理との係わり合いを無視することはできなくなっているのだ。精神分析に限らず、あらゆる種類の精神療法的アプローチについて言えるのは、その治療原則と考えられる事柄が倫理的な配慮に裏づけされていなくてはならないということである。

ここからは私になじみのある精神分析の世界の話になるが、歴史的にはチェストナットロッジを巡る訴訟問題などが精神分析の立場からの倫理綱領の作成を促すきっかけとなった経緯がある。それは分析家としての能力、平等性とインフォームド・コンセント、正直であること、患者を利用してはならないこと、患者や治療者としての専門職を守ることなどの項目があげられている（Dewald et al., 2007）。

これらの倫理綱領は、はどれも技法の内部に踏み込んでそのあり方を具体的に規定するわけではない。しかしそれらが精神分析における、匿名性、禁欲原則などの「基本原則」としての技法を用いる際のさまざまな制限や条件付けとなっているのも事実である。倫理綱領の中でも特に「基本原則」に影響を与える項目が、分析家としての能力の一つとして挙げられた「理論や技法がどのように移り変わっているかを十分知っておかなくてはならない」というものである。これは従来から存在した技法にただ盲目的に従うことを戒めていることになる。特に匿名性の原則については、それがある程度制限されることは、倫理綱領から要請されることになる。

同様のことは中立性や受身性についても当てはまる。すなわち「基本原則」の中でも匿名性や中立性は、「それらは必要に応じて用いられる」という形に修正され、相対化されざるを得ない。

他方「汎用性のある精神療法」や関係精神分析は、この倫理則とどう関係しているのだろうか？ これらの療法は関係性を重視し、ラポールの継続を目的としたもの、患者の立場を重視するものという特徴がある。それはある意味では倫理的な方向性とほぼ歩調を合わせているといえる。倫理が患者の最大の利益の保全にかかっているとすれば、「汎用性のある精神療法」はその時々の患者の状況により適宜必要なものを提供するからである。結論としては、少なくとも精神分析的な「基本原則」に関しては、それを相対化したものを今後とも考え直す必要があるが、「汎用性のある精神療法」についてはむしろ倫理原則に沿う形で今後の発展が期待されるのである。

### おわりに

「汎用性のある精神療法」というテーマで論じた。その中で紹介した関係精神分析は私が現在一番共感を覚える学派であり、関係性や倫理性を重んじる立場がそこにかなりよく代弁されていると考える。しかし学派や技法にとらわれない、というよりもそれを超えた臨床的な営みとしての精神療法の在り方をこれからも考え続けることが私のライフワークと考えている。それが妥当なものかを一番的確に判断するのは、それが臨床的にどの程度有効かということである。しかし何が患者に有効かを客観的に判断することも決して容易ではない。それは精神療法が何を目指すのか、という問題とも絡んでくるからだ。この答えの見えない問いを私はこれからも持ち続けつつ臨床を続けていこうと考えている。

## 文　献

Bromberg PM (2011) The Shadow of the Tsunami: and the growth of the relational mind. Condon, Routledge.（吾妻壮・岸本寛史・山愛美訳（2014）関係するこころ―外傷, 癒し, 成長の交わるところ. 誠信書房）

Dewald PA & Clark RW (2007) Ethics Case Book：Of the american psychoanalytic association. American Psychoanalytic Association.

Hoffman IZ (2001) Sixteen Principles of Dialectical Constructivism.（unpublished paper originally presented at the meeting of the American Psychoanalytic Association）

Luborsky L & Singer B (1975) Is it true that "Everyone has won and all must have prizes"? Archives of General Psychology, 32(8)；995-1008.

岡野憲一郎（2008）治療的柔構造―心理療法の諸理論と実践との架け橋. 岩崎学術出版社.

岡野憲一郎（2012a）精神分析のスキルとは？ (2) 精神科, 21(3)；296-301.

岡野憲一郎（2012b）心理療法／カウンセリング30の心得. みすず書房.

岡野憲一郎（2013）「面談」はすべてを含みこんでいる. 精神療法, 39(4)；575-577.

Rosenzweig S (1936) Some implicit common factors in diverse methods of Psychotherapy. American Journal of Orthopsychiatry, 6(3)；412-415.

Schore A (2012) Affect Regulation and the Origin of the Self: The neurobiology of emotional development. Psychology Press.

Schore A (2003a) Affect Regulation and the Repair of the Self. New York, W. W. Norton & Company.

Schore A (2003b) Affect Dysregulation and Disorders of the Self. New York, W. W. Norton & Company.

Stern DB (2009) Partners in thought: Working with unformulated experience, dissociation, and enactment. London, Routledge.（一丸藤太郎・小松貴弘訳（2014）精神分析における解離とエナクトメント―対人関係精神分析の核心. 創元社）

# 表現療法の立場から

Yasuhiro Yamanaka

山中　康裕*

## はじめに

　日頃から尊敬申し上げている牛島定信教授からの直々のご指名である。それはとても光栄であり嬉しいことでもあるが，二重の意味で，混乱してしまう。それは，私に与えられた立場が，「ユング派精神分析から」というもので，その立場からの代表としてお選びいただいているらしいからだ。

　私は，よく間違われるが，ユング派ではない。そのことは，ずっと以前，中山書店から出された《精神医学全書》の中や，他の要請論文などで与えられた位置づけでもそうだった。それらのときにも，はっきりと書いているが，私はユング派ではない。もし，ユング派からと言うことになれば，日本にも今や30名を超す，ユング派の国際資格を持った方々がいるので，そこからお選びいただきたいとすら思う。でないと，ユング派の方々から顰蹙をかってしまう。その立場の人で私が推薦するとすれば，甲南大学教授の横山博君とか，大阪府立大学教授の川戸圓さんとか，東京の開業医・武野俊弥君，京都大学教授の河合俊雄君などが浮かぶが，その人選は，牛島先生にお任せしたい。

　さて，しかし私は，ユングの考え方のうち，フロイトの《原因論的＝過去溯行的立場》や《個人的無意識》などの「精神分析的立場」との違いをはっきりと示した《目的論的＝未来志向的立場》あるいは《普遍的無意識》《コンステレーション》《meaningful coincidence》とかの「ユング分析心理学」の立場の基本には賛同するが，例えば，《元型》《超常現象》《オカルト》とかいった，一般に，最もユング的と言われる部分には，はなはだ懐疑的なところもあり，よって，私は，自分を《ユング分析心理学派》とは，自己規定していない。むしろ，私は，以前の本誌の，原田誠一さんによる特集【先達に学ぶ】の際にも，はっきりと述べたように，いまや国際的にも自称している《表現療法，Expression Therapy，表達性心理治療（中国語表記），Ausdruckstherapie》と言う立場を標榜しているので，ここでもその視点から話すことをお許し願いたい。

## I　現代の病態

　さて，今回の要請には，「現代の病態に対する」という重要な限定枠が付いている。さて，「現代の病態」とは何か？　何を称して，そう呼ぶのか，が明らかにされねばならない。そのことに関しては，私は，随分と以前から一家言がある。つまり，例えば，あの「酒鬼薔薇聖斗事件」と呼ばれた神戸の14歳少年による殺人事件や，その後の佐世保での12歳少女による殺人事件など非常にセンセーショナルな，従来全く見られなかった類の事件等を例として，例えば，「中央公論」や「本誌」などに幾多の論陣を張ってきた。そして，それらを，いわば，「インターネットなどを主要因とする情報革命によるもの」と診断し，端的に言えば，それらが，現代人に「心がキレた」状態をもたらし

---

*京都ヘルメス研究所・京都大学名誉教
〒611-0021　京都府宇治市宇治字文字27-2-408

た結果なのだ，とする考え方を提出してきているのである。

また，一方，アメリカのRobert Whitakerによる『心の病の「流行」と精神科治療薬の真実』(2012)に対して，私は本誌第39巻第3号 (2013) に寄せた「書評」に明らかにしたけれども，ここに，もう一度，その骨子を再掲したい。

「驚くべき真実が，ついに明らかにされた。私は精神科医になって45年を超すが，その一等最初から常々疑問に思いずっと考えてきたことが，やっとその真相が明らかにされたと言う感慨に堪えない。本書は，そのセンセーショナルな内容から，きっと「暴きものか，食わせものの類であろう」と読者は思われるかもしれないので，543頁にわたって書かれている本書の基となった，実に広範に引用されている文献を先ず全部数えてみた。実に，689本にも上る膨大な文献に基づくのである。しかも，American Journal of Psychiatry や British Medical Journal を始めとして，英米の代表的な医学一般，精神医学，精神科薬理学，児童精神医学，小児科学などの専門誌は言うに及ばず，LancetやTIMEやNew York Timesなどの一般誌から有力新聞に至るまで，虱潰しに徹底的に文献渉猟してあり，専門家からもジャーナリストからも，そして，これが一番大切なことだが，APA〈アメリカ精神医学会〉や，製薬産業からも文句の言いようのないくらい用意周到に書きこまれていることが，凄い。この事実だけからも，安易に書かれたそこらの暴きものなどでは決してないことが知られよう。」

そもそも，一般医学の薬物療法のモデルは，何に因って築かれたかと言えば，第一に細菌学による幾多の病原菌の発見とそれらに著効を示す抗生物質の発見による，それらの根本的撲滅の構図だった。ところが精神科薬物療法のモデルは，生物学的な，例えばドーパミン仮説にせよセロトニン仮説にせよ幾多の仮説が提唱されてきたが，実はそれらどれ一つとして，原物質の変化から精神の変容に至る真の実証レヴェルで証明されたものは未だ一つもない。今まで提出されてきた薬効判定も，実はその薬物の全てのevidencesを網羅してのものではなく，都合の悪いデータはすべて省かれるか隠されたまま発表されてきた，というのだ。そして，それら「都合の悪い」として省かれていたものを元に戻して，真のevidenceに基づいた結論はというと，何と，「精神科薬物療法を受けた人たちほど，予後が悪い」と言い，「最近流行の双極性障害の増加現象は，実は，薬物療法そのものが作りだした医原病である」というのだ。

そもそも精神科薬物療法は，1949年オーストラリアのジョン・ケイド（John Frederick Joseph Cade）によるリチウムの治療作用の発見が最初であるが，1952年パリ大学サンタンヌ病院のドレー（Jean Paul Louis Delay）とドニケル（Pierre Georges Deniker）によるクロルプロマジンの治療効果の発見の，その一等最初から，麻酔薬の使用から精神科的には偶然に発見された，いわば副作用からの出発なのであり，当初，「魔法の弾丸（Magic Bullets）」と言われたが，結果からしてみると，「まさしく脳が破壊される」のであって，決して「脳に仮想された化学物質のアンバランスを治している」のではない。これまで生物学的精神医学は，evidenceに基づいた方法論で行われた「純粋に科学的なものだ」と謳いあげてきたが，その実は，そのほとんどすべてが，evidence basedの真の理論的検証を経ていない，仮説上のものばかりであり，しかも，結果からみる限り，いずれも，「薬物を使った方が，結果としては再発をより促進している」と言うシロモノなのであった。

ここでは専門誌の中の，これまで無視されてきたか，ほとんど隠されて隅っこに紛れていた真実を語った方の文献がずらりと並んでいる。薬物療法が始まった当初，精神医学者のほとんどが，しかも日本でも，私はきちんと覚えているが，いわゆる著名な精神病理学者たちまでが皆，「精神科薬物療法は，精神療法をやり易くした」とこぞって薬物療法を持ちあげて肯定

していた。これは，単に統合失調症に対するメジャーの薬物に限らず，抗うつ薬も，抗不安薬としてのマイナー薬物も，児童に用いられる薬物も，すべてにわたって言えることなのである。

　私は精神科医としての一等最初から，薬物療法が精神療法を援護するという意見に与してこなかった。なぜなら，当初から患者さんが「先生，薬を飲むとなんだか馬鹿になったように何も考えられなくなります」とか「薬を飲むと精子が出なくなる」とか訴えることが多かったので，その場合，本人の訴えの方を信じて，「それなら，服まなくていい」と言い続けてきたからである。無論，そう言ったからといって，じゃあ，一切薬物は使わないかというとそうではない。使った方が患者のためになる場合だってありうるし，そういう時は無論，躊躇なく使う。要は，患者にとって，何が一番いいかを一緒に考える姿勢が大切だし，例えば抗うつ剤や抗てんかん剤や睡眠剤はあった方がいい場合が多い。

　本書の場合，薬物にとどまらず，やはり，一貫して私が主張してきたDSM体系の問題性をも告発している。つまり，製薬資本と，APAをはじめとするほとんどの学会ともども，こぞって，新薬などを広範に売りつけるための策略であったことを告発しているのだ。evidence basedも，科学的方法論という売り言葉も，DSMも，すべて胡散臭い偽物だったことがここに明らかになった。ますます，薬などよりも，精神療法に力を入れたいと思ったことである。

　ここに私が書いた内容から言えることは，牛島教授の言われる「現代の病態」とは，まさしく，私の言う「情報革命を中心とする社会の質的変動」と，「精神科薬物療法によってもたらされた新種の病態」，つまり，例えば，いわゆる「発達障碍」なり，「双極性障碍」なりを中心とする，現代の異様な事態のことであろう。

## II　事例提示

　さて，早速私の現今診ている二事例をあげてみる。Aは，いまだZerfahrennhait, incoherenceのさなかにある事例であり，Bは，いまや寛解期にある事例である。

### 事例A　30代統合失調症女性

　芸術系高校の最中に発病し，支離滅裂な言動を呈して入院となった事例で，私が診ることになる前に，すでに数年の入院歴がある。病棟の看護師長の要請で主治医の承諾のもとに週一回私が診ることになった。師長の要請は，看護師に対する頻繁な暴力が主要因であった。会い始めてすぐにわかったことは，彼女の暴力には必ず理由があり，彼女なりには理にかなっているが，何せ言葉が支離滅裂でほとんど相手に通じないためであった。

　私は，当初彼女へのアプローチをいろいろ試みたが，どれも奏功しなかった。彼女の発言はまるで外国語のようで，○△×○×…としか表現できないありさまで，取りつく島がなかった。ある日，とっさに，ちょっとおどけてデーモン小暮の声で（君の言ってる言葉は皆目わからん。デーモン小暮って知ってるか？）と，少し低い声で言ったところ，「……デーモン小暮，知ってる……」と初めて通常の日本語が発せられたのである。その日から，少しずつ，日常語が混じるようになった。また，彼女が芸術系の高校に通っていたことから，毎回，2枚の絵を描いて貰うことにしていた。ただし，1枚目は《彼女の描きたいもの（いつも彼女が自発的に描いたのは，ゲーム攻略本の主人公風の二少年の絵が多かった）つまり，fantasyレベルのもの》だったので，2枚目は，私の考えで，《現実realityレベルの絵》，つまり，「日常の具体的事物」を描いて貰うことにしていた。それは，常に《現実との橋渡しが重要》と考えてのことだった。

　最近のある日のカルテから引用してみる。
〈こんにちわ，ヤマナカです。カーテン開けるね〉
……○△×○□×……ヤマナカさんか？
（そうだよ，……あれ，何か見せてくれるの？）

……○△×○□×……

【……つっと立ち，枕頭台のカップボードから，『SOUL HACKER』というゲーム攻略本を出し，頁をめくり，ある場所を指して見せてくれる】

（おお，この頁は何なの？）

　ヤマナカさんがいるやろ……ここや……

【見ると，2人の人間が描かれており，右の少年を私だという……】

（ふーん，これは男の子だね。やっと，私を女とかニューハーフではなく，男と認識してくれたんだ……）

　……○△×○□×……エリカのパワーメーターは一定……魔力無効だ……○△×○□×……依頼主を選択してください……麻原彰晃……○△×○□×……

（どうして，そこで突然，麻原彰晃が出て来るの？）

　……アレフや……

〈……確かにオームはアレフに変名したけど，なぜ，ここで？〉

　……神とデビルや

（ほう，godとdevilねえ？　でも，私はそのどちらでもない，ふつうの人間だよ……）

　……○△×○□×……お前は私をいじめ倒したサバナーと同じ臭いがする……○△×○□×……

（サバナーって？）

　……○△×○□×……や。

【別の頁を開き，神獣とか，神霊とかのフクザツな混合体の図を幾つか見せてくれる……】

（……なるほど，正反対のものが混ざって，合体してるわけね。ということは，私とアサハラもその合体の一種ってわけ？）

　……合体や……○△×○□×

（合体したボクがあちこちに登場するわけ？）

　……バッドステータス……○△×○□×

（やはり，……ボクには半分ほどしか分からないから，共有できる絵にしようね……）

　……○△×○□×……

【一枚目の絵は，縦位置で，まず，左の女性から描き始めたが，髪は茶髪に塗られており，目は碧色である。胸にリボンをしており，スーツもリボンも赤い。女性はリボンの下で指を組んでいる。右の男性はグレーの髪，眼鏡をかけていて，胸に丸い銀色のブローチを付けている。そして，左手に杖を握っていて，スーツは青い】

（……これ，まるで，ボクじゃないか？……胸にフクロウのブローチを付けてるし，杖持ってて……メガネかけてて，髪は銀髪……）

　……○△×○□×……

（じゃあ，もう一枚は現実のものね。あ，あそこにイチョウの木が見える……。今日はイチョウの木にしようよ……）

【2枚目は横位置で，ササササッと大きな丸い黄色い樹冠を描き，黄色く塗ってその中に鶯色でサラサラと波線を加え，下に茶色で幹を描き，地面も茶色で塗る。感心したのは，一枚，風に散ったイチョウの葉っぱを加えたことだった。そして，下に「いちょう」という文字を書き加えた】

（うーん，まさに，「いちょう」だね。もともとイチョウと言うのは，漢字では「一葉」と書いて，一枚葉っぱのコトだから……一葉イチョウが散ってるなんて，絶妙な洒落でもある……）（図1，2参照）

【彼女の自由画では，何と，このワタシが登場してきたではないか。そういえば，以前は，アンタとか，オマエといった代名詞であったが，この数週間前から，私のことをヤマナカサンと，名前で呼ぶようになっていた。私は，診察場面に限らず，彫刻家・佐藤忠良（1912～2011）氏の作ってくださった銀細工のフクロウのブローチを必ず胸に付けており，また，昨年京大病院で25年ぶりに行った股関節の人工関節置換手術のために，長年，藤の杖を持っている。毛髪は特徴的な白髪だし，眼鏡をかけているので，この4つが揃っていれば，まず，間違いなく，この絵は私である，と断言できる。然し，相棒

図1

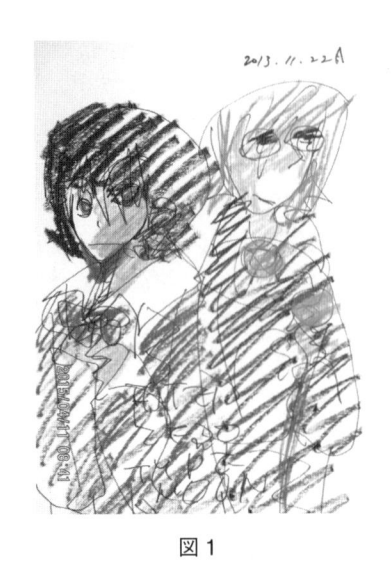

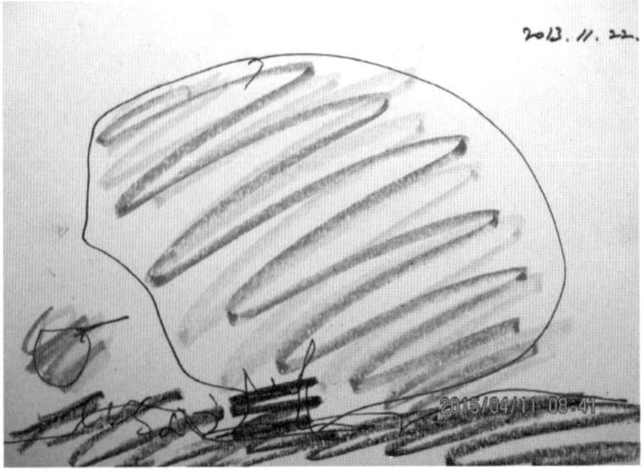

図2

の女性は赤いスーツだが，このクランケが赤い服を着たのを見たことはまだ一度もない。まあ，ファンタジーレヴェルの中に，現実の私が出てきており，一方，彼女の言動の中では麻原彰晃がcontaminationしてきているので，まさに，これら2枚に「相互性」や「互換性」が生じてきていることが分かる。それにしてもイチョウの見事さには驚かされた。彼女はこれを写生ではなく，イメージ的に描いたのであるのに，である。間違いなく，私のこうした試みが奏功して，彼女の「現実を見る目」も少しずつ育っていることが知られよう。】

　ここに，ホンの一回分だけの描写をしたが，私の診察場面が彷彿とするであろう。

**事例B　40代双極性障碍女性**

　高卒後あるスーパーで働いていたが，対人関係のもつれから発病して入院してきた。やはりすでに十数年の入院歴がある。彼女も，病棟の看護師長の要請で主治医の承諾のもとに週一回私が診ることになった。師長の要請は，寛解期に入ると，とても聡明で，彼女の言っていることの方が理にかなっているのに，家族は決して退院に同意せず，看護師としても困っている，ということであった。

やはり，ある日のカルテから引用してみる。
（こんにちは）
こんにちわ。今，お化粧してたの。アイシャドウよ。
（おお，それはいい。……化粧するの初めてだね）
まゆ毛やマスカラは鉛筆でしたの。
（うん。それでいい。お化粧する気になったんだ）
はい。私，今，とっても幸せなの。
（いいね。さて，こちら，精神保健福祉士の○○さん）
……どうぞ，よろしく。
（この間お約束したように，将来退院していくにあたって，この方々の助けを必要とするから……）
……はい，ありがとうございます。
（もう，話し合ってくれてるよね）
はい。先生，一つ訊くけど，どうして，私には父が建ててくれた家があるのに，その家には住んではいけないの？
（……いけない筈ないじゃないか。……違うの。順番があってね。貴女は，もう20年も入院してたでしょ。……その間に時代が随分変わって，世の中が全く変わってしまったの。だか

ら，まず，グループホームに入って，いろんなこと皆に教わって，社会の事に慣れてから，自分の家に戻るんだ）
　そうか……
　（まず，電車に乗るのだって，今，電車賃いくらか，分かる？）
　……分からない。
　（でしょ。まず，いろんなことに慣れていかなきゃならないし，……その前に，一人で生活できるようにならないとね）
　……はい。……私，料理はできます。
　（貴女が，お料理好きだってことは知ってるよ。……その料理だって，まず買い物がある）
　はい。
　（……物価も随分変わってるよ。……そういうの，みんなと一緒に，学んでから……しないと……）
　……ええ。
　（今日は絵は描かないの？）
　描きたいです。
【中央に大きく，一軒の家が描かれ，中に，ヤマナカセンセと自己像が，しかし，2人とも，身体はなく，顔だけ描かれた。家の外に，兎が1匹，矢張り，顔だけ描かれている。……顔だけ，ということは，まだ，カラダごと家に戻っているわけではなく，アタマだけの段階だということかも。兎は，周囲に聞き耳を利かせて，びくびくと注意深く神経を尖らせている彼女の動物的部分の象徴か？】
　（今日は，歌はどうするの？）唄います。♪……貴女は何のために咲いたの？……こんなに大きくなって……でも，秋になったら枯れる……
　（誰の，何という歌なの？）
　伊藤咲子の「ひまわり……」。……先生も唄って。
　（そうね，今日は，それじゃあ，♪……北風吹きぬく，寒い朝も，心一つで暖かくなる……）
　……初めて聞きました。誰の歌ですか？

　（吉永小百合。確か，橋幸夫とデュエットの「寒い朝」……）
　いい歌ですね……
　（今日は，これくらいにしておくね。もうすぐ，グループホームの外泊が始まるよ）
　はい，聞いてます。
　（どう？）
　……楽しみですが，少し，不安も……。
　（当然だよ。初めての試みなんだから……）
　はい。
　（来週また，この時間に来るから……）
　……いつも，待ってます。
【……歌に託して，自分の存在の意味と不安を唄っているように見える。私も，歌で，少し，援護した……。約半年前くらいから，中間施設のグループホームへの退院をめどに，新しい生活形態を模索中である。】
　ここに引用した部分は，特に選んでのことではない。いつも，ざっと，こんな風の診察をしている。絵にせよ，歌にせよ，もちろんの事，会話にせよ，化粧にせよ，すべてが，彼ら／彼女らの「日常の表現」なのだ。その表現に託されたものを受け取り，ごく自然な形で返す。それが，現今の私の《表現療法》そのものなのである。
　これを以前の私は「精神療法的創造療法」と呼び，また，「芸術療法」とも呼び，また，「人間学的精神療法」と呼んだりもしてきたが，いずれも，《表現療法 Expression Therapy》という方法論的なもの methodologishe Ausdruckstherapie として，統一的にまとめあげることができると思う昨今なのである。

## おわりに

　ここに，現今，私自身が診ている二例の，統合失調症および双極性障碍の，いずれも女性例の1回分のカルテより，おのおの引用して，今行っている表現療法の実際の姿を掲げ，牛島教授が要請された問題について論じた。
　この診療の要諦は，どの学派に傾くでもなく，

特に原因追究的に尋問するのでもなく，患者の言いたいこと・したいことを中心に，ここでは，絵画・歌唱・化粧などを取り上げ，ごく自然な会話の中に，Psychotherapeutisch な関わりを持つ，という方法論的配慮と，その表現法についてや，それらの理解の仕方などについて論じた。

## 文　献

原田誠一・山中康裕往復書簡（2013）精神療法 39（4）；539-549.

Kalff DM（1966）Sandspiel. seine therapeutische Wirkung auf die Psyche, Zurich und Stuttgart, Rascher Vlg.（大原貢・山中康裕訳（1972/1999）カルフ箱庭療法．誠信書房）

荻野恒一・大橋一恵・山中康裕（1977）人間学的精神療法．文光堂.

Whitaker R（2010）Anatomy of an Epidemic: Magic bullets, psychiatric drugs, and the astonishing rise of mental illness in America. New York, Crown Publishers.（小野善郎監訳，門脇陽子・森田由美訳（2012）心の病の「流行」と精神科治療薬の真実．福村出版）

山中康裕（1971）精神療法的創造療法過程に見られる象徴表現について（博士論文）．名古屋市立大学医学会雑誌 21（4），747-777.

山中康裕（1977）自己臭体験を中核とした対人恐怖症，あるいは，境界例の精神療法過程と，女性の内空間形成についての試論．（安永浩編）分裂病の精神病理 6．東京大学出版会.

山中康裕（1978）少年期の心―精神療法を通してみた影．中公新書.

山中康裕（1991）老いのソウロロギー（魂学）―老人臨床での「たましい」の交流録．有斐閣.

Yamanaka Y（1991）Von der Aggressive-Regression zur Selbstfindung, DOTA der Hundebeisser, 8 Jahre alt, Archives of Sandplaytherapy, 4（2）；75-92.

山中康裕（1999）力動精神療法―Jung 学派．（岩崎徹也他編）臨床精神医学講座　第 15 巻　精神療法；pp.103-116. 中山書店.

山中康裕編（2003）表現療法（心理療法プリセーズ）．ミネルヴァ書房.

山中康裕（2004）沙遊療法与表現療法．心霊工坊.

Yamanaka Y, Natori T & Hiroki M（2003）Meaning of mandara-expression in expression oriented psychotherapy. In Wolfgang S & Zoltan V（Eds.）Dynamik Psychisher Prozesse in Diagnose und Therapie. Hungary, Flaccus Kiadó. pp.187-204.

山中康裕（2006）心理臨床学のコア．京都大学学術出版会.

山中康裕・岸本寛史（2011）コッホの『バウムテスト第三版』を読む．創元社.

山中康裕（2013）書評；R・ウィタカー『心の病の「流行」と精神科治療薬の真実』．精神療法 39（3）；457.

山中康裕（2014a）自著三編について，《原田誠一編：先達から学ぶ精神療法の世界》．精神療法増刊第 1 号；188-195.

山中康裕（2014b）心をつなぐ川を訪ねて―"カウンセラー"が行く世界の河川．NHK 出版.

# ロジャーズ派の精神療法から始めて

Toshiaki Nomura

野村　俊明*

## I　ロジャーズ派の精神療法

　近年は精神医学領域でロジャーズ派の精神療法について論じられることはほとんどないように思われるので，はじめに簡単に紹介しておきたい。カール・ロジャーズは1902年イリノイ州に生まれた。両親は謹厳なキリスト教信者であり，そのことがロジャーズの人間形成に大きな影響を与えたことはつとに指摘されている。ロジャーズはコロンビア大学で心理学を学び，ニューヨーク州児童虐待防止センターに12年間勤めた。ここでは児童を対象とする臨床に従事し，「問題児の治療」(1939)を刊行して認められてイリノイ州立大学に教授として迎えられた。「カウンセリングと精神療法」(1942)でロジャーズは精神分析と行動療法，ならびに指示や助言を与えるカウンセリングを古い方法として批判し，新しい方法としての非支持的(non-directive)方法を提唱した。またカウンセリングと精神療法(psychotherapy)の連続性を主張し，非医師による精神療法のさきがけとなった。やがてロジャーズは非指示的という言葉が技法として理解されたことを不満として「クライアント中心療法」(1951)では「効果的な治療を行うカウンセラーは人格体制(personal organization)に深く内在している諸々の態度を保持している」と述べ，技法・技術よりも治療者の人格こそが肝要であるという立場を明確に打ち出した。ロジャーズの考え方を端的に示した著作として重視されている「パーソナリティ変化の必要にして十分な条件」(1957)では，クライアントに変化が生ずるための六条件を示し，カウンセラー側に必要な要素として次の三つを挙げた。①無条件の肯定的関心〈unconditional positive regard〉，②共感(感情移入的理解)〈empathic understanding〉，③自己一致〈congruency〉あるいは純粋性〈genuineness〉。「自己一致」「純粋性」は分かりにくい概念であるが，面接場面で治療者が自分らしくあることを意味している。重要なのはこれらの条件が「技法」ではなく「態度」だということである。

　ロジャーズ派の基本原理は，患者(クライアント)の自己実現傾向に全幅の信頼を置き，治療者が条件を整えさえすれば患者は回復していくと考えることである。極端な言い方をすれば，治療者が患者の自己実現傾向を尊重して深い関心と共感的な理解を示すことができれば患者は回復していくとされる。特別な介入は必要ないし，そのための技術も不要である。疾患によらず治療者の基本的な態度が治療を決定するとすれば診断も重要ではなくなる(末武・他，2005)。

　ロジャーズはイリノイ州立大学を経てシカゴ大学に移りカウンセリング研究所を立ち上げて大きな成功を収めた。シカゴでは主として大学生を対象にカウンセリングや研究を行った。その後に異動したウイスコンシン大学では心理学部門と精神医学部門の教授を兼任したが，精神科医との軋轢に悩んだといわれる。こうした事情は洋の東西を問わないらしい。ウイスコンシ

---

*日本医科大学医療心理学教室
〒180-0023　武蔵野市境南町1-7-1

ン大学時代に統合失調症患者を対象としたクライアント中心療法の効果研究を行っているが，これは失敗に終わったと総括されている。

晩年，カリフォルニアの行動科学研究所に移ってからは一般市民を対象として Person Centered Approach（PCA）や Group Approach に精力を傾けた。エンカウンターグループを扱った「出会いへの道」は 1968 年のアカデミー賞長編記録映画部門で最優秀作品賞に輝いた。政治的な活動にも関心をもって政治家や外交官を対象としたエンカウンターグループを開催し，アイルランド紛争等の社会問題の解決に関与しようとしてノーベル平和賞の候補になったことがある。「人が"ひと"になること」（1963）は 60 万部というベストセラーになった。1940〜70 年代のアメリカにおけるロジャーズの影響は，現在では想像しにくいほど大きかったようである（諸富，1997）。

ロジャーズ派はわが国に第二次世界大戦後に紹介され，主として学生相談にかかわる心理カウンセラーに爆発的に受け入れられた。新制大学の成立（1949）に伴い国立大学に設置された厚生補導部（現在の学生部）にロジャーズ理論が紹介された影響が大きかったとされる。戦後しばらくの間に出版されたカウンセリングに関する書物はすべてロジャーズの影響を受けたものであった。ロジャーズは何度か来日してワークショップやエンカウンターグループを行っているが，その際には企業からの協賛金も多額に集められたというので産業カウンセリング界にもかなりの影響力があったと考えられる。

今日もカウンセリングという言葉が用いられる場合，ロジャーズ理論が根底に含意されているという事情に変化はないだろう。一方，精神医療へのロジャーズ派の影響は限定的であったように思われる。わが国では戦後しばらくの間の精神医療は統合失調症の入院治療を主な対象として発展してきたため，ロジャーズ派の精神療法が適応になりにくかったのも一因であると思われる。

現在，ロジャーズ派の考えは精神療法全般の基礎的な素養として取り込まれ，それ以上の特別な理論や技法の体系をもつ立場としての評価を受けていないように見える。近年発表されたロジャーズ派の精神療法に関するレビューで取り上げられている論文の多くは非医師によるものである（Jacobs et al., 2014）。わが国の精神医学関連の精神療法論でロジャーズを取り上げたものはほとんど見られない。狭義の精神療法としてのロジャーズ派の歴史的使命は終わったといえるのかもしれない。

## Ⅱ　ロジャーズの精神療法との出会い

私がロジャーズ派の精神療法を学んだのは何か理由があってのことではない。何も分からず進学した大学院の指導教官がロジャーズ派の佐治守夫先生だったという偶然の賜物である。以下，私事を交えて恐縮だが，30 年前の臨床心理学の状況の一断面を描くという意味もあるのでお許し願いたい。

多くの青年がそうであるように，私も高校時代に「人生の意味」についてしきりに考えをめぐらせた時期があり，哲学を学ぶために東京大学の文学部哲学科に進学した。他に何をやったら良いのか分からなかったということもある。「人生の意味」を求めて哲学科に進学した私が一番親しんだのがドイツ実存哲学だったのは当時の時代背景を考えれば自然な成り行きだったと思う。そこでヤスパースに関心を持ったのが精神医学との最初の接点だった。ヤスパースの科学論について多少調べる過程でジャン・ピアジェを知った。この著名な発達心理学者は「哲学の知恵と幻想」という著書の中でヤスパースの科学論を徹底的にこきおろしていた。私はピアジェを通して心理学にも関心を持った。哲学科の講義は私には少なからず苦痛だったが，山本信教授がゼミで話された「哲学とは常識批判である」「哲学的な思考は循環を免れないが，どのような循環に入るかが問題である」などの言葉は，物事を考える時の一つの基準として記

憶に残った。

　大学卒業時，就職して働く自信はなかったが，かといって哲学研究者になる自信はもっとなかった。実際的なことをやって生きて行こうという考えに傾いたのは賢明なことであったと思う。そして何ができるかと探すうち，当時注目を集めつつあった臨床心理学に関心をもった。1970年代末のことである。そこで同じ大学の中で臨床心理学を勉強できる場所だった教育学系大学院の教育心理学専攻課程に進学した。当時，臨床心理学を専攻する大学院生は少数だった。その課程にいた4人の教官の一人が佐治守夫教授で，他の3人の教官は学習心理学や教育統計を専門にされていた。したがって，東大で臨床心理学を学ぶということは，すなわち佐治門下に入るということを意味していた。

　佐治先生は院生たちにロジャーズ派の精神療法を強要しなかったが，訓練の仕方は紛れもなくクライアント中心療法に依拠したものだった。われわれはロールプレイや試行カウンセリングの訓練からはじめ，大学内の心理相談室で学外からくるクライアントと面接を行い，佐治先生や大学の先輩に個人スーパーヴィジョンを受けた。面接はクライアントの了解を得て録音され，私たちは繰り返しテープを聴いた。毎週水曜日の夜に行われたケースカンファレンスにはテープを逐語で起こした分厚い資料が提出され，重要な部分はテープを再生しながら討論された。このカンファレンスに出される資料はあるセッションのやりとりの逐語だけであって，患者の年齢や家族構成を除けば生活史や現病歴などは記載されないことが多かった。まして診断が述べられたことなどない。肝心なのは治療者とクライアントのやりとりであって，それさえ条件を満たせばクライアントは変わっていくのだから，こうした情報は些末なのだという思想で貫かれていたのだと思う。カンファレンスでは治療者とクライアントのやりとりが緻密に分析・吟味された。クライアントのこの言葉にどうしてこう応えたのか，治療者のこの言葉は本当にクライアントを受容できているのか等々である。ある意味で厳しいカンファレンスである。佐治先生はたいていの場合，目を閉じてじっと発表や意見のやりとりを聞いていた。一言も発言しないことも多かった。私が強い印象を受けた佐治先生のコメントに「クライアントの辛いとか苦しいとかの訴えに対し苦し紛れに慰めや助言をしてはいけない」という趣旨のものがある。「受容」について考える時，いつも頭に浮かぶ言葉である。

　困ったことに，私は当時の東大の臨床心理グループにどうにもなじめずにいた。まず何といっても，その楽観性がしっくりこなかったことである。治療者の態度が重要であることは否定すべくもないが，それさえ整えば患者は変化していくというのは現実的でない。しかも，態度はどこまでいっても完璧ではありえないので，この仮説は棄却しようがない。自分さえ理想的な態度に近づけばクライアントが変化成長していくという信念に基づいて自分を見直すという姿勢は，一見誠実そうでいて実はその発想の根底に肥大した自己愛と万能感が隠れているように思われてならなかった。次に心理療法の目的に関する違和感があった。ロジャーズは「焦点は問題ではなく個人である」として，個別の問題解決でなく人間的成長を治療の目標とすることを掲げた。東大のカンファレンスもそうしたスタンスで討論が進められていた。しかし，クライアントは具体的な主訴（解決したい問題）をもって相談に来る。それを治療者側が目標は人間的成長だと置き換えるのは，こちらの「思い上がり」ではないかと感じていた。これは精神療法のインフォームドコンセント（IC）の問題だともいえる。行動療法，認知療法，そして精神分析などの流派は本格的に行われるならば，その原理と手法を患者に伝えるべきだし，それが可能であるように思われる。しかし，クライアント中心療法のICはいったいどういう表現をとりうるのか，私には今でも明確な答えがない。ICなき治療は本当の意味で患者中心

とはいえず，実はパターナリスティックな要素を残しているのではないだろうか。総じて私はロジャーズ派の立場にある種の操作性を感じていたのだと思う。

博士課程に進んでしばらくした頃から，私はある総合病院の心理療法室で非常勤心理士として勤務を始めた。私の対応が奏功した例も少なからずあったが，どうしてよいのか皆目見当がつかない患者が大勢いた。ここでは二つだけ例をあげる。一例は重症のトゥレット症候群の男子小学生で，卑猥な内容の音声チックに悩んでいた。調べたところ，ある大学のカウンセラーがこの障害の遊戯療法の事例報告をいくつも書いていた。私はその報告をくり返し読み，何とか遊戯療法を継続しようと努力したが，治療効果はまったく得られなかった。そもそもその患者は大声のため交通機関を使えず病院まで来ることができなくなり遊戯療法は数回で中断した。後日，ふと気になってカルテを読んだところ，ハロペリドール1mgの投与で症状が激減したことが分かった。もう一例は膨大な日記にファンタジーが綴られていた統合失調症の若者である。それは鮮やかな妄想世界であった。私は吸い込まれるように話を聞いた。患者はその世界を私に話したあと，秘密を洩らしたことを悪魔から責められたと苦しそうに語り，数日後に急速に病状を悪化させて精神科病院に入院していった。明らかに聞きすぎたのである。患者が話すことに制限を加えるという発想自体が当時の自分にはなかった。私は医療現場での臨床に強い興味を抱いたが，このままでは到底満足な仕事はできないと感じた。急がば回れだという考えを東大臨床心理学グループへの不適応が後押しした。博士課程が終わる頃に医師への転身を決心した。

## III 精神科医になってから

私が入局した日本医科大学精神医学教室は伝統的に生物学的精神医学を土台としている。私にとっては，それはむしろ幸いだったのかもしれないと思う。私は大学付属病院で二年間研修した。この大学病院は都心にあったので軽症うつ病や神経症圏の患者が多かったが，精神療法について何か習った記憶はない。その後，すぐに常勤医として勤めた精神科病院は，当時かなりの医師不足に悩んでいた。措置入院，精神科救急の後方転送，保健所からの依頼などを原則としてすべて引き受ける方針で運営されていた病院だった。私は急性期の患者の治療とちょうどその頃立ち上がったデイケアや作業療法室による長期在院患者の社会復帰支援に追われていた。私の精神科医としてのアイデンティティはここで形成されたと考えている。この頃も特定の立場の精神療法を勉強した記憶はない。担当したのはほとんどが統合失調症の患者だったので中井久夫先生の著作を繰り返し読んだ。

精神科病院の勤務を経て，私はひょんなことから医療少年院や医療刑務所に勤務した。これらの施設は外来がなく入院患者20〜30人だけが受け持ちだったので面接時間が確保されていた。特殊な条件下での治療でもあり，司法精神医学について多少の勉強をしたが，やはり精神療法について正面から考えたことはなかった。

精神病理学や精神療法の勉強の場になったのは，むしろ自主的な研究会だった。京都大学から国立精神保健研究所所長として赴任された藤縄昭先生を囲む勉強会（月曜会）があり，亡くなられた島悟先生が抜群の組織力を発揮して会を組織運営された。あれほど活気に溢れた研究会を私は知らない。私はこの研究会に医学生の頃から参加させていただいた。講師クラスのメンバーが多かったことを思えば，ずいぶん背伸びをしていたことになる。この研究会では，毎回一つの症例が2〜3時間かけて討議され，症候論や診断学について指導を受けることができた。ドイツ流の記述的精神病理学が議論のベースにあったと思う。一方，精神療法を真正面から取り上げて議論した機会は少なかった。1980年代後半から2000年初頭にかけて，DSMの影響が少しずつ色濃くなり，新薬が

次々と市場に登場していた時代背景もあってのことだろうと思う。優秀で強烈な個性をもつ多くの精神科医と知遇を得たことは幸運だった。

精神療法について改めて考え始めたのは，2008年春に日本医科大学に心理学の教官として赴任してからである。それまで勤めていた矯正施設では入院患者だけが対象であって，それなりの時間のゆとりがあった。大学に戻ってからは入院患者を担当することはなくなり外来だけが自分の臨床の場になった。今日の精神科の外来はかなり忙しいので一人ひとりの患者の生活史や生活背景を把握できないまま，症状に応じて投薬するという診療行為の繰り返しになりがちである。患者は診療に不満を感じて当然だし，こちらはだんだんに磨耗していく。そういう感覚にとらわれるようになった。時間をかけた面接が難しいという状況になって，逆に精神療法への関心が復活したような気がする。

おりしも精神医学や臨床心理学の世界では認知行動療法CBTが急速に関心を集めていた。現在の外来診療で活用できる技法があるとすればCBTではないかと考え，友人の勧めもあって厚労省が行っているプログラムに従い研修と面接を録音してのスーパーヴィジョンを受けた。改めて感じたのは，自分にロジャーズ派の色合いが染み付いていることである。これまでも私の診察を陪席した医師や心理士から診察の仕方についてコメントを受けることがあって，それらは総じて面接の非指示性を指摘するものだった。また，面接をコントロールするとか，着地点を見定めておいて質問する（ガイデッドディスカバリー）などの手法が苦手でなじみにくいことを感じた。一方，CBTにおいても治療者－患者関係が安定していればたいていの失敗は挽回されうるし，関係ができていなければ何もうまくいかない。そうした意味では，治療者－患者関係を治療者の態度に軸足を置いて考えていくロジャーズの主張は，認知技法や行動技法が発展をみた今だからこそ見直される価値があると思う。

また，大学に勤務してから心理学畑の友人と臨床心理学や精神療法に関する著作（野村・他，2011；堀越・他，2012）をまとめる機会を得た。これも精神療法について再考する機会になった。

## Ⅳ　精神療法の今後

目下，私は主として外来診療に携わっているので，もっぱら精神科外来における精神療法の今後について述べたい。

現代の精神科外来診療は時間との戦いである。施設により個人によって事情は異なるのだろうが，平均的な精神科医が一人の患者に使いうる時間は5〜15分であろう。だからこそ精神科医は精神療法を意識し時間をもっと大切に使わなければならないのだと思う。一方，いわゆる精神療法の多くは欧米から輸入されたものだが，これらの技法はもっと長い診察時間を前提として構築された理論である。従って，私たちが欧米の理論を学んでそれをそのまま外来診療で実践するのは土台無理な話である。我が国の医療システムに見合った精神療法を考えていくことが望まれるが，特別枠を設けて診療するという形式をとらない限り本格的な精神療法が必要な患者は臨床心理士をはじめとする専門家と連携していくしかなく，私たち医師が単独で実践可能なのは支持的精神療法（supportive psychotherapy）しかないだろう。

しかし，支持的精神療法という言葉は頻繁に使われる割にかなり曖昧で多義的な概念である。たとえばアメリカにおけるsupportive psychotherapyは適応の対象だけ見てもわが国の支持的精神療法とはかなり違っているし，case formulationやcrisis interventionなどが強調される点でもニュアンスの違いがある（Winston, 2004）。Supportiveという言葉の意味をもっと明確にしていかなくてはならないと感じる。現状では，ただ受動的に患者の話を聞いていうだけの面接をも支持的精神療法と呼んでいる面があるのではないだろうか。精神科外来の面接で何をすべきなのかをもっと明確にし

ていく必要があるだろう。

　私が理想とするのは，患者のストーリー（土居健郎）への理解を土台として，それを患者とできる限り共有し，必要に応じて心理教育を行って患者を静かに励ましながら（井村恒夫），介入を最低限におさえて経過をともにしていく支持的精神療法である。その理想に近づけているかどうかはともあれ，私が若い時代に受けたロジャーズ派の教育は無駄ではなかったと感じる。ロジャーズの著作を読み，治療者－患者関係に焦点をあてた訓練の機会を得ることは価値あることだと思う。

## 文　献

堀越勝・野村俊明（2012）精神療法の基本：支持から認知行動療法まで．医学書院．

Jacobs N & Reupert A（2004）The effectiveness of Supportive Counselling, based on Rogerian principles：A systematic review of recent international and Australian research. Melbourne, Psychotherapy & Counselling Federation of Australia；PACFA.

諸富祥彦（1997）カール・ロジャーズ入門―自分が"自分"になるということ．コスモスライブラリー．

野村俊明・下山晴彦（2011）精神医療の最前線と心理職への期待．誠信書房．

末武康弘, 他（2005）ロジャーズ主要著作集．岩崎学術出版社．

Winston A, Rosenthal RN & Pinsker H, et al.（2004）Introduction to Supportive Psychotherapy. American Psychiatric Publishing.

# 自己愛の病理と森田療法

Kenji Kitanishi

北西　憲二*

## はじめに

　私が森田療法の実践に携わったのは1979年からである。森田療法室（現在は森田療法センター）と呼ばれる10床の入院森田療法施設で，経験の浅い数名の医師（後に臨床心理士も加わる）を中心に，試行錯誤しながら，入院治療を行っていた。

　当時から自己抑制的で内的葛藤が強い森田神経質純型と他者を巻き込み，治療的意欲の低い不純型に関する議論があった。当然後者は，いわば森田療法学派から見れば，現代的病態というべきものであろう。それらは治療的工夫を要したが，治療の場が共感的に保たれ，治療的関係が安定していれば，何とか対応できた。

　しかしそれだけでは，十分対応が難しい自己形成不全で，自己愛的な神経症性障害（神経症性うつ病も含む）が治療の場面に出現してきて，その対処に苦慮をするようになってきた。それは事例の精神病理の変化と共に，入院の治療システムが変化したことも大きい。1985年に森田療法室の病床が20床に増床され，二つの現象に直面したからである。一つは治療の枠組みが緩やかとなり，さまざまな逸脱行動などが見られるようになった。それと共に，入院の基準がゆるやかになり，今までと違った病態と出会うことになる。

　そこでの私たちの対処は，①個人的治療関係の重視，②そこでのグループ力動の理解と介入，③作業の重視と治療者の介入，などが挙げられよう。さらに私たちは，森田療法の理論と実践を再検討し，それらの成果は「森田療法の研究——新たな展開をめざして」でまとめた。それが外来森田療法への展開の基盤となった（森・北西，1988）。

　このような対象の出現は，現代日本の価値観の転換と密接に関連している。市橋（2000）は，現代日本の価値観の変曲点は1977年頃にあり，それは執着気質価値観と自己愛人格価値観の対立で，後者が次第に優性になっていくとした。この自己愛的傾向が強まって来る時期とほぼ一致して，自己形成不全で，自己愛的で，外的基準に自己評価が依存するような神経症性障害（含む人格障害）が森田療法の臨床の場に現れてきた，と考えられる。それは森田神経質の内在化されていた規範がゆるみ，むき出しの病理がそのまま表出されたものと理解できる。しかし治療を行っていくうちに，その葛藤が表現形は異なれ，頭でっかちな「理想の自己」と繊細で傷つきやすい「現実の自己」の相克とも理解できるものである。

　いわば現代的な森田神経質である。

　このような森田療法の治療を求めてくる現代的病態への理解に役に立ったのは，コフートの自己愛の理論（1971）であった。私たちは，皆川氏ら精神分析的精神療法グループと共同研究を行っていたが，コフートの自己愛理論は，森田療法と伝統的な精神分析理論との橋渡しの役割を果たしてくれた（北西・他，2007）。さらに力動的立場からのギャバードの自己愛性人格

---

*森田療法研究所／北西クリニック
　〒150-0031　渋谷区桜丘町20-12-202

障害の二つのタイプ（Gabbard, 1994），すなわち周囲を気にしない自己愛的な人，過剰に気にかける自己愛的な人という区分けは，なじみやすいものだった。後者は，自己愛的傾向の強い対人恐怖（社交恐怖）として治療し，その自己愛（あるいは我執）のあり方について考察してきたからである（北西，1995, 2001）。

その後，入院森田療法から対話型の外来森田療法へと臨床の重点は変わっていったが，現代的病態に対する臨床的実践は，このような自己愛的な患者の治療から始まり，これとつながる抑うつの患者（心理的，環境的要因の強い患者）などへと広がっていった。その介入のポイントは，今まで強調されてきた行動モデルから感情モデル（受容モデル）への治療モデルの転換であり，外来での対話的精神療法と日記療法の組み合わせの有効性である（北西，1995）。

この領域では，森田学派はその治療的経験を積んできたが，その概念化，技法の検討などの集積は少ない。ここでは外来森田療法を行ったある青年期の事例から現代的な自己愛の病理の理解と対応について述べる。

## I 事例提示

### 1．事例の生活史

ここで挙げる事例はAさん，男性で，初診時20代前半であった。診断は，気分変調症・社会恐怖，不安性（回避性）人格障害（ICD-10）となろうが，それではAさんの問題を理解したことにはならない。なお事例のプラバシーを守るため，特定できないようにある程度変更を加えている。

私のところは，父親が探してきて，面接の予約も父親が取った。父親は成功したビジネスマンで，母親は専業主婦。ある専門領域で成功している，野心的で優秀な兄がいる。現在は結婚して別居している。初回面接やその後の面接からわかったAさんの生活史は以下のようなものである。

父親はAさんの小さい頃は仕事に追われていて，さほど接触はないがAさんには甘い。母親はAさんに対して過干渉，過保護だが，繊細な面をもつ。家族全体に上昇志向が強い。小さい頃から父親の仕事の関係で，海外で過ごすことがあり，そこでいじめを受けたりして，対人関係で不安になりやすく，繊細，敏感なところがあることは意識していた。その反面，活発で目立ちたがり屋であった。

小学生高学年で帰国し，何とかそこでは適応し，中高一貫校に進む。その頃からある専門職を目指すことを志し，それには両親から期待もあったらしい。兄が優秀で強く劣等感を持っていたが，他方で負けず嫌いでなんとか頑張ろうと思っていた。二浪して志望大学に入学。他者の前での緊張，対人不安などがあったが，サークルに入って活動もしていた。しかし密接な人間関係には自分を見透かされそうで怖く，人との交流は表面的であった。大学3年生の頃から，専門領域での資格を取るためにダブルスクール（大学と予備校）を始めたが，集中ができず，成績も伸びなかった。だんだん自信を失い，抑うつ的になっていった。それと共に，対人不安が強まった。他者に変に思われていないだろうか，と気になり出し，些細な他者，家族の言動に敏感となった。人といる場では，必死の思いでその場の雰囲気を壊さないように頑張るのだが，やはり他者の言動に敏感に反応してしまい，結果としては自分がその場から浮いている感覚にいつも襲われていった。そのような自分に強い自己嫌悪を感じ，そのことを引きずり，次第に長いうつ状態に落ち込んでいった。

大学はかろうじて卒業するが，その頃から自宅に引きこもるようになった。家族は何とかしようと働きかけるのだが，怒り，落ち込みなど反応され，結果として引きこもりを強めるだけだった。

近くのクリニックで薬物療法主体の治療あるいはカウンセリングを受けるようになったがうまくいかず，私のクリニックを受診。

## 2．初回の対応——欠損モデルから過剰モデルへ

　Aさんの生い立ちから，その張りつめた生き方，ある意味では，過剰な生き方がみてとれた。その過度に緊張した生き方をねぎらい，「つらい生き方だったと思います」「頭でっかちに生きてきましたね」と共感的に伝えた。Aさんは，自分が何か欠けている，ダメな人間だ，むなしい，と自分と自分の人生を決めつけていた。Aさんの欠損モデルによる自己理解であった。それに対してパラダイム転換を働きかけた。「むしろ過剰に生きようとするから，苦しくなるのです」と伝え，治療の課題はピーンと張り詰めている自己意識を削り，本来の素直で豊かな感情，欲求（森田療法では生きる欲望という）をありのままに感じ，それを現実の生活の中で発揮していくことと伝えた。

　このような視点はAさんには新鮮だったようで，治療に同意した。そして私は逆三角形の図を患者のあり方として示すことが多い（北西，2014）。頭でっかちな自己意識（「理想の自己」とその中心として「べき」思考）と小さくなった身体性，内的自然（「現実の自己」）があり，そのために他者の評価，外的刺激に対して不安定となる。その不安定さを何とかしようとあがけばあがくほど，逆に不安定さが強まってしまう。このようなことを説明しながら，「この頭でっかちを減らし，「現実の自己」のふくらます作業がここでの治療」と伝えた。

## 3．治療初期から中期——感情を受け入れることと現実に踏み出すこと

　二週間に一回，後には月に一回の面接と日記療法で治療を進めることにした。日記は今までのような森田療法の日記の指示（行動のみを記載すること）から転換して「自由に思ったことを書いてほしい」と伝えた。日記では饒舌で自己の怒り，落ち込み，不安，などと共に，辛辣な社会的批判，家族批判，治療者批判などを書いてくる。しばしば自己愛的な患者は面接では抑制的で，よい患者，よい人として振る舞うが，それとは対照的に日記では赤裸々な内面を記してくる。それはファンタジー，治療者も含めた他者への怒り，自己のさまざまな感情などである。私はそれを「仮面の告白」と呼び，そのようなストレートな感情の表出の重要性と治療者がそのような感情表出をそのまま受け入れ，時にユーモラスに返していく遊び心の重要性を指摘した。森田療法における今までの行動モデルから感情モデルへの転換である（北西，1995）。そのことが自らの感情を意識し，受け入れていく作業となる。

　一方，現実での人との接触では，対人不安が強く，些細な人の言動で落ち込み，そのまま昼夜逆転となってしまう。

　「成功すること」「大物になること」など空想的な願望が語られ，何か現実生活で傷ついたりすると，この空想（ファンタジー）は活発化して，主として日記で語られる。そのようなファンタジーは面接ではこの時期では特に扱わず，現実の生活の中での困難さ，傷つき体験について，それをどのように受け入れ，対処するのか，を話していった。

　Aさんの治療経過の詳細は省くが，うつ症状がゆれながら数年間続いた。そして行きづまったときには，治療者に攻撃的になり，また両親への不満，葛藤が顕在化し，自分の怒りをぶつけることもあった。目の前のことに取り組もうとするのだが，完全さを目指し，現実の壁にぶつかってしまう。そうなると落ち込み，それを避けてしまう。それが家族への依存と攻撃を強め，またそのような自分に落ち込む。二重の悪循環である。

　治療は，落ち込みをそのまま受け入れ，持ちこたえながら，完全主義をゆるめるように根気強く働きかけていった。「落ち込みをそのまま引き受け，不完全でもよいからできることに粘り強く取り組んで行こう」という私の助言を受け入れて，Aさんは次第にその行動範囲を英語の勉強，アルバイト，などと広げていった。そこでの行動処方は「○○したいという素直な

気持ちがわいたら，それにスーッと乗る練習をしましょう」ということであった。他者の評価，言動に汲々としている生き方から，自らの素直な生きる欲望の発見と生活場面での実践である。

この頃から，両親との葛藤が次第に影を潜め，ときに社会的経験が豊かな父親の助言も仰ぐようになってきた。直接家族葛藤を扱わずに，家族の問題を扱ったことになる。

また日記でのファンタジーを語ることがなくなり，面接では現実的な対人関係，社会的活動への助言が多くなってきた。

### 4．治療後期——生の欲望の発見，発揮，自律的生き方を目指して

Aさんの生活世界が広がり，現実のさまざまな問題に直面したが，その都度具体的な対応を助言することで乗り越えていった。それがAさんを縛っている「他者の評価を気にすること，いつも人に受け入れてもらいたいと望むこと，完全であるべきだと考えること」という頭でっかちな「理想の自己」を減らしていく作業でもあり，素直な〇〇したいという自らの生きる欲望を見いだし，発揮していく治療者との共同の作業であった。そして治療者の介入やそこでの実際の経験を通して，「現実の自己」をふくらまし，受け入れていくことができるようになった。その後Aさんは紆余曲折もあったが，就職し，少しずつ仕事に取り組み，仕事への充実感も味わえるようになった。そして私は，「人にどう見られるかではなく，仕事に取り組むこと，その結果をどう評価されようと仕方のないと開き直ること」という助言を根気よくしていった。そして仕事や日常生活では「〇〇したいと思えたら，スーッと体をその場に持っていくこと」と仕事や生活への主体的な取り組みを促していった。このような介入が対人関係への敏感さ，対人不安も減らしていった。対人関係，そこでの葛藤を直接扱わず，作業，生活活動を通してその葛藤を小さくして，自分で対処できるようにしたのである。

Aさんのような自己愛的な傾向の強い人は，内面に侵襲され，解釈されることに対して，怒りや落ち込みで反応することが多い。そのような患者に，①感情を抱え込むこと，②〇〇したいという生の欲望に光を当てること，そこを照り返しながら，行動への踏み出しを促す森田療法の技法は，きわめて重要なものである。

Aさんの面接は，穏やかなものとなり，Aさんの人なつっこさ，素直さをそのまま感じ取れるようになり，私は積極的に「これがAさんの持ち味」と伝えていった。これも生の欲望の照り返しという技法の一環である。10年近く続いた治療も終結になった。

## II 考察とまとめ

現代的病態に対する森田療法の治療的介入の留意点とその意義について述べたことがある（北西，2014）。その見解はAさんの介入のまとめとして有用だと思うので，事例に沿ってその要点をここに記す。

### 1．現代的病態と成長モデル

この回復の物語は，Aさんの成長の物語でもある。時には薄氷を踏む思いだったAさんの面接は，治療後期には，穏やかなものとなり，Aさんの人なつっこさ，素直さをそのまま感じ取れるようになった。そして今まで経験したことを明確にし，それを通して彼の自覚を深めていく面接となり，終了へと結びついていった。

Aさんは自分を縛っているものから自由になり，何年かぶりで社会とつながり，自分がまじめで粘り強いこと，向上心があること，配慮的で，人が好きなことなどが理解できるようになった。それがAさん自己受容を促進し，生の欲望に裏打ちされた行動の変容がなされていった。そして社会で仲間と呼べる人たちと出会い，家族からも距離をとれるようになってきた。

青年期の10年以上ほど続いた社会恐怖，気分変調症に終止符が打たれることになった。思春期，青年期が終了し，社会の中で居場所をつ

かんできた。これは患者の感情と生の欲望に光を当て，行動的な発揮を促すという森田療法の成長的側面を強調した精神療法である。

## 2．感情体験への注目

Aさんの絡め取られている悪循環の打破のために，Aさんの感情への関わり方に注目し，感情を受容できるように援助していった。それを感情モデル（受容の促進）と呼び，それと対で行動への介入（行動の変容）を行った（北西，1995, 2001）。そこでの行動モデルも，感情モデルと連動して「自然に服従し，境遇に柔順なれ」（森田, 1936）に基づく行動処方を心がけるようにした。つまり自在，自由で主体的な行動を念頭に助言をするようにした。

## 3．生の欲望（生の力）の再発見と外的基準からの自律

Aさんの感情経験への注目は，その背後にある生の欲望への注目へと必然的に導かれる。森田療法では恐怖と欲望は同じものの違った表現と理解するのである。

ここで注意を要するのか，生の欲望は双面であり，二律背反性を持つことである。

一つは「べき」思考と深く関連するもので，自らの苦悩を何とか操作しようとし，悪循環のもとを作るような肥大し，硬直した欲望のあり方で，それを私は我執と呼んだ（北西，2001）。Aさんが苦しんでいた自己のあり方，硬直した「理想の自己」のあり方である。それは自らの苦悩と戦うことを断念し，それを受け入れるという困難な作業を通して修正される。その「理想の自己」の根っこに素直な生きる欲望が内包されている。

それは森田（1926）が「生の力」と呼び，私が「おのずからなるもの」（2001），「内的自然」（2014）と表現した領域のものである。

恐怖（苦悩）をありのままに受け入れ，その操作を断念するプロセスと平行して，おのずから生きる欲望として感じられるものである。これが私たちの主体性の源泉となるのである。

この"生の欲望（生の力）"の発見とその現実の行動に結びつける視点は，現代人の自己愛の精神病理への介入法として重要な意味を持つ。外的価値が優先し，そこでの結果主義や他者の評価に依存する自己愛的青年たち（市橋，2000）への森田学派からの治療的提案である。治療者と共に生の欲望（生の力）を発見し，それを生活世界の行動に結びつけることは，外的価値からの自律的試みである。その作業は，その人固有の内的価値を作り，それがありのままの自分を受け入れ，発揮していく作業となっていく。

## 4．過剰な生き方への共感とその修正

現代は欲望の時代である（西園, 1985）。原始仏教では，すべてのものが無常である（自然である）のに，私たちは事物をすべてわがものであると考え（反自然なあり方），執着しているがゆえに苦しむのであるとした（中村, 1970）。この反自然的なあり方は肥大して自己愛の問題としても理解できる。これは森田学派からの自己愛論といってもよい。

森田療法では肥大した自己愛の問題を「理想の自己」（「べき」思考）との関連から捉えていく（北西，2014）。そしてAさんの治療で示したように，その不自然な生き方（肥大した自己愛，「理想の自己」）を欠損モデルでなく過剰モデルから読み替え，その生き方の修正を促す介入法である（北西，1995, 2001）。

恐怖，落ちこみに圧倒されている人たちは，自分自身が何かが欠けている，足りない，劣っている，と悩んでいる。それに対して，異なった理解の枠組みを提示することが可能となる。「自分はダメな人間」，「つらい，不快な感情を何とかしたい」と苦悩し，それと苦闘し，結果として逆の生き方をせざるを得なかった患者に共感的理解を示しながら，「過剰に生きてきましたね」，「足りないのではなく，むしろ多すぎるのです」「あまりに他の人とよい関係を求め

すぎましたね」などと面接で伝える。このことは，治療的関係を強固にし，悪循環の打破の明確な指針を示すことを可能とする。また患者の頭でっかちな生き方を浮き上がらせ，気づかせ，そして修正していく介入法である（北西，2001）。それが「理想の自己」の修正に結びつけ，その人の反自然的な生き方から自然なそれへの転換を促すのである。しかもその「理想の自己」の根っこには，その人本来の自然な欲求が見いだせることを見逃してはならない。Aさんが示したような，向上心，人なつっこさ，などが「理想の自己」の硬い「べき」思考を削っていくと，おのずから姿を現してくるのである。

## 5．治療的関係

外来での対話精神療法を行うことは，そこでの治療的関係に注意を払うことになる。特に現代的病態の治療的関係を考えるに当たって，精神分析的精神療法との対話が役に立った（北西・他，2007）。現代的な病態で起こりやすい転移，逆転移をその文脈で考えるのではなく，過去の学習した対人関係が治療の場面や生活の場面で出現しており，その修正は新しい対人関係を学ぶことによって修正されると理解するようになった。

その時に役に立ったのが，生の欲望への注目とそこへの介入である。この治療者の"生の欲望（生の力）"への自覚の促しと現実の行動へと結びつける介入法は，対話的な精神療法で陥りがちな膠着状態，精神分析的な文脈でいえば，転移，逆転移を扱うにも重要であった。生きる欲望とは，常に，「今ここで」の行動的経験に向かい，それが過去の感情体験の修正，とらわれの打破に重要な役割を果たすからである（北西・他，2007）。

そして私は治療場面における素直な自己開示（リアル・パーソン）を意識して行った。森田の率直な自己開示に学ぶことが多かった。

そのような治療者の率直さとありのままに患者を受け入れていく治療的態度が，患者の素直な気持ち，純な心を引き出すことが経験された。

## 文　献

Gabbard GO（1994）Psychodynamic Psychiatry in Clinical Practice：The DSM-Ⅳ Edition. American Psychiatric Press.（舘哲朗監訳（1997）精神力動的精神医学　その臨床実践［DSM-Ⅳ版］③臨床編：Ⅱ軸障害．岩崎学術出版社）

市橋秀夫（2000）1970年から2000年までに我が国でどのような価値観の変動があったか．精神科治療学，15(11)；1117-1125.

北西憲二（1995）自己愛的傾向の強い対人恐怖の治療—森田療法における感情の扱いをめぐって．精神科治療学，10(12)；1319-1322.

北西憲二（2001）我執の病理—森田療法による「生きること」の探究．白揚社．

北西憲二・皆川邦直・三宅由子，他（2007）森田療法と精神分析的精神療法．誠信書房．

北西憲二編著（2014）森田療法を学ぶ—最新技法と治療の進め方．金剛出版．

Kohut H（1971）The Analysis of the Self: A systematic approach to the psychoanalytic treatment of narcissistic personality disorders. University of Chicago Press.（水野信義・笠原嘉監訳（1994）自己の分析．みすず書房）

森温理・北西憲二編（1989）森田療法の研究．金剛出版．

森田正馬（1926）神経衰弱及強迫観念の根治法．（高良武久・大原健士郎・中川四郎，他編（1974）森田正馬全集　第2巻．白揚社）

森田正馬（1936）第五十五回形外会．（高良武久・大原健士郎・中川四郎，他編（1975）森田正馬全集　第5巻．白揚社）

中村元（1970）原始仏教—その思想と生活．NHKブックス．

西園昌久（1985）森田療法は消滅するか．九州神経精神医学，31(2)；127-132.

# 現代を生きるための〈私の〉内観療法

Teruaki Maeshiro　　　　　　　　真栄城　輝明*

## まえがき

編集部より原稿執筆の依頼状が送られてきた。その中に同封された企画趣旨によれば，本特集は四部構成になっており，筆者の分担は第Ⅲ部に掲載されるという。そこでは精神分析を筆頭に9の学派が登場するらしく，編者の言葉によれば「精神療法家としてその道を極められた方々に，到達された現在の精神療法家の姿を描き出す」ことが求められているようである。ところが，いまだ道半ばの筆者には編者の期待に応える自信はない。筆者としてはせいぜい自らの心理臨床との出合いを振り返りつつ，内観療法との出合いから現在までについて述べることしかできない。それが果たして編者の意向に沿った「私の精神療法」になるのだろうか，心もとない思いでパソコンの画面を見つめていたら，以下に示す一文が浮かんだ。

「主に精神科医が集まる精神療法に関するある学会に出席していて驚いたことがある。発表される演題のほとんどが認知療法に関するものばかりである。平氏にあらずんば人にあらずという迷言があるが，まさに認知療法にあらずんば，精神療法にあらずの観である。出てくる一般演題のみならず，特別講演も，シンポジウムもすべて認知療法の影が落ちているかの感である。そして，最後になされた『内観療法』の実践と体験談を中心にした教育講演が醸し出す人間的触れ合いの安らぎに心救われる思いがした

---

*奈良女子大学・大和内観研修所
〒630-8506　奈良市北魚屋西町

のもまた事実であった」

上の引用文は，本特集の編者である牛島定信（2012）が「金にならない精神療法もある」と題して「精神療法」誌の巻頭言に寄せたものである。人間性を重視してきた精神療法がいまやエビデンス重視の現代にあっては，存在感が希薄になりつつある。上記の巻頭言にはそのことへの危機感が漂っている。つまり，心ある精神療法家の危機感がエネルギーとなって本特集は編まれたように思われる。そして，筆者に執筆依頼がきたのは，おそらくそのときの教育講演を担当したことによるかもしれない。確かめたわけではないが，ストーリー（物語）としては筋が通っておさまりがよさそうなので，それを支えにパソコンのキーを叩いてみることにした。

## I　心理臨床との出合い

筆者と内観療法の出合いを語る前に心理臨床との出合いから語ろうと思う。

高校2年の夏休みのことである。ラジオのスイッチを入れたところ「テレホン人生相談」という番組が流れてきた。人間関係について相談してきた相談者に対して，一方的な助言を与えるのではなく，相手にも考えさせながら問答する心理学者の応対の仕方が強く印象に残った。そのとき初めて人の悩みを解決する職業がこの世にあることを知った。2学期早々に進路相談があったので，「将来は，ラジオの回答者のような心理学を専門とするカウンセラーになりたい」と担任（女教師）に話したところ一笑に付されてしまった。

「ラジオのカウンセラーは，特別な人で誰もがなれるわけではないのよ。私も大学では心理学を専攻したけど，心理学では就職するところがなかったので教師になったのよ」と諭すように言われた。確かに，当時，筆者が生まれ育った沖縄にはカウンセラーと称する職業は聞いたことがなかった。少なくとも筆者の周囲にはいなかった。それはラジオの世界にしかいなかったので，買ったばかりのオープンリール式テープレコーダーにその番組を録音してテープが擦り切れるまで繰り返し聞いた。何度も聞いているうちに歯切れの良い東京弁に惹かれて，上京することにした。大学での専攻は迷いなく心理学科を選択した。詳細は省くが，縁があって学部の1年生のときから都内の某精神病院の閉鎖病棟にも出入りさせてもらうようになった。そして，大学の授業がないときはほとんど精神病棟の中で患者さんと他愛もない話をしたり，トランプやオセロなどをして過ごした。精神病を理解するには学部で学んだだけでは物足りなくて大学院へ進学した。卒業後は病院臨床の仕事に就きたいと思っていたので，医学部の精神医学教室の研究員になった。と同時に，精神病院の常勤心理士として勤めることになった。そこでの臨床経験をもとに数年後には，心理臨床学会にて発表する機会を得た。テーマは「38歳の抵抗」と題して女性のケースとの心理療法過程を報告した。会場には，100人前後の参加者が来てくれたが，大半は女性の臨床心理士であった。質疑応答の時間になったとき，女性陣から厳しい質問が発せられ，それに応えることができず，ほとんど立往生の状態で，冷汗が背中を流れた。若い男性に中年を迎えた女性の心理がわかるはずはない，といった論調の質問が続いたとき，一人のベテランの臨床心理士（女性）がマイクをとって，筆者の代わりにそれらの質問に答えてくれたのである。全く面識のない方だったが，声を聴いてびっくりしてしまった。高校生の時，何度も聞いていたので耳がおぼえていた。そう，例の「テレホン人生相談」

の回答者だったのである。その日，発表後に夕食までご一緒いただいただけでなく，帰宅後しばらくして，ご著書が贈られてきて望外の喜びをかみしめつつ，ご縁の不思議さを痛感することになる。以来，人間関係における「つながり（縁）」に関心を持つようになった。

## II　内観療法との出合い

縁についていえば，人間同士だけではない。サイコセラピスト（心理療法家・精神療法家）とサイコセラピー（心理療法・精神療法）の間にも見て取ることができよう。あまたあるサイコセラピーの中から各セラピストが特定のセラピーを選択してきた際のいきさつを聞けば，おそらくさまざまな経緯（縁）が語られるであろう。

以下には，筆者と内観療法の出合いについて紹介する。

筆者は臨床心理士である。病院臨床が仕事のスタートであった。最初に赴任した精神病院では，アルコール依存症のチーム医療を行っており，精神科医（副院長）をリーダーとしてPSW（精神医学ソーシャルワーカー），看護師（病棟師長），そして臨床心理士がそのメンバーであった。主治医である精神科医は，入退院の決定をはじめアルコール治療の管理者であり，PSWはインテーク面接と週ごとに行われる集団療法（断酒の集い）を主導し，看護師は病棟生活全般にかかわっていた。このように，他の職種は役割がはっきりしていたが，臨床心理士のそれはあいまいであった。仕事の内容はといえば，集団療法にスタッフの一人として参加はするが，ほとんど発言の機会もなく，陪席者同然であった。あとはせいぜい心理テストを実施してその結果をカルテに記入するだけなので，物足りない思いがしていた。そこで，アルコール依存症の治療における臨床心理士の仕事として，心理療法（カウンセリング）を加えたいと思い，スタッフ会議の場で筆者の希望を出してみた。反対する人はなく，早速，病棟の中で入院中のアルコール依存症者のカウンセリングを

始めることになった。

ところが，最初のケースから暗礁に乗り上げてしまった。受容と共感が大事だと自分に言い聞かせてカウンセリングを始めたのはよいが，患者さんの話を聞けば聞くほど疲れてしまうのである。一体どういうわけか，思案の末に判明したことは，カウンセリングを始める前に必要以上の情報を仕入れていたことにあった。具体的に言えば，インテーク面接でPSWが家族から聞き取った内容がカルテに記載されているので，それに目を通したことである。たとえば，本人に酒量について聞いたところ，毎晩缶ビールをせいぜい1本か2本程度しか飲んでないと言うのであるが，家族から得てある情報によれば，ビールはお茶代わりに朝から飲んでおり，晩にはウイスキーのボトルを空にしているだけでなく，夜中でも酒がなくなると酒を求めて家から出ていってしまうし，台所の味醂の瓶まで空になっている，と記載されていたのである。それにもかかわらず，本人は事実と違う話を平気で蕩々と語るのである。筆者にとってそういう話に無心で共感するというのは相当に難儀なことであった。それが続いた日には，共感どころか，受容さえできなくなっていた。

そして，あってはならないことなのだが，筆者の心にはいつしか怒りの感情が湧いてしまい，つい，説得のつもりが説教がましい口調になっていた。そうなると，カウンセリングがうまくいくわけはなく，患者さんから面接を拒否されてしまい，無力感に苛まれた。当時，駆け出しの臨床心理士は，それが彼らの病だということに気付かず，躍起になって説得に力を注いだ結果，カウンセリングが暗礁に乗り上げてしまったというわけである。他罰的で治療への抵抗が強く，自分自身のアルコール問題を否認しようとするアルコール患者に対して，受容に力点を置くカウンセリングでは，患者自身を正当化させるだけの面接になってしまっていた。ほとほと困っていたときに，アルコール依存症の治療プログラムに内観療法を導入して成果を上げている病院があることを知り見学に行った。そこでの成果を目の当たりにして，すぐに内観発祥の地である奈良県大和郡山市にある内観研修所（現・大和内観研修所）を訪ねた。そして，自分自身が内観を体験することになる。

## Ⅲ　内観中に体験したこと

内観研修所の朝は早い。5時に起床したあと，布団をあげるとまず掃除の時間である。およそ30分程度，内観者は手分けして部屋の中（廊下・トイレ・階段）はもとより庭掃除を行い，洗面が済むとすぐに最初の面接が始まる。「1分1秒を惜しんで内観してくださいよ」という吉本伊信（以後，吉本，あるいは面接者と称す）の声に励まされて内観者は1時間半～2時間おきに繰り返される面接に備えて畳半畳程度の屏風の中でひたすら与えられたテーマに取り組むのである。そのテーマとは，まず自分を産んで育てた両親を対象とするが，両親が不在のときは，それに代わる人を対象にして，その人から「してもらったこと」，その人に「して返したこと」，その人に「迷惑をかけたこと」というふうに3つの課題を調べるのである。筆者が内観していた時には，同室（8畳間）に4人の内観者（全体では総勢20数名）がいて，すべてとはいわないが隣の屏風の声が聞こえてきた。

「ワシは迷惑をかけたことより迷惑をかけられたことが多いのに，なぜその課題はないんじゃ。不公平じゃないのか！」と面接者に食って掛かる場面にも遭遇した。

「そりゃあんた，迷惑をかけられたことは，誰でもよく憶えているもんですよ。なにも内観に来なくても浮かんでくるはずだ。ここでは普段なかなか考えてこなかったことを調べるから意味があるんですよ」と面接者はやんわりと，しかし毅然としてどこまでも自然体なのである。怒りをあらわにしていた内観者が1週間後にいくと，泣いて自分の非を語ったあと，穏やかな表情を浮かべていた。鬼が仏に代わる姿に遭遇して，臨床の場で「怒り」の対処に苦慮してい

た筆者には，面接者・吉本の面接技法に強く惹かれるようになった。そこで，内観を体験したあと，およそ3カ月の間，毎週，土・日を名古屋から近鉄特急に乗っての「奈良詣で」となった。吉本の面接に陪席させてもらうだけでなく，内観前後に心理テスト（ロールシャッハ・テスト）を実施して，変化を見ることにした。ちょうどそれと前後して内観学会（第5回大会から日本内観学会と改称）が設立された。1978年のことである。その3カ月間に出会った内観者は一体何人くらいになるだろうか？ 当時は，毎週，20～30人の内観者が訪れていたので，単純に計算すると240～360人ということになる。印象に残ったケースは，何例もあるが，本人の承諾を得て学会発表したケースにパーキンソンを患った人がいた。以下に，「心理療法としての内観」（真栄城，2014）から抜粋して紹介しよう。

## Ⅳ 「パーキンソン病の治療体験」

見出しは，本人がつけたものである。H氏は当時49歳の既婚男性。「パーキンソン病の治療体験」と題して，自らの闘病体験を第1回内観学会大会（1978）の場で発表している。その翌年の第2回大会には，本人の了解を得たうえで，「パーキンソニズムに試みられた内観法の心理学的考察―インクブロット・テストを用いて」（1979）と題して，発表した。事例となったH氏との出会いは，昭和52（1977）年のことである。当時，筆者は内観の魅力に弾かれて毎週，土曜日の午前中の勤務を早々と切り上げて，翌日曜日の夕食後までの1泊2日で大和郡山市の内観研修所に研修と研究を兼ねてお邪魔していた。研究としては内観の効果研究を測定するためにロールシャッハ・テストを内観の前後に実施させてもらっていた。もちろん，内観者の了解を得てのことである。その中の一人にH氏がいた。心理臨床をまだ駆けだしたばかりの筆者にとってパーキンソニズムの事例に接するのは初めてであった。そこで，医学の専門知識を持つ当時の筆者のスーパーヴァイザーであった精神科医の鈴木茂に共同研究者になって貰い，学会で発表することにした。これまで内観療法の適応例は，神経症・心身症・アルコール依存症・薬物嗜癖など，主として心因性の要因がみられる疾患とされてきた。ところが，パーキンソニズムは明らかに器質疾患である。それが内観療法という心理療法で改善するということがあるのだろうか。大いに疑問であった。ただ，目の前にいるご本人は内観後に明らかに変わっていた。そこで，本人の陳述と内観前後に実施したインクブロット・テストの結果を中心に報告することにした。ただし，ここでは紙数の都合もあり心理テストの結果は割愛した。H氏自身が体験発表を行っているので，その一部を抜粋して紹介するに止めよう。

「ただいま御紹介にあずかりましたHでございます。28年前，17歳の2月に猩紅熱にかかりまして，その後急性の中耳炎になり，その後から症状が出て参りました。手の震えでした。初めに右手，それから左手・右足・左足というように徐々にふるえが参りました。それから筋肉がこわばってだるいという症状。それから運動が非常に少なくなり，やがて動作も鈍く，言語障害――舌が回らず，はっきり喋れなかったわけです。それから歩行のための足の筋肉がこわばって，足もあがらず，小刻みの歩行になりました。

こうした症状の他に数々の症状が出て参りまして，4年程前，ある病院でパーキンソン症候群の診断を受けまして，非常に悩みました。それでも，何とかして治そうとする気持ちは捨てませんでした。数多くの病院を渡り歩きましたが，どこの病院も特別の治療をしてくださいませんでした。

たまたま「名医案内」という書物で内観法を知り，11月20日から12月4日まで，吉本先生のもとで集中内観をさせていただきました。四日目までは何をどのようにやっていったか夢中でした。しかし気がついてみますと，今まで

苦しみ悩んでおりました症状のいくつかが消えていることに気づきました。特に私は寝る時，横になって足を縮めエビのようなおかしな格好で寝ておりました。眠りは浅く絶え間なく寝返りを打っておったわけですが，これも足をまっすぐに仰向けにきれいな姿勢で，のびのびと寝ていることに気づいたわけでございます。その他，足のしびれ，それもなくなっておりました。それから先ほど申し上げました言語障害で私は口の中にツバが多く出るのです。このように喋っておっても，以前はツバが溜まって参りまして，舌もうまく回らず，言葉が非常にはっきりしなかったのですが，それが四日目ですか，流暢とまではいきませんでしたが，今までより非常によく話ができるようになり，はっきり言葉もしてきたわけでございます。それから常に重い肩，首の凝り，耳鳴りも連続28年間でしたが，これもいつの間にか消えておりました。〈中略〉内観から帰りまして，一番涙を流して喜んでくださいましたのはお母さんでございました。私は過去28年間，母に対して，子どもが親に対しての態度，やさしい言葉など一回もございませんでした。本当に私は犬畜生にも劣る自分であったということを内観によって感づかせていただいたわけであります。すばらしい内観のあることをもっと早く知って体験させていただけていたら，私の家庭も大分変わっていたと思います。しかし私が変わりまして，子どもも母も皆が変わってくださいました。今まで私は本当に妻や母には大変悪らつな態度できたわけでございます。本当に申し訳なかったと思っております。（涙）」

このケースを学会発表したいと吉本に申し出たところ，「皆さんは奇跡だといわはるかもしれませんが，内観ではよくあることだんなぁ。しかし，内観は病気を治すのが目的ではありまへん。くれぐれも誤解されないようお願いします。喜びほど怖いものはありまへんからなぁ」といわれた言葉が印象に残った。吉本によれば，病が回復するのは副産物であり，内観の目的は「どんな境遇にあっても感謝報恩の気持ちで暮らせるようになること」だというのだ。

## V 現代を生きるための内観療法

「グローバルな視点から21世紀の心理療法を考える」

これは，ドン・ハンロン・ジョンソン（イエール大学哲学博士）が2001年に来日した時の講演のタイトルである。氏の主張に耳を傾けてみると，まさに内観療法が目指しているものと合致するように思われる。講演内容を要約するとこうである。

「かつて，心理療法は心が『病んだ』人のためのものと受け止められてきた。しかし，今や心理療法は，家族やコミュニティの人とどうつきあうか，子どもをどう育てるか，気分が落ち込んだ時や慢性の病気にかかった時にどうするかなど，さまざまな人生の基本的な態度を学ぶ大切な場になっており，健康で生き生きとした人生を送り，しっかりとした仕事をし，思いやりのある親になるための大切なサポートをするものとして，心理療法が果たす役割はとても大きなものになってきている」というのである。内観療法のルーツは仏教だと言われているので，仏教用語を借りて言えば，無明（迷い・闇）からの脱却，それがこれからの心理療法には求められていよう。無明が引き起こす事態は，深刻である。筆者の心理臨床の経験を振り返ってみると，さまざまな「心身の病」の背後には，言葉の本来の意味でのReligion（宗教）の問題があるように思われる。ラテン語のReとLigionが合わさってできたというこの言葉は「自分の根に戻る」という意味があり，「つながり」とか「結び付き」を意味するのだという（フランツ・リッター，2005）。第二次世界大戦後のこの国では，宗教の問題を避けてきたきらいがあり，サイコセラピストも例外ではなかった。果たして，それでよいだろうか。昨今，社会問題化している「いじめ問題」や「DVの問題」に対して，われわれサイコセラピストが何を提言

したというのだろうか。学派を越えて取り組まなければならないと考える。そのためにもこれからのサイコセラピーは，Religion（宗教）の問題について真摯に向き合う必要があろう。

## さいごに

ドイツ人でユング派の分析家であるアルミン・モーリッヒは，第19回日本内観学会大会（1996）に招かれて「内観を取り入れない精神分析に未来はない」というタイトルで講演した際に，「無意識論にはフロイトとユングやアドラーの闘争がある。私も他の学派を一方的に批判してきた。内観したことで，批判してきた学派が，いかに素晴らしいかを見落としていたことに気付いた。内観は私に感謝の心を引き出し，安定させてくれた」と述べている。氏の見解に従えば，内観は自分を知る方法であり，自分自身を知ることが他者理解を促進することになる。したがって，サイコセラピーを生業にする全ての人にとって，自分を知る必要があるだろう。それには内観を体験することに尽きるというわけである。筆者もそれに全く同感である。

## 文　献

アルミン・モーリッヒ（1996）内観を取り入れない精神分析に未来はない．第19回日本内観学会大会論文集．

ドン・ハンロン・ジョンソン（2001）グローバルな視点から21世紀の心理療法を考える．日本心理療法研究所HP（http://shinri.co.jp/jip_info/don.html）

フランツ・リッター（2005）人間存在のルーツ．第3回・第4回内観国際会議論文集．自己発見の会．

真栄城輝明（2014）心理療法としての内観．朱鷺書房．

真栄城輝明・鈴木茂（1979）パーキンソニズムに試みられた内観法の心理学的考察──インクブロット・テストを用いて．第2回内観学会大会論文集．

牛島定信（2012）金にならない精神療法もある．精神療法，38（4）；450-451．

# 精神分析的心理療法

Hidefumi Kotani, Ph. D., CGP

小谷　英文*

## はじめに

　心理療法史上黄金期と言われた1970年代，精神分析と精神分析的心理療法の差異化が進み，R. C. ラングズ，R. S. ウォーラーシュタイン，O. F. カーンバーグ，G. ボックナーらにより，理論と技法の体系化が果たされた。技法再編を進めた精神分析的心理療法が，境界例や統合失調症も適用対象とする画期的な転回であった。その後，精神分析を基軸にして精神分析的心理療法は，力動的心理療法，精神分析的対象関係療法，精神分析的集団精神療法，精神分析的志向精神療法，精神分析的支持療法，現代精神分析，精神分析的システムズ心理療法，等々さまざまに独自のアプローチを生み今日に至っている。本稿は，現代日本人に正に展開されるべきと，筆者が同僚達と共に研鑽を積んでいる精神分析的心理療法[注1]を描こうとするものである。

## I　精神療法と心理療法の差異化

　わが国では，Psychotherapyが精神医療においては精神療法と，心理臨床領域では心理療法と呼ばれている。両者は共通軸を守りながらも厳密には異なった発達を遂げている。F. アレクサンダーら，E. バイブリング，F. フロム—ライヒマン，P. A. ドゥワルドらによる精神分析を精神療法／心理療法への展開に導いた先駆の流れがあり，ここまでは両者の差異はない。また共通軸も前項に示したラングズらの展開へと連なり，同じである。ただその間，米国における心理療法は，1950年代から70年代にかけて，独特のニューセラピィムーヴメントの展開を見た。大きな影響を与えたがW. ライヒであり，精神分析から離れ，あるいは対抗したF. パールス，C. R. ロジャース，A. エリスら，さらにネオライヒアンのA. ローエン，加えてEsalen Instituteに代表される人間性回復運動，また行動変容の理論や技法も，心理療法に思想的，技法的にさまざまな影響を与えた。その最も顕著な現れは，心理療法が単に病院臨床における医療の補助処方から脱したことに見出される。アメリカ心理学会（APA）が，臨床心理学の定義を病気や障害の治療のためだけでなく，「積極的な生（well being）」に資するものと宣言したのである。これによって心理療法は，適用対象を統合失調症や境界例に拡げただけでなく，病気や健康維持を越えて積極的，創造的に生きるために誰もが利用できる人格変化の処方としてのより積極的な展開を始めた。それはまた集団精神療法，組織発達の心理療法適用も豊かに発展させた。対象が患者からクライアントへの大きな転回を生んだのである。実践アプローチは百花繚乱の観があるが，人格構造とその機能の改変，錬磨となると基軸理論と技法は，精神分析的心理療法となる。

---

注1）国際力動的心理療法学会；International Association of Dynamic Psychotherapy, http://www.iadp.info

＊PAS心理教育研究所（Institute of Psychoanalytic Systems Psychotherapy）
〒153-0041　目黒区駒場2-8-9

## II　精神分析的心理療法の現代的展開

　フロイトは1923年,精神分析を広義に,①精神過程の研究手続き,②研究を基にした神経症性障害の治療法,③心理学的知見の集積,と定義した（Frued, 1955a）。ここから精神分析的心理療法への展開によって変更が加わったのは,①と②の要件である。②の要件は,本質の変更はなく障害とまで至っていない人々にも「積極的な生」に目的が広がり高まったということである。明瞭な変更は,①の研究手続きにある。フロイトの精神分析に欠かすことのできないエッセンスがここにあるのだが,②の治療法も研究を基にしているのであるから,この変更の影響は大きくそのまま手法の変更を意味する。Waelder（1962）が,精神分析の研究データの取り扱いを,1）経験事実と2）臨床観察事実に対して,3）臨床解釈,4）その汎化,そして5）臨床理論化の五位相において整理した。科学的手続きとしては,臨床理論化された当該対象の精神過程フォーミュレーションの変数関係が,ワークスルーによって確認されて,単一サンプルにおける実証が成され,それが治療結果となるというアルゴリズムである。改めて①の研究手続きの変更とは,手続き中最も重要なデータとなる臨床観察事実を得る場の構造の変化である。精神分析では,週3日から4日の寝椅子による自由連想の時間空間構造であったものが,週1回の対面法となった。場の構造条件が変わるのであるから,アルゴリズムが精神分析のままでいいのか,介入分析法も同じままで等価の結果が得られるのか,先人たちによって追求されて来た問いは確認されなければならない。即ち,精神分析的心理療法は,精神分析とは異なる手続きの修正により,その手続きにおいての限定的成果が積み重ねられ,前項で述べたような人間性心理学や行動変容アプローチの影響も含めて,再体系化されて来ているのである。その再体系化には,軸となった精神分析理論に加えて,1970年代にアメリカ精神医学に大きな影響を与えた一般システムズ理論の働きもある。異なった理論要素の繋ぎの理論として,さらにエネルギーと情報の処理過程に新たなアルゴリズムをもたらし,古典物理学への囚われからわれわれを解放し量子力学思考にわれわれを導いてもいる。詳細な論議は他所に残すが,量子論の創始者マックス・プランクと同時代を生きたフロイトにはどこかで量子論的思考と接点があったのではなかろうか。見ようとすると見えないエネルギーの波の探求から量子論が完成して行く様は,見ようとして見えない心の可視化に苦労してメタ心理学の展開に及んだフロイト理論の足取りに重なる所がある。「精神分析の主題は,人間の非合理性にある」と言われるが,それは見えない部分が圧倒的に多い人間の心を非合理性と言っているに過ぎない。この不可視に対する科学的合理性の追求を,徹底した臨床観察と彼の言う思弁,今に言う思考実験によって成し続けたフロイトの歩みを,精神分析的心理療法は繋いでいる。人ひとりの精神過程に実験心理学に等しく,いやもっと量子力学に近い探求を飽くことなく進めていくのが筆者の精神分析的心理療法である。このような歴史的成果による現代の精神分析的心理療法のアルゴリズムは,図1のようになる。

## III　現代日本の心理療法臨床

### 1．困難患者

　昨今の日常心理臨床における心理療法の来談者は非常に特徴的である（表1）。

　初発来談が少なく,心理療法を知らないまま問題が慢性化してからの来談が多く,共通している問題にも特徴がある（小谷,2014b）。精神分析的心理療法の観点からの共通した特徴は,精神分析的動機づけのなさである。類型9のクライアント群は,芸術家,アスリート,ビジネスエリート,大学教授,そして心理療法家も含まれる。それぞれにその道において一家言を有し,さらなる能力アップと高機能安定化の意欲が高いが,精神分析的動機づけは弱い。築いて

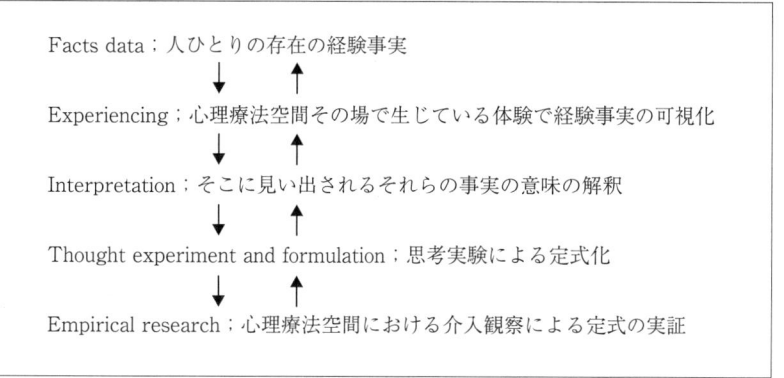

```
Facts data；人ひとりの存在の経験事実
        ↓ ↑
Experiencing；心理療法空間その場で生じている体験で経験事実の可視化
        ↓ ↑
Interpretation；そこに見い出されるそれらの事実の意味の解釈
        ↓ ↑
Thought experiment and formulation；思考実験による定式化
        ↓ ↑
Empirical research；心理療法空間における介入観察による定式の実証
```

図1　精神分析的心理療法アルゴリズム

表1　日常心理療法来談事例の特徴的類型（小谷，2014b）

| |
|---|
| 1．慢性引きこもりの末の親からの扶けの求め |
| 2．重度精神障害（統合失調症／双極性障害／境界例）疑いのままの問題行動 |
| 3．精神科薬物療法断念後の扶けの求め |
| 4．長期カウンセリング断念後の扶けの求め |
| 5．慢性うつ（仮面うつも含む）のコンサルテーション |
| 6．子ども／青年期の自己破壊的行動化 |
| 7．女性の女性性の回避と自己破壊的行動化 |
| 8．男性の男根性の脆弱性と家庭・社会不適応 |
| 9．病気や障害はなく，プロとしてあるいは組織の長として自分の能力を上げたい |

来た一家言の支えが自らを縛り周囲を縛り，心理学的心性が硬くなっていることが多い。心理療法家でさえも例外ではない。我が国には，未だ精神療法／心理療法の文化や思想は生活に根づいていない。文化には「心」と「精神」の捉え方や根づき方の違いもある。それが東日本大震災のPTSD予防と対処の際に明瞭に現れた。被災者も支援者も共にトラウマに立ち向かう心理療法的対処を避けた（小谷，2014a，2014b，2014c）。精神分析的には考えられないことである。トラウマに対しては，それに触れることで陰性治療反応（Negative Therapeutic Reaction；NTR）が多かれ少なかれ生じるが，これを怖れ，蓋をする。NTRフォビアである。それが単にメガ災害反応ではないことが，表1の精神分析的心理療法の臨床事例に見て取れる。いずれの類型にも強い幼児神経症の反復，あるいは早期トラウマや累積トラウマがあり，それらに触れることが避けられ遠ざけられた結果の治療的混迷がある。NTRフォビアは，日常臨床において治療者，セラピスト，カウンセラーにもある。陰性治療反応は，扶けを必要とし求めながらも，扶けの手を拒むばかりか扶け手を攻撃し破壊しようとさえするものである。絶望的に人の扶けを求めるこれらの人々は困難患者と称され，境界例が注目されて以降，何かと臨床現場の難題となってきた。かつてC. R. Rogersが，「人は人によりてのみ」と語ったことがあるが，これらの人たちは薬や入院保護，認知行動支援，心の支えのカウンセリング，精神科診療の豊かな保護ネットがあろうと，どこまでも直接の人手の扶けを求めてすがりつく。これらの人々とスマートに生きる人々との間の較差[注2]は広がり，困難患者の様態も一般化し広まっていく社会力

学がある。

　転移，即ち人が育つために欠かすことのできない重要な養育者との関係の修復から再養育や修正発達を治療機序とする精神分析および精神分析的心理療法は，文字通りこれらの人々にとっては他にはない扶けに違いない。これらの人々が精神分析的心理療法機関を初発来談で訪れないのは，精神分析的動機づけおよび心理学的心性が硬いということによるのか。あるいは「精神」は病み治療や社会対処を必要とするが，「心」は分析され踏み込まれるべきではないとする文化によるものであろうか？　検討の余地がある。

## 2．心の発達

　心理療法サービスを直接求める普通の人々はどうであろう。普通の人々もまた精神分析的心理療法家を目指そうとする訓練候補者でさえも，人のことではとやかく言っても自分の心と向き合う精神分析的動機づけには遠い所にいる。自分の心を探求することで自己の奥行きと幅を拡げ，自分の身体と行動の統制を自ら取っていく発想には疎い。このことから精神分析や心理療法文化がないと言ってしまう向きもあるが，ことはさほどに簡単でもない。困難患者が心理療法に容易に乗れない問題と，一般の人々が容易に自己に向き合わない問題は，心理療法を展開してみると決して異質なものではないことがわかる。他所で述べた共通の顕現特徴は，①生活の崩れ，②友人／親との情緒的交流の喪失，③行動化／内向化傾向，④心理学的心性の脆弱性，⑤自己破壊的思考／行動，であった。さらにメタ心理学的問題として，①人格構造の未成熟性，②自我筋力の弱さ，③慈育超自我（benign superego）の欠損，④自己空間の狭さ，⑤対象関係の貧困，をあげた（小谷，2014b）。困難患者と異なるのは程度の問題であり，質の違いではない。土居健郎が一言に託した「甘える

注2）最大値と最小値の差を意味する力学用語。「こうさ」の慣用読みもある。

に甘えられない病理」の力動的構造と言ってもよい。問題の解決，解消を求めても自らが自らを検討する態勢には容易になれないし，そのような心理環境に容易には入れないのである。それは現代人の人格発達の様相の変化に本質的な問題があることに注目しなければならない。乳幼児期，児童期（潜伏期），青年期，成人期の位相展開のくびれが無くなり，乳幼児性，潜伏期性，青年期性の問題が発達課題達成なく持ち越され，一人でいられる能力と社会に生きる能力の統合が遷延されて，育つことが野放しになっている。引きこもり，うつ，自己／他者破壊，に関わる問題の蔓延化が，その現れである。心の不安定，精神的不満足に対して自らが取り組む精神分析的動機づけのなさの本源は，現代人の人格発達上の問題と見るべきである。したがって心理療法が必要でありながら，そこに至れない現代のクライエント群に対しては，精神分析的心理療法の門に至る路を用意する必要がある。それは現代社会が置き去りにしている，家庭，学校，社会の教育を補う心理教育であり，現代精神分析的心理療法はそこから始まると，筆者は考えている。図2が筆者の日常臨床手順である。

　先にあげた顕現特徴には，明らかにコーチングやCBT，カウンセリングが必要である。生活不安の状況のまま安定した心理療法環境を維持することはできないからである。その上で身体，生活環境，そして自らの心あるいは精神性に目を向けるコンサルテーション，場合によっては医療との連携，さらにはメタ心理学が扶ける人格機能，とりわけ葛藤外の自我機能や自己空間の覚知等，心を動かすことの実感をつかんで，自己，自我，葛藤，可能性，限界を自らの世界の出来事として取り組む準備をするプレセラピィ（小谷，2010）が役に立つ。まるで戦場や，災害現場のように，心理療法へのゲートウェイをトリアージによって導く必要がある。東北の現在進行形の心の復興にも同じシステムが必要とされている。言い換えると，現代社会の家族，

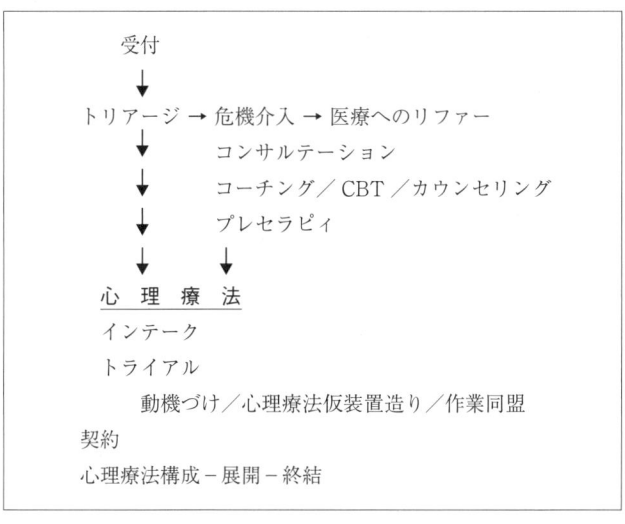

```
        受付
         ↓
       トリアージ → 危機介入 → 医療へのリファー
         ↓
              コンサルテーション
         ↓
              コーチング／CBT／カウンセリング
         ↓
              プレセラピィ
      ↓    ↓
       心 理 療 法
         インテーク
         トライアル
             動機づけ／心理療法仮装置造り／作業同盟
         契約
         心理療法構成－展開－終結
```

図2　心理療法ゲートウェイ

地域，学校，社会の分断と速いスピードの世界の展開の渦中にあって，人が個人として自分と向き合い自らの心を整える文化が置き去りにされ，壊されて来ていることが東日本大震災後の復興過程に顕著に現れたが，それはすでに現代日本の日常生活に潜行していた問題の浮上に過ぎない。心理療法へのゲートウェイを，興味津々に辿るなら，統合失調症，人格障害，発達障害の疑いや虐待，或は事故，災害等々による過酷な死別等に起因するトラウマ性障害も，十分に人格の創造的再編，再発達が可能である（小谷，2014a, 2014b）。

## IV　精神分析的心理療法の到達点と課題

行動の変容，認知の変容は生活スキルにより社会参加や復帰を扶け，カウンセリングや自己心理学による共感の関係やコンテインメントは個人の安全空間維持を扶け自己の安定を図るが，それだけでは人格の再編には及ばない。行動や認知の能力によって安定を図られた自己に蓄えられる心的エネルギーが，自我によって生の維持だけでなくパフォーマンスに活用されなければ，人格の発達，成熟は進まない。正にイドある所に自我を在らしめ，自我が働く所に批判とサポートを供する超自我を在らしめ，人格を発達精練していく社会契約による心理システムが，筆者の掲げる精神分析的システムズ心理療法である。

図1で示したアルゴリズムを実現する心理療法過程の位相展開が，図3である。個人心理療法も集団精神療法も個人の作業過程としては同じである。そしてこの図式は，フロイトが1920年に示した精神分析の二位相の現代版への発展形であり（Freud, 1955b），本質が変るものではない。精神分析からの時間と対面法の条件変更に，技法が十分に対応できているのか。また1937年にフロイトがわれわれに残した精神分析の限界（Freud, 1964）への挑戦はどこまで突き詰められているのか。それが今日の精神療法／心理療法の壁になっているとも言えよう。

そこで注目すべきが，「健康な自我との協働に精神分析の成功のポイントがあるがそれには限界がある，何故なら自我が健康であることはまれだからである」としたフロイトの主張である。さらに彼は，「最も手強い問題は他者および自己に向かう攻撃性の問題である」と，指摘

```
Ⅰ  セラピィ契約　グランドメイトリックス　グランドルール　自己と自我の運用
       主訴，主訴にまつわる生活，人間関係環境，生育歴，病歴，人生観の共有
Ⅱ  自由連想的発話　抵抗と衝動（id content）の理解（silent interpretation）
       精神的分析的動機づけの分析と自由連想のプロモーション
       神経症の捉え → 自己空間の広がり（安全空間）　自我にゆとり
Ⅲ  自由連想的発話の展開　経験／体験コンポーネントの想起・構成
       作業同盟 → 治療同盟 → 固有のエディプス構図の理解
Ⅳ  自由連想－自己分析展開　エディプス／トラウマの再構成によるワークスルー
       再構成から新たな構成
Ⅴ  終結　精神分析的動機の充足／解消
```

図3　心理療法展開モデル

している。これら彼の最後の指摘が，正に先に示した現代困難患者と一般のクライアント群に見られるメタ心理学的に共通した問題であることに気づかれよう。われわれは文字通りに彼に託された精神分析の課題に取り組み，成果を上げつつある。心理療法のゲートウェイの整備は，健康とは言えない自我の健康な側面の訓練であり再教育である。その上で，明確な治療的アルゴリズムを実行する図3は，フロイトが難題とした不健康な自我側面と攻撃性の問題に対する時間空間の使い方，経験の体験化と体験の微分力動分析の新しい技法によるプロセス展開位相である。マクロの眼では，経験（過去）と体験（時々刻々の今）の区別はつき難い。図1および図3に示した体験による経験の可視化には，ミクロの原理による瞬間の心理過程の力動を微分的に捉える過程によって成立する。全ての物質に同じく人間もミクロ世界では時々刻々に変化している。その変化の瞬間をマクロの安定化機構によって平らにして，見えないようにしているだけである。それらの変化を伝えるエネルギーは，量子力学によって粒と波で伝わることが分かっているが，波で平らかにされる安定化があるからこそ，粒を捉える瞬間があってもいいのである。統合失調症や境界性人格障害の人々とよくつきあっている人々には，彼らとの一瞬の共時体験にある煌めきに馴染みがあろう。

瞬間の体験を微分的に捉えることは可能であり，これをまた繰り返し繋いでいくことで，瞬間に生じている生と死のラインの生のラインを捉え，マクロレベルでこれを繋ぎ可視化することもできる（小谷，2014a, 2014b）。フロイトの残した難題をわれわれは，個人の人格機能の変化の微分的可能性を高めることで追求している。

フロイトは，戦争を止められない人間存在の破壊性に関わる課題をアインシュタインと共に後世に残した。それはイド衝動から発し，反社会性，自己愛性，境界性そして回避，依存性人格障害力動が，第一次小集団から地域，組織，国家間のメガ集団組織の力動として展開する病理である。W. R. ビオン，C. R. ロジャースらを経て，大袈裟にではなく，その大きな遺産にわれわれは現代の心理療法クライアントにそしてメガ災害からの心の復興事業の中で挑戦している。人間の変化の可能性，量子力学的ミクロ変化のマクロ的安定化に関わる理論と技法の精緻化および普及が，筆者にとって眼下の大きな課題である。

**弔詞**：巨星墜つ。精神分析的心理療法の巨星 Robert J. Langs, M. D. 2014年11月8日ご逝去の報が届く。筆者および筆者のスーパーヴァイザーにとって偉大な師であった。謹んで故人への尊敬と哀悼の意を表する。

## 文　献

Freud S (1955a) Two Encyclopedia Articles. Standard Edition 18, pp.235-254. London, Hogarth Press.

Freud S (1955b) Beyond the Pleasure Principle Standard Edition 18, pp.3-64. London, Hogarth Press.（井村恒郎・小此木啓吾他訳（1970）フロイト著作集6　自我論・不安本能論, pp.150-194. 人文書院）

Freud S (1964) Analysis Terminable and Interminable. Standard Edition 23, pp.255-269. London, Hogan Press.（井村恒郎・小此木啓吾他訳（1970）フロイト著作集6　自我論・不安本能論, pp.377-413. 人文書院）

小谷英文編著（2010）現代心理療法入門. PAS心理教育研究所.

小谷英文（2014a）集団精神療法の進歩—引きこもりからトップリーダーまで. 金剛出版.

小谷英文（2014b）力動的心理療法の危機. 国際力動的心理療法学会第20回年次大会 Dr. Edward L. Pinney Jr. 記念講演大会シンポジウム基調講演論文, http://www.iadp.info/wp-content/uploads/2014/12/kotani2014.pdf

小谷英文（2014c）監訳者あとがき. 不測の衝撃—危機介入に備えて知っておくべきこと, pp.219-222. 金剛出版.

Waelder R (1962) Psychoanalysis, scientific method, and philosophy. Journal of the American Psychoanalytic Association, 10; 617-637.

# 認知療法・認知行動療法

Yutaka Ono

大野　裕*

## はじめに

　最近は人工知能が花盛りである。先日もNHKで近未来の私たちの生活がコンピュータに支配されるようになるのではないかという番組を放送していた。そこまで先走らなくても，すでに将棋ではコンピュータがプロ棋士に勝つ時代になっている。2014年11月に開催された認知症サミット後継イベントでは，介護施設で利用可能なロボットがいくつも展示されて多くの人が集まっていた。

　ロボットは，介護の肉体作業を支援するのではなく，服薬時間に声をかけたり，集団体操をリードしたりするなど，人に代わる役割を果たしていた。こうした状況を見ていると，ロボットが精神療法を行う時代がまもなく来るのではないかと思えるし，そうなると人間にしかできないものが残るのだろうかと気がかりになってくる。

　ロボットと人間は違うだろうと思うが，ロボットの担当者の話を聞いていると，高齢者とロボットとの間に新しい関係が形作られるようだ。例えば，ロボットの指導で集団体操をしている高齢者の中には，ロボットに悪いから一緒にやっていると言う人がいるという。ロボットへの気配りだ。また，家族など同じ人間同士だと腹が立つようなことでも，ロボットだと聞き流せたりするらしい。

　あえてこのようなロボットの話を書いたのは，認知療法・認知行動療法（以下，認知行動療法）というと，マニュアルに従って定型的なアプローチをしてポジティブに考えさせるものだと考えられていることも多いからだ。そのために，定型的なアプローチになり，できの悪いロボットが定型的な作業をするのと変わらない面接が行われたりすることがある。

　しかし，それはまったくの誤解である。認知行動療法は力動的なアプローチであるし，治療関係を非常に重視するアプローチなのだ。

## I　力動的アプローチとしての認知行動療法

　わが国では，力動的精神療法（dynamic psychotherapy）というと精神分析志向性の精神療法をイメージする専門家が少なくないが，正確には，後者は精神力動的精神療法（psychodynamic psychotherapy）と呼ぶべきである。精神力動的精神療法というのは無意識の欲動まで含んだこころの動きを対象にする精神療法であり，力動的精神療法は一般的にこころの動きを対象にする精神療法すべてを指す言葉である。従って，認知行動療法は認知を中心としたこころの動きに目を向けながら作業を進めていくという点で，力動的精神療法の範疇に入るのである。

　そのことは，認知行動療法の質を評価する国際的な尺度である認知療法尺度（CTRS；Cognitive Therapy Rating Scale）を見るとよくわかる。CTRSはAaron BeckとJeffry Youngが開発したもので，面接の録画ないしは録音をもとに①アジェンダ，②フィードバック，③理解力，④対人能力，⑤共同作業，⑥ペ

---

*一般社団法人　認知行動療法研修開発センター
〒102-0072　千代田区飯田橋3-4-4

表1 認知療法尺度の項目

| Ⅰ．基本的な治療スキル | Ⅱ．概念化，方略，技術 |
|---|---|
| ①アジェンダの設定<br>②フィードバック<br>③理解力<br>④対人能力<br>⑤共同作業<br>⑥ペース調整および時間の有効使用 | ⑦誘導による発見<br>⑧重要な認知または行動への焦点づけ<br>⑨変化に向けた方略<br>⑩認知行動的技法の実施<br>⑪ホームワーク |

ース調整および時間の有効使用，⑦誘導による発見，⑧重要な認知または行動への焦点づけ，⑨変化に向けた方略，⑩認知行動的技法の適用，⑪ホームワークの11項目を0点～6点の7段階で評価するものである。

これは，認知行動療法の国際的な認定組織（Academy of Cognitive Therapy）の認知行動療法家認定の際にも使われていて，40点以上が合格点となっている。わが国でも，うつ病の認知行動療法を行う厚生労働省の研修事業（大野，2014a）の中で，面接の質を向上させる目的で活用されている。そこで，ここからCTRSを用いながら認知行動療法の特徴について述べていくことにする。

## Ⅱ 治療関係を重視する認知行動療法

CTRSの11項目はそれぞれが独立したものではなく，お互いに関連し合っているものである。それを表1に示したが，項目②③④⑤⑦は全体の流れを支える治療関係を形作るものであり，その基礎になるのが⑥の時間的な治療構造である。具体的な内容はこの後に詳述するが，これだけで全11項目の半数以上になり，そこからも認知行動療法で治療関係や治療構造が重要視されていることがわかる。

まず治療関係であるが，「②フィードバック」は，治療者が患者からのフィードバックを大切にしているかどうかを評価するものである。認知行動療法では協働的経験主義を重視する。それは，患者が体験をして気づきを広げるのを治療者が手助けする協働関係である。そのためには，治療者が一方的に患者の問題を決めつけたり，アドバイスをしたりするのは好ましいことではなく，患者が自分の気持ちや考え，工夫を十分に表現できるように配慮する必要がある。

その際に，治療者はもちろん，患者の話をきちんと理解しなくてはならない。それが，「③理解力」であり，治療者は，患者の話に十分に耳を傾け，その考えや気持ちに共感するようにする。そのように自分が理解したことを患者伝えて，力を合わせて治療を進めていくようにする。治療者が，自分の考えや理論にとらわれて，一方的に治療を進めていくようでは，治療の成果は期待できない。またここでは治療者が，患者が言葉で表現したことだけでなく，内的現実にまで目を向けられているかを評価する。

「④対人能力」では，治療者が，人としてきちんと患者さんに向き合っているかどうかである。治療者は，患者さんに人間的な関心を持ち，気持ちを思いやり，専門家として信頼できる態度で接するようにする。そうした人間的な触れあいが，治療の効果を上げる大きな力になることが，多くの研究から明らかになっている。そのためには，患者の言葉に耳を傾け，患者の提案を治療のなかに取り入れる努力をする。ときには，ユーモアのある言葉かけをして，その場を和ましたりするようにする。だからといって，患者さんの希望を一方的に叶えてしまうのは好ましいことではなく，専門家として必要なことは，きちんと患者に伝えるようにする。

認知行動療法では，患者と治療者と双方向的な協働関係を基盤に，患者と治療者がストレスに対処する姿勢を重視するが，それが「⑤共同作業」で評価される。これを可能にするために，

治療者は治療目標を患者と共有するようにする。その上で，治療者は温かく共感的な態度を保ちつつ，患者の希望と治療者の専門的な判断とのバランスを取りながら，そのときどきの患者の状態にあわせて方略（スキル）を柔軟に使い分けていくようにする。その際，その時々の患者の気づきや治療者の理解，使っている方略（スキル）の目的などを言葉に出して説明することで，患者が自分の気づきを自分のものにできるようにする。その意味で，認知行動療法は心理教育を重視するアプローチであるとも言える。

こうした関係を通して，認知行動療法では，患者の気づきが広がり深まるように手助けしていくが，そのときの関わり方を「⑦誘導による発見」と呼ぶ。つまり，治療者は，患者を一方的に説得するのではなく，患者が体験を通して理解したり問題を解決したりできるように，手助けしていく。患者が思い込みのために可能性を狭めていることはないか，いまの行動が問題を解決するのに役立っているのか，いま体験していることを現実以上に大きな問題だと考えていないか，自分の力も周囲からの支援，将来の可能性を否定的に考えすぎていないか，逆に役に立つ工夫をしているのに自覚していないことはないかなど，実生活の体験を通して気づくことができるようにしていくのである。

## Ⅲ　治療関係を支える治療構造

良好な治療関係を支えるのは治療構造である。それは物理的な治療構造だけでなく，心理的な治療構造でもある。それを評価するのが「⑥ペース調整および時間の有効使用」である。認知行動療法の治療者は毎回，使える時間をできるだけ有効に使って，患者の気づきを助けていく。そのためには，面接の構造化やペース配分，時間の使い方が大切になる。基本的には，5分から10分でアジェンダを設定し，20～30分間アジェンダについて話し合い，残り10分でまとめとフィードバックいう枠組みを守って，45分～50分でセッションを終わるようにする。

その過程で治療者は，患者の理解度や吸収度を判断しながら，大切な課題（アジェンダ）を取り上げ，その患者にあったスピードで面接を進めていく。そのためには，「①アジェンダ」の設定が極めて大きな意味を持つことになる。認知行動療法は問題解決志向的アプローチであり，1回ごとの面接時間を有効に使うためにその面接で取り上げるアジェンダを明確に決める。アジェンダは具体的な問題であり，前回の面接内容，前回の面接以降の生活や出来事，ホームワーク，そのときの患者の気持ちなどをもとに，患者と治療者が相談して決めるようにする。定型的な認知行動療法では，アジェンダを設定するまでに5分から10分くらいをかける。その後の面接の中では，その課題について話しあっていくが，話の途中でもっと重要な課題が出てきたときには，患者さんと治療者が話しあってアジェンダを変えることもある。

ときに，コラムを使った認知再構成法や活動スケジュールなどの方略（スキル）をアジェンダとする治療者がいるが，そうではなく出来事ないしは問題をアジェンダとする。また，アジェンダを決めるときには患者さんの意見を尊重するが，治療者はそのときに，症例の概念化に基づいて適切な内容が選ばれるように手助けしていく。概念化は定式化とも呼ばれるが，患者を一人の人として理解することである。認知行動療法の治療者は，ときに認知にだけ目を向けて，患者の置かれた環境や患者の人となり全体に目を向けないことがあるが，これは誤りである。概念化があって初めて適切なアジェンダ設定が可能になるのであり，アジェンダ設定の時点で，そのセッションで取り上げる「⑧重要な認知または行動への焦点づけ」が可能になる。

このようにある一つのことにばかり目を向ける傾向は，認知行動療法に関心を持っている専門家だけに見られることではない。米国精神医学会の『精神疾患の診断・統計マニュアル第5版（DSM-5）』が出版されるとこぞって診断分類や診断基準の変更が議論されたことからわか

るように，精神疾患の分類だけに目を向ける専門家もいる。しかし，DSM-5のセクション1で述べられているように，疾患診断は診断の一部でしかなく，患者を一人の人として支援していくためには，見立て（概念化，定式化）が不可欠なのである。

認知行動療法では，原則として，それを第1セッションと第2セッションで行う。このことについては，拙著『精神医療・診断の手引き：DSM-IIIはなぜ作られ，DSM-5はなぜ批判されたか』（金剛出版）で詳しく述べたので参照していただきたい。

いずれにしても，その患者がどのような心的課題を抱えていて，その時点でどの課題を取り扱うのが適切であるかを判断しながら患者と一緒にアジェンダを設定していく作業はコンピュータに任せることができない領域であり，これこそが認知行動療法家の腕の見せ所であると私は考えている。

治療を構造化した中でもう一つ重要な作業が「⑪ホームワーク」である。ホームワークというのは，そのセッションで話し合ったり学んだりしたことを日常生活に応用したり，気づきを深めたりするためのものである。ホームワークを出すときに，決まったフォーマットを定型的にホームワークとする治療者がいるが，これはまったくの間違いである。患者がホームワークをしてこないとこぼす治療者がいるが，多くはこのように，治療の流れと関係ないホームワークを出し，患者がその意味を理解できていないことが多い。つまり，ホームワークの出し方を間違っているのである。

認知の修正は，肌で感じながら体験を通して気づきを深める中で行うことが大切で，ホームワークはセッションを日常生活の中に拡大するものである。つまり，ホームワークを上手に使えば，各セッションがホームワークを通してつながりを持ち，連続性を持ちながら治療面接を進めることができる。をその意味でホームワークは認知療法の中心的な技法なのである。従って治療者は，そうしたホームワークの意味を患者にわかりやすく説明して，そのときどきで役に立つホームワークを出すようにしなくてはならない。なお，ホームワークは，最初は治療者の方から提案することが多いが，治療が進むにつれて患者が自分で提案できるようになることが望ましい。

## Ⅳ 認知と行動に働きかける

セッションの中盤では，アジェンダ設定の時点で焦点づけることに決めた認知または行動の変化に向けて特定の方略（スキル）を選択し適用していくことになる。これが「⑨変化に向けた方略」と「⑩認知行動的技法の適用」である。その技法はさまざまである。紙面の制約があるために本稿で詳しく紹介することができないが，いまここでの問題に目を向け，それをすぐに解決する気力がなければ気力を高めるような方略（スキル）を選択する必要があるし，認知の問題が大きければ認知再構成を中心にした方略（スキル）を，現実の問題の取り組む必要があれば問題解決につながる方略（スキル）を選択する必要がある。

方略（スキル）を選択するときに画一的に認知再構成だけを行う治療者がいたりするが，それは誤りである。ここでの目的は，目の前の問題にあわせて柔軟に方略（スキル）を選択し，それを適切に使っていく力を育てることである。また，1回だけで問題を解決したり考え方を変えたりできないことも多く，その場合には無理に患者に考え方を変えるように強要することによって，患者が自信をなくしたり治療関係が悪化したりすることがないように注意しなくてはならない。

そのように考えると，方略（スキル）の習得に当たっては，インターネットに任せた方がうまくいく場合が多いのではないかと筆者は考え，インターネットで認知行動療法を自習できる「こころのスキルアップ・トレーニング：うつ・不安ネット」（http://cbtjp/）（図1）を編

集している。その内容を簡単に紹介すると，①「簡易抑うつ症状尺度　QIDS-J」を使ってサイト上でうつ度のチェックができる，②認知再構成のためのコラムに困った状況，そのときの感情，自動思考，自動思考の根拠と反証を書き込むと，適応的思考の案が自動返信されてきてバランスの良い考え方をする手助けをする，③「こころ日記」を使って自分の心に目を向けながら毎日の生活を整理したり，「こころ温度」や「こころの天気図」を使ったりして，生活を立て直す，④問題解決の技法を用いて効果的で実行可能な解決策を考えることができる，⑤うつ病や不安障害，そして認知行動療法のスキルやリラックス法が文章や動画などで解説，紹介されている，⑥毎週メルマガが配信される，といったものである。

### おわりに

認知行動療法は社会的に注目を集めるようになったアプローチだけに誤解も多い（大野，2014b）。とくに，治療マニュアルが公開されているために，マニュアル通りに面接が進められる簡単な精神療法である，また，紙媒体を使ってドリル形式で考えをプラスに切り替える練習をする精神療法であると誤解されたりすることが少なくない。

たしかに認知行動療法で使用する方略（スキル）は私たちが日常生活のストレス対処で使っている方略（スキル）を型として落とし込んだもので難しいものではなく，いまでもコンピュータで代用できるものである。しかし，本稿で詳しく述べたような治療関係と，概念化（定式化）に基づくアジェンダ設定と治療技法の選択は，やはり治療者の専門家としての能力が重要であり，今後も必要とされるものであることを忘れてはならない。
（本稿で取り上げたCTRSの詳細は，一般社団法人認知行動療法研修開発センターのホームページ〈httpe://cbtt.jp/〉上の動画および解説を参考にしていただきたい）

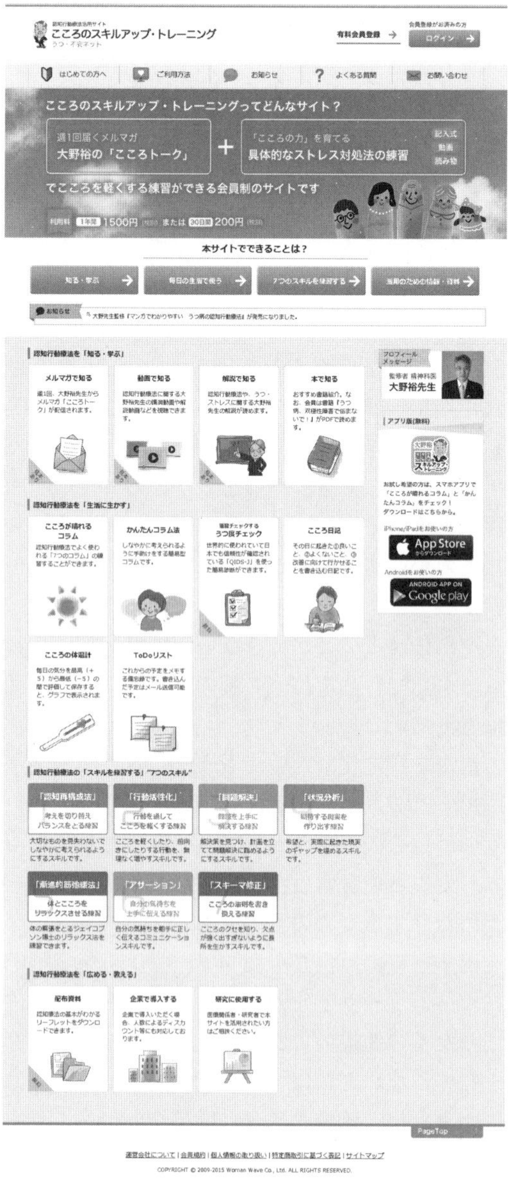

図1　『こころのスキルアップトレーニング：うつ・不安ネット』トップページ

### 文献

大野裕（2014a）精神医療・診断の手引き—DSM-IIIはなぜ作られ，DSM-5はなぜ批判されたか．金剛出版．

大野裕（2014b）うつの認知療法・認知行動療法に対する誤解を解く．こころの科学，177；37-40.

# 家族療法

Shin-ichi Nakamura

中村　伸一*

## はじめに

　精神療法や精神医学の歴史において，患者の「家族」は背後どころかほとんど無視されていたといってもいいような扱いを受けてきたことは否めない。こういう私自身，精神医学や精神療法（とりわけ精神分析や精神分析療法）を学んできた過程で，家族のことはほとんど眼中になかった。患者の内的対象関係としての家族関係が「転移」として治療者－患者関係に反映されることは学んだが，現実の家族については踏み込んだ関心を持たずにいた。しかし，わたくしが入局した医局の指導者（牧原浩：現小郡まきはら病院理事長）が，統合失調症の家族研究に没頭していたために，自ずと「家族病理」に関心が向き，家族関係に目が向くようになった。ともかく，「家族病理」が，まずあって「患者」が出現するという仮説は，実に魅力的なものでもあったので，しばらくはこうした視点で患者と家族に会い続けていた。

　医学の準拠枠に従って，「病理」を明確にすれば自ずと理にかなった「治療」が成立するという直線的な因果律があたりまえに成り立つものだと考えていた。しかし，事態はそれほど単純なものではないことを知るにはさらに時間を要した。

　こうした直線的因果律に対して循環的因果律では，原因から結果へという考え方ではなく，原因が結果でもあり，結果が原因でもあるという不思議な因果律である。別の言い方をすれば，われわれが「原因」と「結果」を発見したかのように「ラベル貼り」するために生じるのが，直線的因果律であるともいえる。同じように先に述べた「家族病理」も「ラベル貼り」の一種であり，その結果としての「患者」も「ラベル貼り」である。この「ラベル貼り」は治療者や研究者によってなされることもあれば，家族によっても，場合によっては問題とされる本人によっても，されることもある。

　この「ラベル貼り」という現象はもともと社会学由来の用語であるスケープゴート化（scapegoating）ともいえる。ところで，かつては（今も）家族療法家や家族研究者もこのスケープゴート化現象をひとつの病理現象として家族の中に見出そうとしてきた。つまり家族療法家も家族自体をスケープゴート化し，病原としての「ラベル貼り」に加担することで，その治療的介入を正当化し理論づけてきた。この問題を解決するにはどうしたらよいのか考え続けているが，今のところの答えは理論によってではなく，わたくしの臨床経験から得られつつあるように感じている。

## I　家族療法から学んだこと

　1970年代の米国では，物理学者フォン・バータランフィー（von Bertalanffy）の1945～1955年に提唱した"一般システム論"が，物理学を超えて各分野に影響を与え浸透した。この理論は家族療法にも多大な影響を与えた。家族を一つのシステムとみなす考えが主流になっ

*中村心理療法研究室
〒113-0033　文京区本郷 4-12-16-617

ていった。システム理論の骨子は，システムは互いに作用している要素からなるが，システム自体は部分に還元できないものであること（古典的還元主義の否定）。システムはある目的に向かって動いていること。一つのシステムの中には独特の構造を持った複数の下位システム（subsystem）が存在し，この下位システムは相互に作用しあいながら調和し，全体としてまとまった存在となっていること。一つのシステムは完全に外界に閉鎖しておらずそれを取り巻く上位システム（suprasystem）との間で調整をとりながら内的平衡を保とうとするといったものである。

こうした観点からすると，ピアジェ流にいえば家族という集団はある程度の形状を持ちつつも家族内外の刺激やストレスに対して同化と調節を繰り返しながら絶え間なく変化してゆく存在であるといえよう。たとえば，標準的な例として，家族が結婚によって形成され，子どもが生まれ，共に暮らし，その後，子が元の家族を離れ，新しい家族を形成するといった家族ライフサイクルでも，家族はそのステージにふさわしい変化を繰り返してゆくという柔軟で適応的な機能が必要とされる。さらには，このプロセスの途上での家族員の死亡（老化／病気／事故／自殺など）や離婚や再婚，さらに外的なストレスとしての経済的破綻や震災などは，標準的な順応のための機能変容とは異なった特殊な変化が求められる。とりわけ予測しえなかった事態（子どもの死亡，急死，事故，人災や天災など）に対して，これらに適応するための急速な変化，緩やかな変化などさまざまの変化が必要とされる。

こうしたストレス下では家族の一員に，何らかの身体・精神症状や問題行動が発生することが圧倒的に多い。多くの症状は一時的なものであるが，時に症状や問題行動を抱え込んで解決を模索し，慢性的な解決のための「停滞プロセス」に陥ることがある。拒食症や長期にわたる不登校，さらには「ひきこもり」，慢性的なうつ病，慢性的な身体表現性障害，境界性人格障害の繰り返される自殺企図や，攻撃や怒りなどの例が挙げられよう。

これらの個人の症状や問題行動を近視眼的にみることをしばしやめて，前述した「家族プロセス」の視点から見ると，先に掲げたような直接間接の遠因が見つかる。これはたとえば二者関係としての，母子密着や父親不在といった局在する関係ではなく，むしろこのような母子密着や父親不在がどのようにして家族の歴史の中で醸成されたのかに視点を広げてみることも必要である。

この作業を効果的にしかも視覚的に進める方法としてジェノグラム・インタビュウ（Genogram Interview）がある。よくおこなわれる方法としては，家族員を前にして，家族の歴史的構成図（Genogram）を少なくとも三世代以上に渡って描き，その中で前述した家族が予期しえなかった家族内外のストレス・イベントを聴収していく。とりわけ子どもや若年者の死，重要な家族員の死にまつわる喪の作業が，「否認」や「怒り」の段階に留まっているような現象に注意を向ける必要がある。こうした家族の歴史プロセスの中にスケープゴート化されてきた人物が見えてくることがある。しかし，その（過去あるいは現在の）家族員がなぜそのように「ラベル貼り」されたのかをジェノグラムから紐解くことはとりわけ重要である。家族のだれもがはじめから家族に悪意をもって生まれてきたわけではないし，その人が家族に非難されたり，疎んぜられるべく生きてきたわけではない。このスケープゴート化プロセスには家族間での「否認（denial）」や「分裂（splitting）」そして「投射性同一視（projective identification）」といった無意識的な原始的諸防衛といわれるものが必ずある。スケープゴート化されていったプロセスには，その個人の特性よりもその人を取り込んだ歴史的家族イベントが背景としてある。これらを丹念に同席家族と共に紐解くことで，「脱スケープゴート化」のプロセスを何セ

ッションかにわたって，じっくり進めていくことも必要になる場合もある。

このような介入をすることで今まで近視眼的に事態の解決をはかろうとしてきた家族は今までとは違った視点からの変容を模索する場合もあるし，治療者の方からのアドバイスで症状や問題行動を有する家族員に対して今までと違った対応を取ることもある。

以上のように，介入以前のほとんどの家族員は症状を持った家族員との「問題解決停滞プロセス」に日々取り込まれ，以上述べてきた遠因には気づかないでいることが多い。症状や問題行動の発現とは，健常に柔軟に変化すべき「家族プロセスの停滞」のサインであると考えられ，来談家族は家族全体のより機能的な変化を求めて訪れたり，援助を求めているとみなすことが重要である。

さらに，病理的な家族内コミュニケーションも二重拘束（double-bind）理論以来，家族療法家が注目してきた現象である。こうしたコミュニケーションは他者を「釘づけ」にして束縛する逆説的（paradoxical）なものである。一つの答えを見つけることが困難な「釘づけ」思考を生じさせる。これは，個人の思考の中にも「釘づけ」思考を生じさせることができる。たとえば「この枠の中に書いていることは真実ではない」もしくは「この枠の中に書いていることはウソである」という文章を枠で囲みじっと見ていると，枠の中のメッセージを信じることは，メッセージの否定となるという逆説が生じる。ここには原因と結果の思考循環が無限に生じることになる。二重拘束は言語メッセージと非言語メッセージとの間での矛盾メッセージであり，これに親子など離れがたい愛着関係がその場にあるための拘束状況である。こうしたコミュニケーションは，たぶんわれわれの日常の中に散見されるのであろうが，わたくしにはやはり慢性的な症状や問題行動を示すもののいる家族関係では継続的に色濃く存在しているように感じられる。

## II 家族療法から「家族臨床」へ

「家族臨床」ということばは，1990年代の初期に生まれた。関東周辺でも家族療法を啓蒙し，普及しようという目的から伊勢田堯のもとに東京周辺の家族療法家が集まり，研究会の名称を考え，「関東家族臨床研究会」としたことに始まる。

それまでに，1984年にミニューチン（Salvador Minuchin）を招聘し，日本家族研究・家族療法学会が設立されていたが，彼のワークショップは，とりわけ臨床の専門職にとって強烈なインパクトがあった。当時のミニューチンは，アンチ精神分析，アンチ来談者中心療法といった存在としての家族療法を紹介した。その結果，家族療法は精神分析的なアプローチに比べ表面的であるとか，受容や共感といった人間的なアプローチとは反対の非人間的で乱暴な治療法であるとの風評が沸き起こった。関東の研究会ではこうした誤解を解こうとする目的もあることを皆で確認した。そこで家族「療法」をやめて家族「臨床」とすることでそれまでに固定化していた「家族療法」のイメージを払拭しようとした。

1980年代に急速に広まった家族療法は今やその効用をわれわれ日本家族研究・家族療法学会は「家族臨床」という名称で浸透させようとしている。しかし，現代の精神医学はこの普及の大きな障壁となって立ちはだかっている。DSMはあくまで「診断マニュアル」なのであって精神医学的治療の指針にはなりえない。さらに，安易なアルゴリズムがはびこり，きめ細かな治療論は脇においやられている状態である。ましてや「家族」を視野に入れた臨床は，悲しいかな稀有である。とりわけ診断し，一時的な処置としての薬物療法をおこなおうとする精神科医にとっては患者の家族関係やその歴史はほとんど眼中にない。さらに個人療法としての心理療法をもっぱら訓練されてきた心理専門職も患者（クライアント）のこころの有り様を探求

するばかりで,その視野を現実としての家族関係に広げることも少ない。

　ひるがえって日常の臨床の現実に目を向けてみよう。家族や夫婦関係がその病態や病状に影響を与えていないケースは皆無であるといっていい。臨床家であれば陰に陽にこうした患者を取り巻く現実はみえているはずである。しかし,この現実をどのように扱っていいのかというすべを知らない。ある治療者は家族の中に病原とおぼしき家族員を見出し,責め続けてしまうかもしれない。ある治療者は多世代にわたる家族の遺伝負因に注目し,治療を悲観的に考えるかもしれない。

　こうした状況に家族療法から発展した「家族臨床」という実践は,たとえ保険診療という面接場面にあっても実は患者への非常に効率的な治癒もしくは社会適応をもたらすものである。治療者は,「どんな患者の家族も患者を病者にすべく,患者を育てようとした者はおらず,むしろその誕生を祝い,歓迎しこの世で無事に過ごせるよう願って育ててきたという現実がある」(なかにはまれながらそうではない不幸な家族も存在する)という現実をしっかり見据え家族と対峙して治療に臨めば必ずや良好な結果や経過を得ることができるであろう。

　ここにシステム論の真骨頂がある。システム論では,家族という対人関係が病原性を発揮するのは家族の中にいるある特定の個人が原因なのではなく,とりあえずは家族という全体の集団が影響し合うシステムが原因だと認識する。したがって,治療者は家族の中の特定の個人にアプローチするのではなく,家族「関係」の変容をもくろむ。しかも多くの場合,家族関係ばかりではなく,家族以外の治療的リーソースとみなされる組織(学校,会社,保健所など)や個人(親戚,友人,隣人など)との関係も視野に入れる必要がある場合もある。まさに精神科ソーシャルワーカの守備範囲と重なる。ただ家族臨床家はあくまで介入の中心を家族システムにおいている。

## III　現代的な問題における家族臨床の役割

　精神科外来臨床ではあまり取りざたされないかもしれないが,いまだに減少傾向を見せない不登校や「ひきこもり」はもっとも家族臨床が必要とされる領域である。両方とも患者と家族そして学校や社会というシステムを視野に入れることで効率よく介入することができる。当然のことであるがこうした問題で本人が来談したり来院したりすることはほとんどない。家族,とりわけ母親が困って来談する。治療者はまずは母親の悩みを受け止め,どのように家族と社会的資源(学校や公的援助組織など)にアプローチするかを考える。もし,母親が家族の中で孤軍奮闘しているようであれば是非とも父親の協力を得たいものである。両親の協力体制の促進は必要最低限の介入といえる。時間がかかってもこの両親の協力体制は成就したい。一見,介入の幅が広がり複雑化するようであるが,実は効果を得るためにはエネルギー的にも時間的にも最も効率の良い方法である。こうした治療的関係性が構築されるうちに,不登校やひきこもり本人の精神医学的推定診断もより確実性を増してくることも多い。こうしたアセスメントから,入院を含めた救急の介入を要すると考えられる場合もあれば,「うつ病の可能性」を本人に伝え薬物療法の可能な医療機関へとつなげることもできる。

　一方で,高齢者や慢性の身体疾患・精神疾患の患者を抱えて日々を過ごす家族への介入も重要なものである。高齢者の介護の問題は家族に大きな負担をもたらし,介護者のうつ病,不眠,不定愁訴的な身体症状などを呈することが多い。この領域では近年では看護師や精神科ソーシャルワーカーが家族臨床的視点をもって積極的に介入し,効果をもたらしている。またこのような家族看護師と呼ばれる専門職は慢性疾患を抱えている家族や生殖医療における家族のストレスにも対応しようと前向きである。あきらかに医師や心理療法家の方が立ち遅れている感は否

めないが，こうした専門職があることをまずは認識し，かれらとのコラボレーションをおこなうことで統合的な家族臨床が可能となる。

もちろん児童相談所や児童養護施設に収容された児童とその家族における家族再統合においても家族臨床の考え方が重要となっている。今日では多くの児童相談所やその関連施設で働く人々が家族臨床の考え方を学び，その訓練も受けている。しかし，実践するとなると属する組織との折り合いが相当に難しいとの印象を持っている。児童相談所がかねてからもっている子を守る任務が，ややもすると間接・直接に「家族を敵にまわす」ことになっているまずい事例も多く見聞きしている。ここには現在の制度の問題や社会からの影響や風評とも関連するような広くとれば政治的問題も含まれる。それでも子の福祉のためには，家族機能の回復もしくは健全化が是非とも必要である。ここに家族臨床の経験や訓練が役立つことは間違いない。先に述べたように「（ほとんどの家族において）子どもを不幸あるいは悪者にしようと育ててきた親はいない」という前提をもって家族環境に接して欲しいものである。冒頭の方で述べたような「だれか（個人，家族，場合によっては機関など）をスケープゴート化したくなる誘惑」にわれわれ治療者は打ち勝たなくてはならない。

ところで近年その需要が多くなってきているものに夫婦療法やカップル・カウンセリングがある。わたくしのところの約3割がこうしたケースである。さらに子どもの問題で来談し，次第にメインの問題がその両親関係にあることが自覚されて，両親面接という枠での夫婦療法も入れれば半数以上のケースがそれにあたる。

しかし，夫婦やカップル固有の問題や症状を抱えて来談するケースも多くあり，そこでの問題としては，結婚への迷い（婚前カウンセリング），不妊治療によるストレス，妻または夫のうつ病や身体表現性障害（多くは妻の症状に夫が対処できないことによる夫婦間葛藤），勃起不全（男性）・不感症・性交渉拒否などの性生活の問題，浮気（男性の方が多いが，最近では女性にも多く見られるようになってきている），夫婦間暴力（男性からの暴力が圧倒的に多いが，女性からの相当危険な暴力もある），コミュニケーション障害（男性の Autism Spectrum Disorder が背景にあることが多い），一方が離婚を希望し，もう一方が承諾しない夫婦（経過中離婚が成立すればそのまま離婚療法に移行する）など多岐にわたる。

これらの問題にどのように対処しているかなどは，末尾に付記した参照文献をご覧になっていただければありがたい。しかし，最近このような夫婦療法やカップル・カウンセリングを求めてわたくしのもとを訪れるケースが増えたのにはどのような理由があるのかを少しばかり考えてみたい。

一つの推測だが，わが国の家族も次第に西欧化して，今までの子ども中心の家族から夫婦中心の家族に様変わりしてきていることが挙げられようか。同時に「男尊女卑」的な文化は背後に退き，女性が自分の権利と要求を明確に主張するようになってきているようでもある。このような男女差は，このように「家（いえ）」についての重きの置き方の違いにも表れてくる。男性は伝統的な子どもを中心とした家族イメージである「家（いえ）」に固執しがちであるが，女性の方は，そこから解き放たれようとして「夫婦中心」に家族をイメージする傾向が目立ってきているように見受けられる。そうした結果，来談ケースのほとんどは女性の方が男性をリードしてカウンセリングにやってくる。夫婦間暴力は別として，わたくしの方も夫婦（男女）で初回から来談することを要請する。8割以上が初回から夫婦で来談し，夫婦の問題としてカウンセリングを続ける。

最後に手前味噌になるが，こうした夫婦やカップルの問題に対処できる治療者があまりに少ないため私のところにこうしたケースが多く紹介されるのではなかろうかと思ってしまうふしもある。夫婦療法の基礎知識や訓練，不妊や浮

気への夫婦療法，カップル・セックス・カウンセリング，離婚療法など，残念ながらわが国ではまだまだ下火なのかもしれない。

### おわりに

ほとんど思いつくままにといった風でまとまらない記述になってしまったことをお詫びしたい。強調したかったことは一言でいえば家族療法はオリジナルな方法論から，その適用のすそ野を広げていき「家族臨床」とよばれるようになった過程で，家族に対する援助や介入が多種多様あるいは折衷もしくは統合的になり，その問題性に見合った介入があらゆる臨床場面で可能になりつつあるという現実を伝えたかった。それが臨床実践であると思うし，こうした重要で効率のいい視点がとりわけ現代の精神医学的治療には乏しいのではないかと思われる。各種の専門家とのコラボレーションができ，その中での自分の位置づけと機能が自覚できる治療者になることが期待されているのではないだろうか。

### 文　献

中村伸一（1997）家族療法の視点．金剛出版．
中村伸一（2013）家族・夫婦臨床の実践．金剛出版．
中村伸一・精神療法編集部編（2011）精神療法，37(6)：特集 家族・夫婦面接をもつことの意義．
日本家族研究・家族療法学会編（2013）家族療法テキストブック．金剛出版．
日本家族研究・家族療法学会編（2013）臨床家のための家族療法リソースブック―総説と文献105．金剛出版．
渡辺俊之・中村伸一・精神療法編集部編（2014）精神療法，40(5)：特集 医療現場での家族・夫婦アプローチ．

# IV

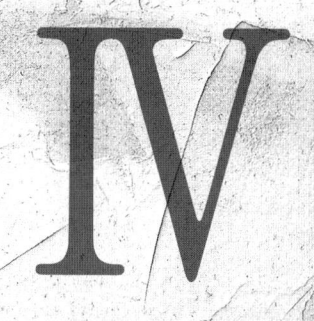

## 臨床現場での私の精神療法

# 精神療法をめぐる「同行二人」
▶〈私の〉役割を考える

Joichiro Shirahase

白波瀬　丈一郎＊

## はじめに

　最近，講演や執筆の依頼において，精神療法に専門的に取り組んでいる人向けというよりも，精神療法の近接領域で活動している人やこれから精神療法を勉強しようと考えている人向けのテーマを与えられるようになった。今回依頼を受けた「大学病院で若い人を育てつつ」というテーマもその一つである。そのテーマについて思いを巡らせると，確かに自身の中に，「若い人を育てる」ために何らかの役割を果たしたいと考えている自分に気づく。ただ，それは「育てる」といえるほど責任感や覚悟が伴ったものではない。せいぜい「スイッチを入れる」（グランディン，2010）程度のものである。それでも，少しでも多くの人が精神療法に興味をもち精神療法を活用してみようを考えるきっかけになる，そんな役目を担いたいと思うのである。

　今回は「同行二人」という言葉を用いて，その役割に取り組むことにする。改めて説明する必要もないかもしれないが，「同行二人」とは，四国八十八カ所巡りをするお遍路さんの菅笠に書かれた言葉である。長く厳しい道のりを一人で歩くお遍路さんに対する「あなたは一人ではありません。あなたのそばには空海（弘法大師）がいつも一緒です」というメッセージである。人が人生を生きていくときにも，何かを学び成長していくときにも，その課題に自分一人で取り組まなくてはならない側面があると思う。

そんなときに人が「頑張ろう」という気持ちをもてるための「同行二人」に僅かでもなりたいと筆者は考えている。

## I　学ぶことをめぐる「同行二人」

　精神科医3年目の頃，勤務先の勉強会で「ファントム空間論」のレクチャーを安永浩先生（以下敬称は略す）から受ける機会があった。大変貴重な機会であり，何としても「ファントム空間論」を理解するぞと意気込んだものの，結果はあえなく撃沈した。その内容を理解することは全くできなかった。ただ，安永が統合失調症患者とのやりとりをとても楽しそうに話す姿が印象に残った。当時の筆者は閉鎖病棟の病棟医として，それこそ筆者が生まれた頃からその病棟に入院している患者と来る日も来る日も診察を続けていた。そして，自分のやっていることに意味を見出せなくなっていた。そんな筆者は，安永の姿に，日常臨床に楽しさや意味を垣間見ることができた。そのおかげで，明日も病棟に行って患者と話そうという気持ちが湧いてきたのをよく覚えている。

　筆者はたくさんの「同行二人」に恵まれたことで，何とか精神医学や精神療法の勉強を続けることができたし，精神科医としてそして精神療法家としてここまでたどり着くことができたと考えている。この安永の出会いも間違いなくそんな「同行二人」の一つである。

---

＊慶應義塾大学ストレス研究センター
　〒160-0016　新宿区信濃町35　信濃町煉瓦館4階

## II 「知性が好調に回転しているときの，高揚感と多幸感」

　安永との出会いが筆者に大きな影響を与えたことは間違いない。間違いないが，何故そんなに大きな衝撃があったのかは長い間分からないままだった。その理由は「暴言と知性について」（内田，2011）と題された内田樹のブログを読んだ時に明らかになった。教師としての内田は学生の知的パフォーマンスをどうすれば向上させることができるかを日々考え続けたという。そんな中で内田が心がけたのが「知性が好調に回転しているときの，高揚感と多幸感」を若者たちに自らの実感を通じて体験させることである。「その感覚の『尻尾』だけでもつかめれば，それから後は彼ら彼女らの自学自習に任せればいい」という。このくだりを読んだとき，安永の話を聞き筆者が体験したのは，まさにこの「知性が好調に回転しているときの，高揚感と多幸感」だったのだと分かった。

　内田は，その後は「教師にはもうする仕事はほとんどない」と述べているが，この「仕事はほとんどない」もまた工夫のうちなのだと筆者は思う。学生はやがて卒業していくが，卒業後も学び続けなくてはならない。ところが，教師がいつまでも教師の位置に居座っていては，学生はその準備ができなくなってしまう。学生を自学自習する人，学ぶ人として独り立ちできるように促すこともまた教師の仕事なのだろうと考えたからである。いささか強引かもしれないが，筆者は講師や執筆者という仕事にも似ている部分があると考えるようになった。そして，講演や執筆の機会を得る度に，内田に倣って，「自学自習」を引き出すための「知性が好調に回転しているときの，高揚感と多幸感」の体験を提供する工夫をするようになった。

## III 精神療法家としての「同行二人」

　学ぶことをめぐる「同行二人」についてこのように考える過程で，精神療法家の仕事に関する，成田善弘（2003）の記述を思い出した。彼は，精神療法は契約に基づく職業的関係であるとまず明確化する。契約に基づく職業的関係とは，何らかの目的を達成するために成立する関係をいう。したがって，その関係性には関係の終結が最初から織り込まれている。目的が達成されれば，その関係はなくなるのである。訴訟のために人は弁護士を雇うが，訴訟が終了すればその関係は当然なくなるというごとくである。精神療法もまたそうした関係の一つである。ただ，それが他の職業的関係といささか異なるのは，治療過程において一時的に非職業的関係の様相を呈することにある。非職業的関係とは，家族関係のような契約を伴わない関係をいう。そこでは，関係があるということ自体が本質的な目的である関係性である。したがって，そこには原則として終わりはない。一方，精神療法が職業的関係であること自体に変わりはなく，そこには終わりが必ずある。すなわち，精神療法とは終わりのある職業的関係としてはじまり，終わりがない非職業的関係かのような関係を経て，再び終わる関係へと戻っていく過程なのである。その過程における精神療法家の仕事について，成田は「治療者でなくなるよう努めること」，すなわち精神療法過程での「治療者の仕事を小さくすること」に尽きると述べている。一旦は非職業的関係における役割を担いつつ，それでいて職業的関係における役割を忘れることなく，その関係が再び職業的関係に戻っていくことを促すことを指しているのだと思う。教師が学生と今ここでの経験を共に生きつつ，同時に彼らの未来に思いを馳せ，卒業後も彼らが学び続け，そして生きていけるように彼らを育てようとする姿勢に通じると感じたのである。そして，その役割をしっかり果たすことが，治療終結後の患者に対して「同行二人」となることにつながると考えた次第である。

　翻って筆者自身が精神療法家となる過程を振り返ると，そこには筆者が筆者なりに成田の指摘に通じる理解を得てきた過程を見出すことが

できた。筆者の場合，それは「精神療法家の視野」として理解された。

精神療法を学び始めた頃，患者から自分がどう見られているのかがひどく気になった。患者が面接を休むことが続くと，自分自身の価値が患者に否定された気持ちになり，ひどく落ち込んだり被害的になったりした。そうした思いも原動力となり，精神療法の勉強に没頭した。少しずつ，患者が頼りにしてくれているように感じることが増えた。実際「先生だけが私のことを理解してくれます」とか「今の私にとって何よりも重要なのがこの面接です」といった言葉を聞くこともあった。また，患者が面接を休むことも実際減った。たとえ休みがあっても，自分の仕事に自信をもつことができ不安になることも減った。長い間，そのことを精神療法家としての成長の証だと考えていた。一方，その頃から取り組み始めた学校精神保健や産業精神保健の活動を通して，病院の外の世界を体験することで，「社会で生きる」ということを実感することが増えた。すると，精神療法を担当している患者もまた社会で生きているし，これからも生きていくというひどく当たり前のことに改めて思い至った。そして，その当たり前のことを精神療法家として自分はどこまで考えていただろうかと自問し始めた結果，精神療法家としての自分の視野が面接室の中に留まっていたことを実感した。患者が面接に休まず通うようになったことを大きな達成だと考え，その上精神療法家として自らが成長したと考えていた自分の浅慮を痛感し，そんな視野の狭さを恥じた。視野を広げる努力をはじめると，精神療法の有限性がいろいろな意味で実感されるようになった。治療期間中も患者は精神療法以外の多くの時間を生きているし，さらに治療は永遠に続くわけでもない。同時に，患者の人生という視点から自らの精神療法家としての役割を位置づけるようになった。自らの足で長い人生を歩む患者に対して，今この瞬間自分には何ができるのか，そしてどうすれば「同行二人」を果たせるようになるのかを考えるようになったのである。

## Ⅳ　患者の話をよく聞くこと：「人を助けたいなら，黙って聞こう！」

そうした理解を得るにつれて，自分が患者について知っているのは患者のごく一部であることを自覚するようになった。その結果，患者の話をよく聞くようになった。換言すれば，自分がいかに患者のことを分かった気になっていたかということに気づいた。

患者の話をよく聞くことの重要さを，発展途上国に支援する際の教訓を例に引いて考察する。「魚を与えるのではなく，魚の釣り方を教えよ」という教訓があるという。発展途上国の飢えた人々に魚を与えても，彼らは翌日には再び飢えてしまう。彼らがそうならないために，魚の釣り方を教える支援が重要なのだという意味である。発展途上国での起業を支援しているエルネスト・シロッリ（2012）は「人を助けたいなら，黙って聞こう！（Want to help someone? Shut up and listen!）」といっている。この教訓は，若い頃のアフリカでの支援活動経験から得られたという。21歳の彼は食料生産の技術指導プロジェクトに参加した。彼が赴いたザンビアの人々は，肥沃な大地があるにもかかわらず農業をしない。プロジェクトのメンバーは「国民が飢える前に助けに来られた」と素直に喜んだ。実際，イタリアン・トマトもズッキーニも見事に育った。彼らはザンビアの人々に「農業なんて簡単でしょ」と話した。ところが，トマトが真っ赤に熟した頃，夜中に200頭のカバが河から現れてすべて食べてしまった。メンバーが「なんてことだ，カバが！」と嘆くと，ザンビアの人は「だから，農業はしないのさ」と話したという。「何故，教えてくれない」と聞くと，「聞かないからさ」と答えたという。その経験から彼が学んだのが「人を助けたいなら，黙って聞こう！」という教訓である。

何故，彼らは過ちを犯したのか。筆者は農業という支援方法自体は悪くなかったと考える。

問題は，彼らが外側からザンビアの問題を眺めザンビアの現状を知らないままに支援を行ったためではないか。当然のことながら，ザンビアにもさまざまな人がいる。真に支援を求めている人，強欲でずるい人，頑なに助けを拒絶している人などである。さらに，カバまでいる。支援を成功させるには，カバのことも含めザンビアの現状をよく知っていて，真に支援を求めている，そんなザンビア人に出会い，そして彼らから協力を得ることが不可欠だったと考える。だから，シロッリは以来コミュニティの人々に何かを与えたり指示したりするのをやめ，彼らの話を聞くことにしたのである。とはいえ，実際は単に「黙って」人の話を聞いたわけではない。たとえば，どんなことを心がければ，人が本音を話してくれるのか，そういうことを入念に考え，その上で相手のことを理解するという明確な意思をもち，積極的に話を聞いたのである。そうやって，シロッリは本当に支援を求めている人と出会い，強固なパートナーシップを築いたのである。

## V　患者の話をよく聞くこと：「無知の知」

翻ってこの教訓を，精神療法家としての自分に当てはめてみる。すると，精神療法家もまた自らの知識や常識のみに基づいて患者に接したならば，その働きかけを「ザンビアの農業」にする可能性があることに気づく。精神療法家もまた，いきなり与えるのではなく，まずよく話を聞く必要がある。それも，漫然と聞くのではなく，患者の中の「真に支援を求めている人」に出会えるように話を聞く必要がある。患者の心の中には，自らの健康回復や成長を欲し，そのための支援を真に求めている「人」が存在する。しかし，その「人」は，ザンビアのように強欲な「人」に搾取されたり，拒絶的な「人」や「カバ」の対応に忙殺されたりしているために，差し出された支援とつながることができない。精神分析では，この真に支援を求めている「人」を「健康な自我」と呼び，それとの関係を「治療同盟」と呼ぶ。そして，この「健康な自我」と出会い，それを助けるための知識や知恵を精神分析は長年にわたって培ってきた。

その知恵の一つが無知の知（白波瀬, 2014a）である。患者を支援しようとするとき，専門家としての知識と経験は不可欠である。ただ，同時にこの専門家としての知識と経験は，あたかも患者のことがすでに分かっているかのような錯覚をもたらす危険性もまた孕んでいる。ここに，精神療法家が無知の知を発揮すべきところがある。無知の知とは，患者についてすでに知っていることとまだ知らないことを明確に区別し，まだ知らないことを具体的にそして個別的に理解するという明確な意思をもち，積極的に患者の話を聞く姿勢である。この姿勢を筆者は「患者の案内を受けながら，患者の心という『街』を歩き，その地図を作るように，患者の話を聞く」（白波瀬, 2014b）ことに喩える。精神医学あるいは精神分析という大まかな見取り図を携えながら，患者の話を聞きながら，患者の心の「地図」を作り上げるのである。「私のもっている見取り図では，ここには道路が続いているのですが，あなたの『街』では行き止まりのようですね」というように問う。「道路はありませんが，路地ならあります」という答えが戻ってきたら，見取り図の道路を路地に描きかえる。そうしながら，見取り図を患者の「街」用にカスタマイズしていく。同時に「この路地は元々路地だったのですか。それとも，昔は道路だったけど何かの事情で路地になったのですか」と問うてみたりもする。そうした作業を続け，「街」の地図が完成に近づくと，「ということは，この道をまっすぐ行くと，あの辺りに出るのですね」といった具合の確認もできるようになる。そして，この「街」の抱える課題を理解し，患者に提示できるようになるという次第である。

## VI　見つけ，伝えること

ニート問題で有名な玄田有史の講演（2011）

で，若者の就労支援活動の話を聞いた。その若者に「自己アピール」を尋ねると，自信なさげに「自分はコンビニエンスストアでアルバイトした経験しかない」と答えたという。それでも何かないかと尋ねると，おずおずしながら「うちの店では内引きがないのだ」と答えた。「何故ないのか」と問うと「アルバイト仲間が皆仲がよいのだ」という。「何故仲がよいのか」と聞くと，他のアルバイトはみな高校生で自分は年上なので，相談に乗ったりしているが，それでみな仲がいいのかもしれないという。玄田は「それって，すごいよね。それ自己アピールにしたらどうだろう」と伝えたという。

　精神療法を行っていると，これと似た体験をしばしばする。患者はおしなべて自らの前向きな取り組みを評価することに慎重というか苦手なようである。筆者が「それすごいね」「頑張っているよね」というと，「朝多少早く起きられるようになったなんて，たいしたことないですよ。だって，そんなの当たり前じゃないですか」と答えるといった具合である。確かに，それは取るに足らない小さな一歩かもしれない。それでも，彼は長年それができなかったのである。それが，朝起きてみようと努力をはじめ，さらにその努力が実ったのである。患者のこうした小さな取り組みを見逃さず，その取り組みに意味を見出すことは，患者の話をよく聞くことに加えて，精神療法家としての重要な役割だと筆者は考える。加えて，その取り組みやその意味を知っている対象，そういう対象が現実に存在しているということを患者に提示するという意味で，患者の取り組みを取り上げその意味を伝えることも欠かせない。対象からのそうした照らし返しを通して，患者は自らの努力が現実のものであると改めて実感し，努力している自分を現実のものとして自分の中に取り入れることができるようになるからである。

## Ⅶ　おわりに：大学病院で精神療法家として成長するということ

　ニナ・コルタートは，精神分析家となる成長過程に伴う不確かさを「身を屈めて歩くこと slouch」（1992）と表現している。何年も訓練を行い精神分析家になったという自覚が生まれた後で振り返ると，そこには自らが歩んできた成長過程を見出すことができる。ところが，その過程のただ中では，自分が取り組んでいることの意味が分からず，それは本当に精神分析家になるための一歩になるのかという不確かさが常について回る。その不確かさを抱えつつ学びを続けることの困難さを，ロバート・ヒンシェルウッドは「私が言えるのは，『くじけずに！』ということだけである」（1999）と表現している。この励ましの言葉は，不確かさを回避する方策のなさと，それでもその先には必ず成長があることを示していると思われる。

　筆者が力動的な精神療法家として成長してきた過程においても，彼らと共通する体験をしたという思いがある。本や論文を読んだところで，セミナーに参加したところで，精神療法の腕が突然目に見えて上達するということはない。自分がいつまでも同じ場所に留まっているような気持ちになる。虚しさや心許なさに襲われることもある。精神療法家としての訓練を続けたならば，コルタートやヒンシェルウッドが示しているとおり，その成長の証が何らかの形で姿を現す瞬間を必ず迎えることができる。とはいえ，その瞬間が訪れるまでは，ただ自らの足下を見つめながら，一歩ずつ歩を進めていかなければならない。

　一方，現代の精神医学は生物学的精神医学および科学的根拠に基づく医学が主流である。言葉を換えれば，現在の精神医学は「見えやすい」ものになったといえる。したがって，それを学ぶにあたっても自らの成長が見えやすく，実感しやすい。また，論文などの業績を作るのに努力や困難が伴うこと自体に変わりはないも

のの，それでも比較的短期間で形にしやすいという側面はある。精神療法家としての成長を「目的地まで続いているのかどうかも判然としない道を歩く」ことに喩えると，現在の精神医学における精神科医としての成長は「目的地に向かってまっすぐ伸びた高速道路を車で疾走する」ようなものかもしれない。少なくとも精神分析を学び始めた頃の筆者の目には，生物学的精神医学を学ぶ同期の精神科医の姿はそんなふうに映った。その頃から30年近く経った現在，その傾向には一層拍車がかかっているように感じる。そうした傾向をもつ大学病院の中で精神療法家として成長することは大変な困難が伴うと思われる。この困難を乗り越えるためには，さまざまな機会を活用して「同行二人」体験を積み重ねていくことではないだろうか。精神療法家として成長しようとしている若い人に筆者が伝えたいのは，ヒンシェルウッドと同じく「くじけずに！」と，そして「したたかに」という言葉である。

## 文　献

エルネスト・シロッリ（2012）人を助けたいなら，黙って聞こう！（https://www.ted.com/talks/ernesto_sirolli_want_to_help_someone_shut_up_and_listen?language=ja）

玄田有史（2011）希望のチカラ．第18回日本産業精神保健学会特別講演．

成田善弘（2003）精神療法の基本的要素．セラピストのための面接技法—精神療法の基本と応用，pp.9-27. 金剛出版．

ニナ・E・C・コルタート（1992）"ベツレヘムに向け身を屈めて歩くこと……"あるいは，精神分析において思考の及ばぬことを考えること. In Kohon G (Ed.) (1986) The British School of Psychoanalysis : The independent tradition. London, Free Association Books.（西園昌久監訳（1992）英国独立学派の精神分析—対象関係論の展開，pp.111-127. 岩崎学術出版社）

Hinshelwood RD (1998) Clinical Klein. London, Free Association Books.（福本修・木部則雄・平井正三訳（1999）クリニカル・クライン—クライン派の源泉から現代的展開まで．誠信書房）

白波瀬丈一郎（2014a）無知の知，臨床実践におけるその重要性．精神神経学雑誌，116(9)；758-763.

白波瀬丈一郎（2014b）治療過程で生じる「不測の事態」に備えること．精神科治療学，29(7)；871-875.

テンプル・グランディン（2010）世界はあらゆる頭脳を必要としている．（http://www.ted.com/talks/temple_grandin_the_world_needs_all_kinds_of_minds?language=ja）

内田樹（2011）暴言と知性について．（http://blog.tatsuru.com/2011/07/05_1924.php）

# 精神療法的な精神科クリニック

川谷 大治*

## はじめに

21世紀に入って北米を中心に境界性パーソナリティ障害（BPD）が6カ月以内という短期間で寛解 "sudden remissions" するという報告が相次いだ（Gunderson et al., 2003；Zanarini et al., 2003）。耳を疑いたくなる話でしばらく戸惑ったけど，寛解の定義が「DSM-IVのクライテリアを満たさない」という内容だったので，それも有りかと納得した。

当時，筆者の臨床でも数カ月でボーダーライン状態が良くなる患者が現れていた。しかしそれは，本来の病的パーソナリティ構造に変化が起きたというよりも退行状態を呈していただけだった。つまり，症状が治ったのであってパーソナリティ構造は依然として手つかずのままなので，再発の可能性も高く，治ったとは言えない，と彼らの診断は先送りにしておいた。

精神科クリニックにおける精神療法とは，その症状の背後にあるパーソナリティ構造，環境への適応失敗，そして患者自身の生き方を見ていこうとする治療的アプローチの一つである。それは患者の困った問題にアドバイスを与え，患者の弱った心を支える支持的なものから病気の原因を探求していくアプローチまでさまざまなものがある。

## I 「治る」とは？

周知のように，個人のパーソナリティは生得的なものと環境とが縄を編むように時間をかけて互いに影響しあって形成されていくわけだから，それが短期間に変化するとは考えられない。先の報告でも寛解の理由は合併していたI軸障害の改善と生活環境の改善によるという結果だった。このときBPDの診断クライテリアを長期に亘って満たすほどのパーソナリティ構造をどう診断すべきか，という疑問は残されたままだった。

### 1．治るとは症状レベルかパーソナリティレベルか？

そんな時に，日本精神神経学会でBPDの研究発表の機会を得た（川谷，1997）ので，平成24年4月の1カ月間に川谷医院を受診したBPD患者86人（男性12，女性74）の改善度を調べてみた。状態改善後の社会参加をみると，二型に分類できることが分かった。一つは短期間で改善すると主治医の手を煩わせることなく社会に出て新しい職場を開拓する者，二つは長期の治療によってようやく改善したものの社会に出るのに尻込みしている者，の二型である。前者を現実の諸問題を処理できずに退行しDSM診断基準を満たすようになった退行型BPD患者，後者を幼少の頃から発達上の問題を抱え続け，家庭環境にも問題の多い発達停滞型BPD，と呼んだ。次に，その社会適応能力に違いが出る要因は何かを調べてみた。

---

*川谷医院
〒810-0012 福岡市中央区白金1-12-2

結果は，幼少の頃から母親不在に適応できない「ボア」という現象が有るか無いかによることが判明した。このボアは成長過程でさまざまな問題を起こし，社会適応の困難さの原因と考えられた。それはロールシャッハテストでも確認されて，ボアを持つ発達停滞型BPDはF＋%が低く（より自我の弱さや現実吟味能力が低い），思考言語カテゴリーの領域ではforgottenが有意に低い（外界への関心の低下）という結果だった。とは言え，ボアは精神療法の過程で明らかになることが多く，退行型か発達停滞型か鑑別しがたい症例も少なくなかったことは述べておかねばならない。ボアの症例を呈示しよう。

〈症例1〉「人生は不毛で生きている意味が分からない」と訴える女性
　大学を卒業後，就職。かなり労働条件の悪い会社で働いた。唯一の楽しみは高価な洋服やバッグを買うこと。その借金を両親に肩代わりしてもらうことが2度ほどあった。数年後に結婚し出産後にうつ状態になり精神科に通院。寝こみがひどく，姑が娘を養育し，3年後に協議離婚し，当院に紹介されてきた。

治療経過：薬物治療と心理士による心理療法を併用しながら週1回の通院。2年ほどしてうつ状態は改善。月に2度ほど泊まりに来る娘には離婚していることは説明していない。夫も彼女も通常と違う生活を「病気」のせいにしていた。治療が進み，彼女はアルバイトを始めた。ここで問題になったのが，高額の買い物による借金の支払いと昼間の寝こみ（ボア）だった。母親は主治医の意見を聞かずに借金を肩代わりした。
　昼間の寝こみは，外界の刺激がないことによる無反応であることがわかった。娘の相手をしているとよいが，娘が一人遊びしていると眠りこけてしまう。さらに，診察のときに「どうですか？」と問われることが苦手なのと，基本的な対人関係は「受身」で，それは幼少の頃から続いていることが分かった。母親は彼女の内面よりも世間体を優先し，父親は専断的な人。幼いころからわがままも言わず「怒られないように」生きてきたという。思春期には街をブラブラし万引きをすることがあった。本を読むのが苦手で勉強が辛くて，父親の期待の大学には進めなかったという。
　ところで，BPDの治療転帰と同じように，他の疾患においても薬物治療や主治医との信頼関係によって症状は改善しても，リアルに生きていない患者たちや社会に出て行けない患者たちがいることも臨床ではしばしば遭遇する。症状レベルの改善だけでは寛解・回復と診断できない患者たちがいるのである。そして彼らの中には，症状軽減以上の改善を求めず，薬を求めて通院し，症状を産み出す原因となった内的葛藤，性格的要因，そして生活上のストレスから目を背けようとする患者たちが少なくない。
　こうした患者をどのように治療したらよいのか？　症状レベルの改善を第一に考えて薬物治療を続けていけばよいのか？　症状レベルで満足する患者もいないわけではないが，しかし，何故彼らが病気を患ったのかを究明し，そしてその原因を解決しなければ，再発の可能性も高いわけで治ったとは言えないのではないか，と筆者は思うのである。

2．ウィニコットの考え
　そもそも寛解（remission）という言葉は，身体疾患と違って精神疾患は「治癒」することはない。治癒したかのようにみえても再発しやすいことから「寛解」という概念が生まれた。そしてこの場合の寛解は統合失調症を対象とした使い方であるけれども，薬物治療を中心とする今日の精神医学においては統合失調症のみならず他の疾患においても適用されるだろう。
　わが国の精神科クリニック数の激増は患者の開拓と同時に治さない精神科治療を物語っているのではないか，と反省を込めて思うのである。統合失調症の軽症化は精神科医のあいだでは共有されているにも関わらず，寛解はみられても治癒したとは考えられないのではないか。彼ら

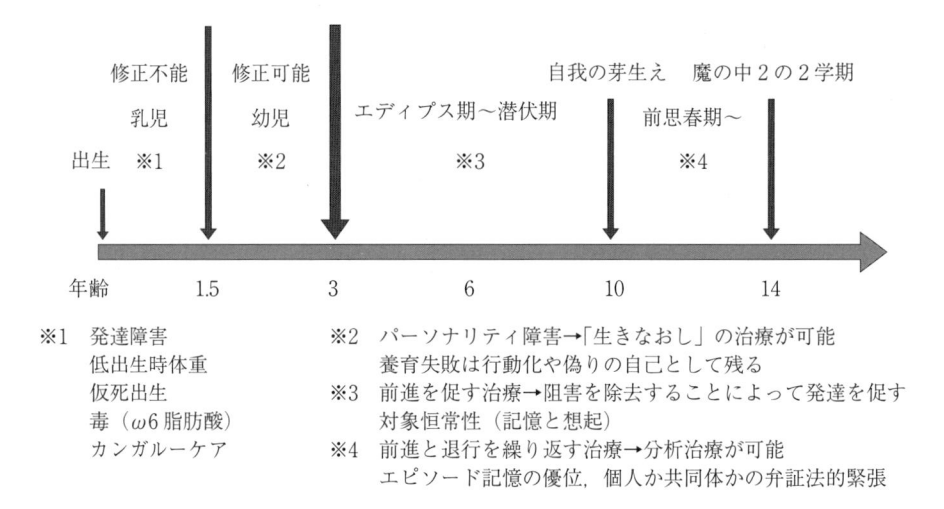

```
  修正不能   修正可能        自我の芽生え   魔の中2の2学期
   乳児      幼児     エディプス期～潜伏期   前思春期～
出生  ※1     ※2        ※3            ※4

年齢    1.5    3     6        10     14
```

※1　発達障害　　　　　　　　※2　パーソナリティ障害→「生きなおし」の治療が可能
　　低出生時体重　　　　　　　　　養育失敗は行動化や偽りの自己として残る
　　仮死出生　　　　　　　　　※3　前進を促す治療→阻害を除去することによって発達を促す
　　毒（ω6脂肪酸）　　　　　　　　対象恒常性（記憶と想起）
　　カンガルーケア　　　　　　※4　前進と退行を繰り返す治療→分析治療が可能
　　　　　　　　　　　　　　　　　エピソード記憶の優位，個人か共同体かの弁証法的緊張

図1　パーソナリティ発達と治療介入のポイント

は退行型 BPD のように一見すると寛解しているに見えるが，自我を圧倒するような生活状況に晒されると途端に診断クライテリアを満たしてしまう自我の脆弱性をもったままである。

　気分障害においても再発を繰り返し，慢性化過程をたどる患者の少なくないことに愕然とさせられる。不安障害にしても，SSRI の登場で組みやすくなったという印象をもつけれども，抗不安薬の時代と比べて，果たして寛解および治癒率は高くなったのだろうか？　これも疑念が生じる。

　ウィニコット（1959～1964）は，環境要因という問題を強調しすぎるところがあるが，環境の養育失敗によって個人のパーソナリティ構造に多少とも永久的な歪曲が起こり，その程度に応じた治療的アプローチを提唱した。かいつまんで述べるなら，一見健康に見えて才気煥発な患者のパーソナリティの中に手つかずのまま隔離されている「精神病不安」を持つ患者の診断と治療について述べ，境界例を「患者の障害の核心は精神病的であるが，その中心にある精神病的不安が生の形で突出する恐れのある時，常に神経症的または心身症的症状を呈することができるほどの精神神経症的機制をもっている

症例」と記載した。そして凍結されたままの対象関係を解凍し「生きなおしする」には依存への退行を必要とするという。

　本論に入るのにこれほど長くかかったのは，この症状レベルだけの治療で終わらない，症状の背景にある病的パーソナリティ特性や未熟なパーソナリティ構造の改築を狙った治療的アプローチを精神療法的と形容し，精神科クリニックで行われる筆者の精神療法について説明したかったからである。

## II　精神療法的な治療アプローチ

　筆者は若いころから精神分析を学んできたので，患者を前にするとなぜ病気になったのかを考えてしまう癖がなかなか抜けない。図1は発達段階における治療的介入を表したものである。それは，パーソナリティ発達を促すような環境への働きかけと歪められたパーソナリティ構造を修正することを目標にしている。発達論はP・タイソン＆R・L・タイソン著『精神分析的発達論の統合①②』とP・フォナギー＆M・タルジュ著『発達精神病理学からみた精神分析理論』を参考にしているが，その多くは臨床で得たものである。

発達論の準拠枠は，遺伝因や素因といった体質と環境の織りなすパーソナリティ形成過程に置いている。この体質と環境と発達段階の組み合わせの重要性は，空腹に耐えられなくなって泣き出す赤ん坊を例にとると分かりやすい。空腹を感知して泣き出すまでの時間差や大泣きするかぐずるかの反応パターンには個体差があるわけで――赤ん坊も積極的に環境に適応しようとする――その反応に環境側がどのように適応するかによって複雑な反応形態が生じることになる。

　幼稚園に上がる頃の幼児を例に考えると，分離不安の強い女児を母親がどう受け止めるかによって，子どものその後の心の発達は大きな影響を受けよう。母親が受け入れると，分離不安は軽減し本来の発達ラインへの復帰も早いが，拒否するとますます分離は困難になり何事にもビクビクする子どもになるかもしれない。それとは反対に子育てが楽な子どもの場合，つまり環境に順応する能力に秀でた早熟な子どもだと，母親は育児にかける手間暇を他のことに費やすことができる。しかしそのために，子どもの異常や発達の歪みに気がつかないことが起きるかもしれない。

　また，ADHDの遺伝因の強い男児に対応する母親の養育も，子どもの行動過多を「元気な子ども」ととるか「躾の難しい子ども」と受け取るかで子どもの情緒発達への影響は無視できなくなる。

　思春期の場合も然りである。10歳前後の「自我の芽生え」の時期に，子どもは他者の目を通して自己を観察する能力が開花し，短期記憶からエピソード記憶へと脳神経系の発達がブレイクすると同時に，大人への発達段階へと突入していく。この時期にいじめや転校などのために環境の変化に順応できないと，子どもの心に劣等感と恥の意識を強く引き起こしていく（川谷，2013）。さらに，心や環境側の問題だけでなく身体の急激な成長と性ホルモンの影響も考慮したアプローチを考える必要がある。

## 1．発達障害の発生

　※1の期間は，胎生期から1歳半までの間に乳幼児に脳神経系の発達を壊滅的に阻害する内的および外的問題が起きると，成長後にその後遺症を精神療法で扱うのは難しい。この時期に一般精神科クリニックを受診してくるようになるのは，言葉の遅れや集団生活に馴染めないといった問題が発生してからである。その時の精神科医の役割は診断書発行や関連機関への紹介が主で，ほとんどが経過観察に終わる。思春期に入ってから一過性の精神病状態で受診する症例を目にするようになるが，この時も薬物治療が主である。この時期に起きたパーソナリティへの永久的な歪みを精神療法によって修正することは不可能だと筆者は考えている。

## 2．1歳半からの幼児のこころ

　パーソナリティ障害の成人例の中に※2の頃の幼児に起きたトラウマの痕跡をみることがあるが，この頃の問題が成長したのちに精神病理として現れることはしばしば観察される。この時期に医療機関を受診する子どもは少ないが，外国の例ではウィニコット（1959）の『ピグル』（ピグルが1歳9カ月の時に妹が生まれる）が参考になるだろう。

　1歳半と明確に区切ったのは，筆者によってこれまでに臨床的に確かめられた（広瀬，2006）――今後の臨床次第ではもう少し早まるかもしれない――最早期の時点だからである。そして，この1歳半以降の心的トラウマは，たとえ後のパーソナリティ発達を歪めたとしても，精神療法による「生きなおし」（川谷，2014）は可能である。

〈症例2〉初診時19歳の女性

　1歳半の時に妹が生まれて叔母にしばらく預けられた。家に帰されると，母親になつかず玩具に愛着を示した。3歳時に感情や観念を言葉にするのに時間がかかり児童精神科医に診察を受けた（自閉症の疑い）。幼稚園に入るときには泣き喚いたが，慣れるとしっかり者で通った。

その後，発達に偏りが見られながらも成長し（運動が苦手で癇癪を起こすが知的に優れている），癇癪は父親の厳しい制圧の，クラスではいじめの対象になった。短大で感情をコントロールできなくなり受診に至った。

　幸いにも治療は成功し，筆者との4年の治療を過ぎる最終面接で彼女は半年前に書いた詩を見せた。「こころ」というタイトルである。彼女は次のように詩を説明してくれた。「感じ入り，考えたりする自分が行方不明になってしまう。そんな気持ちを書いた詩なんです。ときどき姿が見えなくなる。そんなとき，一体私は何だろうと思うんです。自分自身そのものというより，自分が自分だという目印，私が他人からも自分からも見えなくなるんじゃないかと思えてくるんです」と語った。好きな人ができたと報告し治療は終わった。

　1歳半の愛情剥奪体験は彼女の脳機能に打撃を与え，彼女はしっかり者と泣き喚く困った子どもの二人の自分をスプリットしたまま成長した。そして治療によって生きなおし，1歳半当時に起きた彼女のこころの様子を彼女は「こころ」に表現したのである。

## 3．本来の発達ラインに乗せていく治療的アプローチ

　※3はエディプス期から潜伏期に当たる。この時期の子どもは空想と現実の二つの世界に同時に足を踏み入れているので，未だ二つの世界を行き来して吟味することができない。現実の出来事は空想世界を支配し，空想は現実世界を歪める。よってこの時期の家族の雰囲気，特に両親の不和や家庭内の緊張そして自分を大切にしてくれた人物の喪失は子どもたちに決定的な影響を与える。

　この時期に受診する子どもへの精神療法的介入は，本来の子どもの発達ラインに乗せて発達の前進を促す環境づくり（家族の理解と受容が中心）を第一に考える。一過性の退行現象，チック，爪嚙み，夜尿，抜毛などの神経症的習癖，不安，そして抑うつはこうした現実問題を反映していることが多い。この時に子どもの心に精神分析でいう「対象恒常性」が育っているかどうか，筆者の「ボア」が観察されるかどうかが重要になる。

　また，この頃の諸問題がこころの中に葛藤として抑圧されたまま成長すると，成人になって受診してくることになる。その場合は，精神分析などの特殊な精神療法の適応になる。

## 4．パーソナリティの社会化を促進する治療的アプローチ

　※4は10歳前後から成人期までの長い期間である。10歳前後は「自我の芽生え＝自意識の芽生え」の時期で，子どもは自己を他者の目を通して見るようになり，パーソナリティの社会化が本格的に始まる。言い換えると，現実と空想を行ったり来たりしながら現実検討能力を育てていくのである。そして「魔の中2の2学期」が訪れて，セクシャリティ sexuality に直面し社会的自己と本能的自己の統合が進んでいく。秘密と仲間をもつことがこの時ほど子どもたちにとって大切なことはない。

　この時期から精神科クリニックを受診してくる子どもの数が一気に増加する。社会 Society とセクシャリティといった中心葛藤を抱えきれなくなって，精神症状のみならず不登校，自傷行為，非行，家庭内暴力などの問題行動が表出してくる。この時期の精神科治療はパーソナリティ発達の前進と退行の行き来を考慮しながらバランスよく進めていかねばならない。

　社会的自己を巡る問題を明らかにするために不登校に陥っている中学生を例に考えてみよう。不登校は学校を回避して自己愛的な傷つきを避けようとする試みなので，登校を強要すると感情の爆発が起こり，自傷行為や家庭内暴力が勃発する危険性が高い。と言って，彼らの不登校を容認すると，彼らは他者と関わる過程で成長し大人になる機会を失い，自分がどれ程の人間なのかが分からないまま年齢だけ重ね，自分の

存在の希薄さに苦悩することになる。学校は自分を奈落の底に陥れる地獄でもあり大人へと導く教育の場でもある。

この頃の少年は，登校か中退か，治療か発達課題か，個か共同体か，といったどっちでもありどっちでもないといった弁証法的緊張関係を体験しながら成長していく。その経験が乏しいと大人に成りそびれてモラトリアムを続けるのである。治療的介入とはこの弁証法的緊張関係を治療の場で再現することになる。そのために治療の場は緊張と苦悩に満ちた試練の場で，精神科医にとっても修羅場になる危険極まりない場になる。精神科医にも覚悟を必要とし，回避すると彼らは治療に絶望し社会からひきこもるしか手立てがなくなる。

〈症例3〉学校に行けなくなった男子高校生

通信制に移って高校は卒業したが希望する大学受験の勉強はできず，アルバイトに就いても続かなかった。そして家庭で興奮し家族を恐怖の地獄に陥れた。治療の場でも凄み大声を出すこともあった。会うのに覚悟とエネルギーのいる患者で丁寧に相手をしていった。彼の問題は幼少の頃から起きていた。運動神経が鈍く，劣等感を払拭するかのようにスポーツクラブに入るもそれも続かない。残された勉強もパッとせず，撤退という手段を彼は選んだが，それでも苦悩は続き，主治医に万能的な希望を託すしかなかった。その脱錯覚化過程が治療の場で再演されて彼の興奮は鎮静化した。

## 5．成人から中年

この時期に発症する精神疾患のほとんどが精神療法を必要とする。枚数にも制限があるので，中でも精神科医泣かせの新型うつ病に焦点を絞ることにする。精神科医泣かせと嘆いた理由は，健康な割には診断書通りに社会復帰が進まないために精神科の評判が低くなるという現実問題が生じるからである。

パーソナリティ障害の患者であれば，多かれ少なかれ，家庭や医療機関だけでなく彼らと関わる人たちを巻き込んでいるので，精神科医のみが批判の対象になることは少ない。ところが，新型うつ病となると，ブレイクダウンする前までは社会適応も良好で才能に溢れた若者が多く，会社での評判も低くはない。しかし，一旦発症すると，そのきっかけとなった自己愛の傷つきや職場復帰のもたもたぶりによって会社側からも白い目で見られるようになる。もはや彼らのパーソナリティの健康で適応的な側面は無視されて不適応を繰り返す病的部分のみがクローズアップされてくる。精神科医の見方も一様に低い。

広瀬（2006）は「典型的にはエリートサラリーマンにみられる性格の問題に一見見えるが，実際は気分障害に属する病態でパーソナリティの問題（スプリッティング）の扱いが困難。ええ格好しい」と描写し，阿部（2006）は「周囲から庇護されて葛藤もなく過ごしてきた20代後半から40代の男女が，現実生活上の挫折からそれまでのライフスタイルを維持できなくなることを契機にうつ病に陥り，その経過中に不安・焦燥優位で自責に乏しいうつ病像を呈し，周囲に対して依存と攻撃性を露わにする。現実から離れると軽躁状態を呈する」と要約している。

〈症例4〉20代の会社員男性

休職してから復職するまでに2年半を要した。患者は周囲の期待を取りいれて一体化を希求する口愛性性格。病歴や生活史を語る際に彼の人柄が滲み出た。つまり，人と争うのを嫌い，攻撃性は紳士的に抑圧するのだが，出世を競いあう会社内では露骨な後輩の競争意識と直面せざるを得なかった。研修期間が終わり，仕事を任されるようになってから，身体の不調に悩むようになりしばしば会社を休むようになって（脅威を感じる職場を回避）精神科クリニックに通うようになった。

最初に受診したクリニックで良くなると旅行に出かけ，勧められたリワークで再びうつ状態が悪化して当院を受診することになった。面接の中では否認とスプリッティングが中心的な防衛機制で内省することが少なかった。リワーク

は職場を連想させ，通わないと復職は叶わないというジレンマの中で彼は日々を送っていた。

筆者は回避性パーソナリティ障害の治療経験から，この回避という防衛機制を一時承認することといつかは現実に向かわねばならないというジレンマをともに体験することの重要性を学んでいた。それで直面化の時期を気長に待った。すると彼は，ショートケアに通うことを決心し，その後にギリギリになってリワークを受けて復職したのであった。

新型うつ病の精神療法では否認と回避という防衛機制を上手く扱うことが求められる。否認と回避を受け入れつつも挫折に至らない程度に現実に直面化させるといった治療の矛盾を主治医に突きつけてくるからである。

## 6．老後の人生を生きる

生きなおしの治療を精神療法の中心に据えて患者を診てきたが，老後を迎えた患者の場合，生きなおしというよりも想像すらしなかった未知の領域に足を踏み入れたと表現するほうが患者にとっても筆者にとってもピッタリする。

この年代の患者は還暦を過ぎたばかりの筆者にとって身につまされることが多いために，先達に学ぶといった姿勢を失わないように心掛けている。彼らの多くが身体病と対象喪失によって精神科治療を受けに来る。癌の手術後の後遺症や再発不安と抑うつに苦しむ者。配偶者との死別による喪の作業が進まない者。夫と二人で余生を送ろうとリフォームした矢先の夫の急死。ピカピカのフローリングを見ると悲しくてならないと訴える80代の女性も受診してきた。年老いて子どもに面倒を見てもらうために故郷を離れた老母も受診してくる。彼らは年取ってこんな人生が待っていたとは想像すらしなかったと嘆くばかりである。

〈症例5〉70代の女性

夫が亡くなって娘夫婦と暮らすようになった引っ越しの日に腰椎圧迫骨折によって外科的治療を受けるようになった。それから身体のあちこちが痛むようになり，痛みが引かないために外科医から当院を紹介されてきた。幸い処方したSSRIで気分も良くなり1カ月後には通院も途絶えた。

それから半年後に再び体の痛みを訴えて受診してきた。今度はSSRIで副作用が出てなかなか安定しなかった。体の訴えはなぜ起きるのかという彼女の質問に人生上の苦痛があるのではないかと答えたところ，夫が亡くなり，思いもしなかった娘夫婦との同居生活，手広くやっていた事業を畳んだこと，など人生の黄昏の空しさを物語るようになった。そして「カウンセリングを受けたい」と希望してきたので，午後のセッションを設定した。

## おわりに

精神疾患の治るというのは症状の改善だけでなく，筆者が臨床で学んだ発達論をもとにパーソナリティの改築も併せて考慮する「生きなおし」の精神療法が必要だと述べてきた。そしてそれはパーソナリティ構造の歪みとして表れた幼少期からのトラウマを治療の場で再演しそれを主治医とともに生きることを意味する。

筆者の精神科クリニックにおける精神療法はこの「生きなおし」がテーマである。幼児例では本来の発達ラインに戻ること，思春期例は前進と退行という弁証法的緊張を治療の場で体験すること，成人例ではますます「生きなおし」が重要になってくる。しかし高齢者の場合は生きなおしでなく前人未到の地をともに歩く姿勢が求められる，ことを最後に述べた。

### 文　献

阿部隆明（2006）未熟型うつ病．精神療法, 32 (3)；293-299.

Fonagy P & Target M（2003）Psychoanalytic Theories: Perspective from developmental psychopathology. London, Routledge.（馬場禮子，青木紀久代監訳（2013）発達精神病理学からみた精神分析理論．岩崎学術出版社）

Gunderson JG, Bender D & Sanislow C, et

al. (2003) Plausibility and possible determinant of sudden "remissions" in borderline patients. Psychiatry, 66(2); 111-119.

広瀬徹也（2006）逃避型抑うつ．精神療法, 32(3); 277-284.

川谷大治（1997）治療過程における「私」と「自分」．(北山修編集代表)「自分」と「自分がない」(日本語臨床2)．星和書店．

川谷大治（2012）自傷・自殺．（山崎晃資・牛島定信・栗田広, 他編著）現代児童青年期精神医学．永井書店．

川谷大治（2013）境界性パーソナリティ障害の現在．日本精神神経学会電子版2013年4月．

川谷大治（2014）精神科クリニックにおける力動的精神療法．精神療法, 40(3); 362-366.

Tyson P & Tyson RL (1993) Psychoanalytic Theories of Development: An integration. Yale University Press.（馬場禮子監訳（2005）精神分析発達論の統合①／皆川邦直・山科満監訳（2008）精神分析発達論の統合②．岩崎学術出版社）

Winnicott DW (1959-1964) Classification：is there a psycho-analytic contribution to psychiatric classification? In (1965) The Maturational Processes and the Facilitating Environment, pp.124-139. London, Hogarth.（牛島定信訳（1977）疾患分類：精神分析学ははたして精神医学的疾患分類に寄与したか．情緒発達の精神分析理論．岩崎学術出版社）

Winnicott DW (1955) Metapsychological and clinical aspects of regression within the psycho-analytical set-up. The International Journal of Psychoanalysis, 36(1); 16-26.

Winnicott DW (1977) The Piggle: An account of the psychoanalytic treatment of a little girl. International Universities Press.

Zanarini MC, Frankenburg FR & Hennen J et al. (2003) The longitudinal course of borderline psychopathology：6-year prospective follow-up of the phenomenology of borderline personality disorder. American Journal of Psychiatry, 160(2); 274-283.

# 沖縄戦や福島の震災によるトラウマ反応の治療から

Ryoji Aritsuka

蟻塚　亮二*

## はじめに

2013年4月にケンブリッジ大学で開かれた「島の戦争研究会」(Islands of War；Islands of Memory, https://www.ice.cam.ac.uk/institute-media/pdfs/Islands_of_War.pdf#search='war+of+islands%3B+memory+of+war'）に参加した。驚いたことに欧米の人類学畑の人たちは，欧州域内の島々の戦争のその後の影響だけでなく，太平洋にあるかつて日本領だった島々の戦争が，今に及ぼす影響について研究していた。

ひるがえって日本人はどうかというと，中国や太平洋など旧日本軍の戦跡での住民のトラウマ調査など，聞いたことがない。欧州の彼らに言わせると，日本人は年に1回だけ島を訪れて亡くなった日本人の慰霊祭をやるものの，住民には見向きもせずに帰ってしまう。それは無責任だと批判された。

たしかに日本は先の大戦で300万人以上の死者をだしたが，今も海外に100万人以上の遺骨が放置され，現地住民どころか満州引き揚げや内地の空襲を体験した人たちのPTSD調査研究もやっていない。とりわけ従軍して戦闘に参加した兵士たちのトラウマについての精神医学的考察もない。これはおかしい。

ケンブリッジのこの研究会で私は，沖縄戦により，戦後67年を経てもPTSDに苦しむ方たちがおられることを報告した。欧州の人たちはとても驚いて，「日本ではこういうことを若者にきちんと教育しているのか」と聞かれた。

沖縄では，当時保健婦だった當山が，沖縄戦に由来するPTSDやてんかん，戦争トラウマに関連した家庭内不和など沖縄戦に関連した問題を報告した（當山，1984）。しかし當山のこの報告は精神医学的に追跡されなかった。

それから四半世紀たった2010年，私は沖縄の病院で高齢者の「奇妙な不眠」に立て続けに出会った。それはトラウマによる過覚醒不眠であり，患者たちは沖縄戦によるPTSDだった。2013年に，請われて福島県相馬市の診療所に赴任した。そこは東日本大震災に際して全国の精神科医支援がなされたのを契機に設立された。

沖縄戦に由来するPTSDや身体化障害その他のトラウマ反応を経験した私にとって，相馬市での診療はトラウマやPTSDについてさらに目を開かせてくれた。しかし，昨今の書店に行くとトラウマ本のコーナーはあっても，実際的なトラウマ診療の経験について書かれた本は皆無に近い。私のトラウマ診療の経験をいささか書いて本稿の務めを果たしたい。

## I 沖縄戦について——精神科医の視点から

国内唯一の地上戦が行われた沖縄戦では，住民の4人に1人が亡くなった。大城将保は沖縄戦の特徴として，長い激しい地上戦，現地自給の総動員作戦，軍民混在の戦場，正規軍人を上回る住民犠牲，米軍占領の長期化，の五つをあげた（大城，1985）。

しかし精神科医の眼から沖縄戦や集団自決を考察した出版物は拙著を除いて，今も一冊もな

---

*メンタルクリニックなごみ
〒976-0042　相馬市中村字川沼240

い（蟻塚，2014）。精神科医である筆者は，沖縄戦の性格を次のように考えている。

- 死亡，負傷，略奪，レイプ，肉親との離別や行方不明などという暴力的な悲嘆が多発した。これらは，複雑性悲嘆や，トラウマとして心に刻まれうる。
- 生活の場を失うことによる「根こそぎ喪失」的状況。
- 急性や慢性のストレス障害，破局的体験後の持続的人格変化やアルコール依存，暴力や虐待や離婚，統合失調症を含むすべての精神疾患と精神的不健康が増加したと思われる。
- 生命だけでなく日本軍による人格の破壊など，精神的な被害が多発した。
- 戦後の沖縄社会の困難の中で，とりわけ女性や子どもがそのしわ寄せを受けた。
- その結果，養育とくに「母子間の愛着行動障害」を通じて，戦争を体験した第一世代のトラウマが，第二，第三の世代へと精神的な被害を世代間に伝達した。
- 精神的被害がケアされなくて今も傷口が放置されている，まして米兵による事件や毎日の爆音が心の傷口に塩をすり込むので傷口が癒えない。
- 多くの死体を目撃し，目の前で命が奪われるのを見ることを強制された人たちは沖縄戦体験者の中には大勢いる。したがって，「生きてあることの負い目」が，今も高齢者たちを脅かしている。

このように沖縄は，地域ぐるみでトラウマを共有し，「それが当たり前のこと」となっていたので，逆に沖縄育ちの精神科医が目前の症状と戦争トラウマとの因果を思いつかなかったのかもしれない。

## II 沖縄戦によるストレス・トラウマ症候群 (PTSS ; Posttraumatic Stress Syndrome)

戦時体験から60年以上経過しているので，それを「沖縄戦による晩発性PTSD」と名付けた。「晩発性」とは，「青壮年期には何事もなく，晩年になって発症する」という意味である。（ただし本人が気付かないほど軽微な，例えば「不眠がち」とか「物音にびっくりしやすい」などの刺激症状が持続していた可能性を最近調べている）。

やがて沖縄戦トラウマに関連する多くの事例（100例以上）が見つかったので，それらを次のように，沖縄戦によるストレス・トラウマ症候群（PTSS）としてまとめた。

PTSSという言葉は欧州ストレス・トラウマ・解離学会（ESTD）で使われていた。ベトナム帰還兵に対して補償金支給の有無を決する，それゆえにあえて規定を狭くした米国のPTSD診断基準がトラウマ診療の現場では使いにくいので筆者はPTSSという言葉を用いる。

- 過覚醒不眠や悪夢
- 晩発性PTSD
- 命日反応型抑うつ
- 匂いの記憶のフラッシュバック
- パニック発作と中年からの心気的愁訴
- 身体表現性障害（身体化障害）
- 戦争記憶の世代間伝達
- 破局体験後の持続的人格変化または／および精神病エピソード
- 認知症に現れる戦争記憶
- 非精神病性幻聴，色覚異常，幻視，幽霊（再体験記憶）
- （確認していないが推定される影響）うつ病，統合失調症，てんかん，DV，アルコール依存，自殺，幼児虐待，離婚など

「命日反応型抑うつ」とは，毎年5月から6月の沖縄戦の阿鼻叫喚を想いおこす湿度や温度に触発され，あるいは県が主催する慰霊祭の時期に不眠とうつ病を呈する人たちのことである。「匂いの記憶のフラッシュバック」とは，戦場で死体を踏んで足の裏にねばりついて離れない

死体の匂いが不眠とともによみがえる。パニック障害については，福島でも過覚醒不眠とともに頻繁に目にする症状である。

14歳の少女はサトウキビ畑の中を逃げる時に兵士の死体を踏んだ。そして自分を責め続けた。さらに「今日からこの壕は軍が使うから出ていけ」と艦砲雨あられの中，家族で隠れていた壕から出された彼女は，55歳のころ「朝は足が痛みそれがだんだん上に上がってきて耳や頭が痛くなる」という原因不明の症状に苦しんで教員をやめた。30年後筆者の外来に来られて，沖縄戦由来の「身体化障害」とわかり回復した。

「戦争記憶の世代間伝達」とは，第一世代の祖母は子どもの時に沖縄戦の中を逃げて走ったものの長じてリストカットを繰り返した。第二世代の娘はうつ病とリストカットを繰り返した。第三世代の娘は18歳で妊娠して生まれた子どもを母に預けていなくなった（養育ネグレクト）。このようにトラウマが愛着障害を通じて世代間に伝達するのである（世代間伝達；intergenerational transmission）。

「破局体験後の持続的人格変化または／および精神病エピソード」とは，児童期の戦争体験のある人で，成人期は退却症候群（ひきこもり）あるいは易怒的で他人と喧嘩ばかりしていたような人が，晩年に息子の死や肺炎での入院を機に，独語・幻聴・不眠・暴力などの一過性精神病エピソードを呈した人たちがおられたから，そう名付けた。

「認知症に現れる戦争記憶」とは，認知症を患っていても高齢になるにつれて戦争記憶が突出してくる場合のことである。

沖縄戦体験者や伴侶をなくした高齢者などからしばしば幻聴の訴えを聞くことがある。これは「非精神病性幻聴」である。「壕から出たら空がモノトーンだった」などと色覚やその他の知覚の異常は，戦争や震災トラウマに際してしばしばみられる（蟻塚，2014）。

## III　地震・津波，原発，仮設，過去，未来

岩手・宮城の震災が地震とその後の津波被害だったのに対して，福島では原発事故による被害が加わって問題を複雑にしている。私は被災地での診療の経験から，福島の震災を次の5つに分けている。

- 地震と津波による被害ストレス（天災）
- 原発事故による避難による「難民状況」と地域・家庭の分裂（人災）
- 仮設住宅に長期間暮らすストレス
- 震災を経験したことで，震災前のトラウマが引きずり出された
- 子どもにとってこれからの未来において震災トラウマが雪だるま式に困難を増やす可能性

地震・津波は巨大な天災であった。津波で肉親を流された女性は次のように語った。

親しい人や家が流されるのをただ見ているしかなくて
水は止まってくれなくて
あれほど虚しかったことはなかった
自分の身を挺して止められるものなら止めたかった
あの時の「どうしようにもならない感」と
その後の打ちのめされた虚脱・脱力感

制御できないものはあるのだ
努力・頑張りを強調する社会のウソ

これに対して東電事故は「安全神話」による人災だった。事故を起こした原発から放出された放射線物質の拡散を予測するSPEEDI（System for Prediction of Environmental Emergency Dose Information）のデータは公表されず，住民は知らされないまま線量の高い地域に避難して被曝した。水素爆発の知らせを聞いて「ああ，人生が終わった」と感じた人もいた。そして政府の不確かな情報に翻弄されな

がら，多くの人たちは5カ所から7カ所も避難先を転々とした。

これは日本人が初めて本格的に体験した難民状況である。つまり「帰る家があるのに帰れない，いまいる避難先もいつまでいるかわからない，人生の最後まで展望できる『終の棲家』という確信が持てない」のである。『難民』としての彼らは，生活も対人関係も金銭感覚も人生設計も「とりあえず」のものとなる。東電からの補償金が入ってたまたま気に入った何十万円もの着物を買ったのに，家に帰ると相変わらずインスタントラーメンの毎日だったりする。このような「難民としてのメンタリティ」は地震・津波の被害とは区別されうる。

あるいは幼い子どもを持つ母親は放射能を恐れて福島から避難を決め，夫や祖父母との間で家庭が分裂する。東電補償金のいかんによって近隣関係も分裂する。しかし地震・津波では家族や近隣は基本的には分裂しないのである。

さらに津波や原発避難というストレスが，過去にその人が体験したトラウマ記憶を顕在化させる，あるいは過去トラウマと今回のトラウマとが重畳し，あたかも雪だるまのようにトラウマ反応が大きくなることがある。震災が潜在していた過去のトラウマを引きずり出すのである。

これに対して子どもの場合には，震災ストレスとそれに連動した親子・友人関係の傷つきが，その後の人生の大切な局面においてトラウマ反応や解離性障害として現れる可能性がある。震災の記憶は過去の事象だけでなく，子どもの場合には未来をからめとるのである。

## IV 福島の被災地でみたストレス症候群

沖縄戦によるPTSDを見つけたきっかけは，過覚醒不眠に遭遇したことだった。福島でも同様で，不眠や抑うつを訴えて目前に現れた患者さんに，「**過覚醒不眠または強い入眠困難**」を認めるか，そして「**震災前と震災後で違いがあるか**」を聞くと，震災ストレスによる症状であるかどうかの見当がつく。福島で診たストレス症候群を下記に記す（A）。

（A）過覚醒不眠または／および強い入眠障害，パニック障害，非定型うつ病，解離性障害（リストカット，解離性けいれん，意識が飛ぶ，遁走など）

身体化障害，自律神経障害（物音や寒さへの過敏，入浴後の鳥肌反応）

PTSD，遅れて発症した遅発性PTSD，悲嘆反応の長期化，一過性精神病，DVや発達障害との複合症候群，故郷喪失による家庭内不穏，否定的認知，健常者の希死念慮，震災前疾患の悪化，震災後ひきこもり，機能性ディスペプシアなど

被災地で最も典型的なのは過覚醒不眠である。次いでパニック障害であり，パニック障害に続発する非定型うつ病である。

このように（A）で記した症状を念頭において目で見ていくと，身体化障害や過去の母子間の感情的な共感不全や愛着障害と今回の震災によるストレスとが重なって「トラウマの雪だるま効果」を呈する事例を見ることも容易である。

津波の後遺体捜索を1カ月続けた男性は，強い不眠と抑うつと右足の痛みに襲われていた。足の痛みは整形外科で坐骨神経痛と診断され，不眠と抑うつは心療内科でうつ病とされて投薬を受けていたが，どちらも改善しなかった。たまたま赴任した直後の私の所に来られて，その特徴的な過覚醒不眠から私は，震災トラウマ反応だろうと考え，薬物を変えた。2カ月後その男性が現れて言った，「先生，足の痛みも不眠も治ったからもう来ねえ」と。足の痛みは身体化障害であり，うつ病とみられた症状はトラウマ反応だった。

紙幅の都合で個別の症状をここでは説明しない（日本精神科診療所協会総会（2014）で話した動画を参照してください。共和薬品のHPを開いても震災支援の動画に進んでください。〈http://www.amel-di.com/medical/seminar/fukushima_r/index2.html?p=2〉）。

## V 診断と治療

トラウマ診断に不可欠なことは,「それを疑う」ことである。「私は PTSD です」と言って外来を訪れる人はいない。トラウマ反応を引き起こす痛み記憶は,急性ストレス障害（ASD）として発症する場合を除けば,いったんは脳内記憶として保存される。つまり心理学的な事象が身体的レベルの事象となり,意識の下に潜り込んでしまう（だからトラウマ治療で EMDR やタッピングなどの身体的アプローチが奏功する）。

トラウマ反応を診断するには不眠を手掛かりとして（A）に記載した疾患またはそれらの疾患のごく一部のサインを見落とさないことである。

「テレビドラマを見ていて途中で筋書きが抜ける」という解離性症状も,軽快すると「他人と話しているときにふと別の『考えらしき想念』が入ってくるんです」という形となり,さらには「他人と話しているときに『何か』がごく短時間入ってくるんです」と侵入思考の内容が不鮮明となる。そんな「ガラスのかけら」のような微細なサインをかきあつめ,ジグソーパズルのように「ガラスのかけら」どうしの意味連関をつなぎ合わせる時にトラウマ反応の輪郭は見えてくる。

他方で,岡野が外傷性精神障害としてリストアップしている疾患・病態（B,下記に記す）を念頭に置き,それらの病態が見られたならトラウマ反応ではないかと疑うべきである（岡野,2009）。

### （B）外傷性精神障害（岡野）

PTSD,ASD,解離性同一性障害,解離性健忘,解離性遁走,離人症,自傷行為や自殺企図,境界性パーソナリティ障害,身体化障害,適応障害,パニック障害,うつ病・うつ状態,摂食障害,行為障害,自己愛人格障害または回避性パーソナリティ障害,社交不安障害,強迫神経症または強迫性パーソナリティ障害

たかだか診察室の診療で,巨大な水の壁に追いかけられて家や家族を失った苦悩を癒すことなどできない。だから私がやっているのは,目前の「不眠やうつ病や痛み」についてトラウマ反応という面から診断をつけ,とりあえずは薬物療法にて目前の苦痛を緩和することである（ただし必ず患者さんたちが体験した被災の現場をひまを見ては訪ねている）。

薬物としては,抗うつ剤やβブロッカーの少量,抗精神病薬の少量などの併用が過覚醒不眠や身体化障害に一程度効く［商品名でいうと,ジプレキサ 1mg（眠前役に追加）,ミケラン 5mg（朝夕食後）,ピーゼットシー 2mg（眠前に追加または朝夕食後）,セロクエル 25mg（眠前に追加）などである］。

患者に病状を説明する時は「トラウマが原因です」と説明しても怪訝な顔をされるので,「震災や仮設暮らしのストレスのせいだと思います」と伝える。そして「快食,快眠,快便,そして少しでいいから体を動かしましょう」と暫定的な治療の目標を提案して共有する。初診の時に震災の時にどこでどんな体験をされたかを伺うが,涙するばかりで語れない方には無理して詮索しない。

同時に私が一番心がけているのは,「**語るあなたと聞く私**」という関係性（枠組み）を築くことである。そして「（そんなつらい体験をされてこられたけど）,私とあなたとがこの診察室で目と目を会わせて,いま話しているじゃない？」という「今,ここで」の肯定的な共感を交わすようにしている。この時,私と彼／彼女との間で何のたじろぎもなく目と目が一致することを大切なことと考えている。

トラウマ記憶とは過去に起きた出来事でありながら現在進行形であり,現在の今に侵入してくるからトラウマ反応あるいは PTSD として問題となる。このトラウマ記憶を過去の記憶ファイルに戻すために必要なのは,「あんなつらいことがあったけど,今,こうして生きている」という感覚である。

そして『語るあなたと聞く私』がせめて診察

室で,「眠れるようになった」「フラッシュバックが消えた」といって一喜一憂して,「お互いの今」を喜び合うことにしている。

（言葉にして言わないが,このような対応をしている私には,癌やうつ病を患った体験から「この世の絶対的価値は生きていること」と思う自分がおり,「生きる意味を求めるのでなく,生きること自体が私たちに求められている」〈フランクル著,山田・他訳,1993〉という言葉に共鳴する自分がいる。生きることはボロボロに傷つくことであり,それでも生きる価値があると信ずる私がいる。だから震災というつらい体験をされながら,今こうして生きている人たちを,私は尊敬している)

## Ⅵ 原発事故がなかったら, こんなに夫を憎まなかった

原発事故で職場と自宅を失い,今は避難先のアパートに夫と二人暮らしだという女性が来られた。避難先の人たちは隣同士でもほとんど口を利かないのがエチケットだから（トラウマ後の相互のひきこもりのため),回覧板も来ない生活を送っている。そのうち以前はあまり気にならなかった夫の些細な癖や新聞をめくる音が過剰に気になって,いらいらしてくるようになった。そして,原発避難の前には思いもつかなかったように夫が憎くなった。夫と二人だけの夕飯の時に右手がけいれんするようになった（解離性けいれん)。たまに娘と一緒にご飯を食べる時には右手のけいれんは起きない。

この方が何度かの通院ののちに,「原発事故がなかったらこんなに夫を憎まなかった」と言われた。

加藤は,レジリアンスの概念を,「①生物学的身体のレベル,②その上位にあって文化的レベルに包摂される心身複合体,③そして実存としての主体」(筆者が要約)の三つの次元と心身との相関であると指摘している(加藤・他,2009)。

この女性は,原発事故によって職場や社会人としての存在,さらには近隣の人々との一体感を失ってしまった。つまり加藤の,上記②の「文化的,社会的,環境的な支持」を失い,もっぱら夫との直接対面時間が長く,将来の見えない生活にカプセルのように収容された挙句が,『こんなに夫を憎くなった』のである。被災地で,このように夫を恐れる,憎むという方が他にもおられた。震災後,「殺したいほど姑が憎くなった」という女性もおられた。

このように,近隣との関係や社会人であることなどの日常の秩序が根こそぎ失われてしまった被災地では,個人の心の問題が個人の内界の問題ではなくなっている。近所付き合いや文化や芸能や回覧板など「地域力」の低下が,個人の感情状態を左右するのである。

## Ⅶ ともに痛みながら痛みを突き抜ける勇気を

紙幅が尽きた。私は,病から回復したり,長生きするカギは意志力にあると考えている。病気から回復する秘訣は薬ではなく,身を挺して飛び込む勇気であると思う。「治る」とは,「変化する」つまり「今の自分を否定する」ことであり,それは痛みを伴う自己修正の過程なのだが,被災地で,これ以上ない悲痛と苦悩と悲しみとを体験して来られた人たちとともに,可能ならば,「ともに痛みながら痛みを突き抜ける勇気」を語り合いたいと思っている。それはトラウマを乗り越えることでもあり,トラウマ後の成長につながるとも思うからである。

## 文献

蟻塚亮二（2014）沖縄戦と心の傷：トラウマ診療の現場から．大月書店．

加藤敏・八木剛平（2009）レジリアンス 現代精神医学の新しいパラダイム．p.5. 金原出版．

岡野憲一郎（2009）新外傷性精神障害―トラウマ理論を超えて．pp.66-75. 岩崎学術出版社．

大城将保（1985）沖縄戦―民衆の眼でとらえる「戦争」. pp.69-84. 高文研.

當山冨士子（1984）本島南部における沖縄戦の爪痕．（佐々木雄司編）沖縄の文化と精神衛生．弘文堂．

ＶＥフランクル著,山田邦男・松田美佳訳（1993）それでも人生にイエスという．p.27. 春秋社．

# 大学病院での私の行動療法

Tomohiro Nakao　　　　　　　　　　　中尾　智博[*]

## はじめに

　今回の特集で私に与えられたテーマは「大学病院での行動療法」である。私が精神科医になってちょうど20年経つが，そのほとんどの期間を大学で過ごしてきた。そして早い時期から行動療法の研究室に身を置き，現在に至るまで行動療法を実践し続けている。そういう意味ではこのテーマで執筆するのに適した人間の一人なのかと思う。あくまで私の視点からではあるが，大学病院における行動療法について述べてみたいと思う。

## I　行動療法家としての私の生い立ち

　1995年，入局して1年目の研修を受けたのが，国立肥前療養所（現・肥前精神医療センター）であった。ほとんど何の知識もないままに，当時同所で行動療法グループを率いていた山上敏子先生が主宰する行動療法カンファレンスに，隅っこの方で参加していた。山上先生をはじめとする行動療法家の先生たちの，強迫性障害（obsessive-compulsive disorder：OCD）などの疾患への徹底的で精緻な治療議論は自分が精神科に漠然と抱いていたイメージを大きく変えてくれた。また当時ペンシルバニア大学 Edna Foa 博士の研究室に留学していた飯倉康郎先生が，一時帰国して講演をされた時の最先端の治療を語る華やかさも記憶に残っている。
　2年目に大学に戻った。同期入局の友人が，前年から行動療法グループに出入りしていて，さらにロンドン大学 Isac Marks 博士のところに留学していた中川彰子先生（現・千葉大学）が帰国し九大の教員となったことも契機となって，何となく私も行動療法グループ所属のようになった。当時気鋭の精神病理学者として講師をされていたある先生に，「中尾さんは行動療法が向いているよ」と言われたことも影響したのかもしれない。最初の症例（家族関係の問題から砂糖恐怖を呈した OCD の女性）のことも強烈に印象に残っている。
　医師5年目に再び大学に戻り，以後はほとんど大学に籍を置いて現在に至っている。この間，2001年から大学院博士課程に進み，OCDを対象として functional MRI（fMRI）を用いた脳画像研究を行い，行動療法が OCD の脳機能に与える影響を調べることができた。同時に臨床大学院生として行動療法のトレーニングも継続させてもらった。中川先生が他大学に転出した後は行動療法研究室の主任を引き継ぐ形となり，2010年にはロンドン大学で Marks 博士の後継的な立場にあった David Mataix-Cols 博士の研究室に留学し，ためこみ障害（DSM-5におけるためこみ症）の疫学研究などに参加させていただいた。帰国後は再び行動療法研究室の主任を務め，現在も OCD を主たる対象とした臨床・研究を実践している。
　こうしてみると精神科医としての私は行動療法ひとすじである。しかし医者になった頃の私にそこまでの強い意志が存在していなかったことは（自分のことなので）はっきりしている。

---

[*]九州大学大学院医学研究院精神病態医学
　〒812-8582　福岡市東区馬出3-1-1

何となく流れで，なりゆき的に今にたどり着いたようにも思えなくもない。とはいえ，元々の私自身の性格や考え方に行動療法への親和性があり，肥前や九大でのさまざまな出会いが積み重なり，その時々に私自身が取った選択が現在の「行動療法家としての私」を規定しているとも思える。そういう意味では必然的に今ここにいるのだろうと思っている。以上，簡単ではあるがまず私の行動療法家としての生い立ちを述べた。

## II 大学病院での行動療法

大学において私が果たすべきは，臨床・教育・研究のそれぞれを，可能な限り高いレベルでバランスを取りながら実施することである。私の場合，これら三つの領域をつなぐキーワードの一つが行動療法であり，もう一つがOCDである。つまりOCDに対する行動療法を高いレベルで実践することにこそ，私のアイデンティティがある。以後に私が関わっている仕事を紹介するが，それぞれに上記三領域の内容がオーバーラップする形で含まれている。

### 1．行動療法専門外来：臨床

私の行動療法実践の主戦場は，九大精神科での外来である。OCDを主体とする行動療法専門外来の受診者の診察にあたることが多い。多くの患者は他の医療機関にかかった経歴を持ち，当科へはより専門的な治療を求めての受診であり，難治例・重症例が多くを占めている。この診療において，行動療法の考え方は私にとって非常に有用に作用している。行動療法に関しては曝露反応妨害法（Exposure & Response Prevention；ERP）を代表とする行動変容技法に注目が集まる傾向にあるが，私は行動療法が持つ，患者の症状を「聴き取る」，「理解する」，「変容する」，という三つの要素が等しく重要であると思っている。

行動療法では主訴を中心に綿密な聴き取りを行い，患者がどのような毎日を送り，どのような人間関係や社会の中で生活しているのか，そしてその生活のなかにどのような形で問題が生じているかを具体的に，明確化していく作業を重視する。新患診察におけるこの作業は特に重要で，許された時間（通常は1時間程度）の中で，どれだけ丁寧にこの作業をできるかが，その後の治療プロセスに大きな影響を持つと考えている。

そして人の行動を理解するのに，行動療法では「刺激－反応分析」という方法を用いる。これは，「Aという刺激によって，Bという反応が生じ，Bが新たな刺激となってCという反応を引き起こす……」というように，人の行動を刺激－反応の連鎖として捉えるものである。丹念な聴き取りとともに，このような行動の連鎖をイメージすることで，症状をより深く理解することが可能となり，どのような介入をすればよいか，治療仮説を立てやすくなる。「あなたは○○と感じたから，○○という行動をとったのですね」というように患者の行動を理解し，それを相手に伝えることでより良好な治療関係が立ち上がると感じている。「行動療法は症状だけを取り扱い，人を見ない」という批判がある。それは間違った捉え方だと思う。確かに症状に焦点をあてた面接を大事にはする。しかしその向こうにはその人の生活を見て，さらには社会の中におけるその人そのものを見ている。私は人を理解する方法として，行動療法という方法が役立つと感じている。

変容技法の代表であるERPは，不安惹起状況への長時間の曝露を行うことで不安の条件づけは消去されることを利用した治療法である（中尾，2012a）。OCD患者が避けてきた恐怖対象への直面化を促すこの技法は，丁寧な聴き取りと症状理解，そして心理教育によるERPの意味の十分な理解の下用いなければならないと思う。単に「嫌だと思っている物に無理矢理触らせられた」と患者に感じさせたらそれはERPに至る治療プロセスが間違っている。「必要以上に怖れている物を普通に触れるようにな

るには，あえてその対象物に触れ，不安が下がっていく体験をすることが必要なのだ」と患者が理解する，そのプロセスが大事である。このためERPの実施までには入念な下ごしらえの作業を欠かすことができない。

これらの技術は新患・再来の別を問わずに重要であるが，その一方で再来は時間との闘いでもある。行動療法を別枠で行う症例を除いて通常の再来は10～15分，長くとも20分の中で完結しなければならない。自己記録（セルフモニタリング）や，ホームワークによるERPを効率的に用いながら，自律的な治療行動が芽生えることを意識した面接を行っている。漫然とした治療にならないよう，常に前進するための次の一手を考えながら治療を行うように心がけている。

実際の外来での治療例を以下に示す。なお今回の呈示については本人の同意を得ており，プライバシーに配慮し論旨に影響のない範囲で内容に変更を加えてある。

**症例1　22歳男性**
【主訴】潔癖症が日常生活の足を引っ張る。
【生活歴・現病歴】出生時，発育発達に異常はなかった。小学生の時は友人も多く成績も上位であった。きれい好きであった。中学2年の頃，転居・転校し，馴染めず友人がいなくなった。学校が終わると帰宅しほとんど家で過ごすようになった。父親による叱責が増え家でも落ち着かず，同時期に潔癖傾向が強まった。中学3年（X－7年）になると明らかに手洗い，入浴の時間が長くなり，朝も登校準備に時間がかかり，遅刻や休みが増え，不登校となった。同年近医A病院にかかりSSRIを投与されたが効果を感じず，数回で通院を中断した。別のB病院にもかかったが，やはり通院は続かなかった。高校には進まず引きこもりの生活となった。次第に自宅の中でもきれいな場所，汚い場所を分けるようになり，きれいな場所に行く際は手洗いや入浴によって身を清めねばならなかった。次第にきれいな場所は減り，X－5年には自室のベッド，椅子，リビングの自分用の椅子にしか座れないようになり，手洗いは1日30回，入浴も3時間かかり，月に水道代が2万円程度かかる状態となった。ずっとそのような生活を続けていたが，X年になり，親の知人から日雇いのアルバイトを頼まれ，短期間だけ働いた。その際，病気を治さないと仕事は無理だと思い，X年Y月当科受診した。

【治療経過】初回面接では詳しく病歴，病状を聴き取った上で，OCDの診断に該当すること，清潔な領域と不潔な領域を区別することで症状は維持増悪すること，行動療法が有効と思われること，について説明を行った。治療を望んで受診したことを賞賛し，次の受診までに自宅での生活状況と行っている強迫行為について記録をつけ，各場所の清潔の度合いを点数でつけ，図を書いてもらうこととした。2回目以降，本人の記録に基づきながら，汚いと感じている場所に段階的に触れるERPの課題を出し，実行してもらった。本人が課題を遂行してきた際は賞賛の言葉をかけ励ました。汚染に関連する嫌悪感は徐々に軽減している印象であった。Y＋4カ月時に，本人が「革命を起こしました」と言い，主治医の説明を取り入れ，汚いと感じている床に寝っ転がり，そのままきれいな領域である布団に，ダイブするという曝露を実施した。そこから症状は大きく改善に向かい，次第に手洗い，入浴の時間も減少した。清潔不潔の区別はなくなり，外出の頻度も増え，外出から帰宅後もそのままの服でベッドに寝転がれるようになった。現在，7年近くに及んだ引きこもりからの脱出を目指し，デイケア通所を開始したところである。

思春期のOCD発症後に引きこもりを呈し，清潔域・汚染域の区別によってさらに病状の悪化を来たした症例である。何度か受療の機会があったものの継続しておらず，結果的に発症から専門医の受診まで7年を要していた。初診時からOCDの病理機制について丁寧な説明を行い，行動療法による働きかけを行うことで本人

の治りたいという気持ちは高まり，本人が「革命」と呼んだ曝露体験につながった。回復までに時間はかかったが，今本人なりのペースで社会に参加しようとしている。

## 2．入院でのチーム行動療法と若手教育：臨床と教育

　入院治療で行動療法の対象となる患者やその症状をつぶさに観察することは行動療法を身につける上でとても重要である。患者が朝起きてから夜入眠するまでの行動を詳細に把握し，症状がどのようにして生起し，生活に影響を与えているかを理解するには，入院は理想的な環境である。また自宅で重篤な症状，合併するうつ病，家族との軋轢などで疲弊しきった患者にとっても入院生活はかなり有効に作用し，多くの患者は入院生活に安心感と希望を見出すことができているように思う。私たちの病院では後期研修開始後1～5年程度の若手医員が入院主治医となるので，入院治療を通して彼らの教育も行っている（中尾，2012b）。病棟には行動療法の主要な対象となる不安障害圏の患者が常に5～10名程度は入院しており，ほとんどの医員が行動療法的な治療アプローチについて学ぶ機会をもつことができる。入局後早期の段階で精神療法のひとつとして行動療法の治療スタイルを経験することは，患者や症状を理解する上で有用と考えている。

　入院治療は，初期にまず詳細な行動分析を行い，評価，診断，治療仮説をたて，それにそって行動療法の治療技法を援用し，問題となっている症状や行動の解決，より適応的な行動の獲得を目指していく。もちろん医員は初学者であるので単独で行うのは難しく，私たち教員や行動療法研究室に所属する大学院生（臨床経験平均10年，行動療法経験平均5年程度）が適宜評価や助言を行いながら治療を進めてゆく。書物で理論を学ぶだけでは不十分であり，入院治療で患者の生の姿，行動を十分観察し，理解することは，行動療法というきわめて実践的な治療技法の習得において重要な役割を果たしている。

　入院治療の対象患者は多くの場合難治例といっていいであろう。次にそのような症例を示す。

### 症例2　30歳男性

【主訴】手洗いと入浴に長時間かかる

【生活歴・現病歴】同胞2名第1子，元々几帳面で神経質な性格であった。幼少期は多くの習いごとをして活発に生活していたが，小学5年時に両親が離婚してからは，活発さは影を潜めた。父親と生活するようになり家事をよく手伝っていた。そのうち格闘技に打ち込むようになり，大学進学後もプロを目指すつもりであった。17歳頃から父の交際相手である内縁女性と同居するようになったがそりが合わず，口論や喧嘩が絶えなくなった。その頃から，汚れに対する過剰な嫌悪感が出現し，自分の部屋の掃除，洗面，ひげそり，入浴などにかかる時間が次第に延びていった。20歳頃には1回の入浴に6時間以上かかるようになった。大学や格闘技の練習も行くのが困難となり，大学は中退を余儀なくされた。引きこもりがちの生活となり，23歳時には入浴に9時間以上を要する状態となり，週に1度程度しか入れなくなった。X－7年（23歳），精神科クリニック通院を開始，症状は薬物療法で2～3割程度軽減した時期もあったが，おおよそ持続し，いくつかのクリニックにかかったが大きな改善は得られなかった。X－3年（27歳）には主治医の転勤に伴い一旦通院中断，症状は増悪し，入浴前には歯磨き，ひげそりなど準備に3日間程度かけ，汚れを聖域である自室に持ち込まないため浴室の前で眠り，ようやく入浴にこぎつけるという状態であった。反復的な動作がエスカレートし，注意する父親との間で暴力沙汰が生じ何度か警察が出動する騒ぎとなった。X－2年からは精神科病院での長期入院状態となり，そこでは強迫行為は直接には取り扱わず，週1回の入浴日には8時間ほどかけて入浴をしているとのことであった。X年Y月当科初診，同年Z月行動療法目的で当科へ転院入院となった。

【治療経過】初診時格闘技をしていることもあってか精悍な印象であった。対応は丁寧であり知的水準の問題もなさそうであった。家での暴力行為はこじれた家族関係による部分が大きいようであったが、このことは今回の入院ではひとまず棚上げとした。入院後、本人の入浴や、日常生活の様子を十分に観察した。その結果、水気によるヌメリやベタベタしたものに対する汚染恐怖と、入浴や手洗いなどの過度に儀式化された長時間の反復行為（強迫性緩慢）という二つの主要な要素があることがわかった。まず生活への影響の多い入浴について治療的介入を行うこととした。本人だけでは反復を止めることはできず、入院主治医や看護師が随時声かけを行いながら、徐々に時間を短くしていく方法をとった。入院当初入浴に3～4時間かかっていたが、8週ほどかけて徐々に手順を省き、また「洗い残しのもやもやとした感覚があっても決められた時間で切り上げる」ことを繰り返すことにより、最終的には40分ほどで完了できるようになった。さらに、汚染恐怖についても本人とともに作った階層表に基づき、病棟食堂のテーブル→金属フェンスのさび→植物→ジュースの入った、ベタベタ感のあるコップ→トイレのドアノブといった具合に段階的に触り、きれいにしておきたい携帯などを触るERPを行った。親子関係の修復にはまだ時間がかかる状態であったが、強迫症状が大幅に軽減したこともあり、直接的な衝突は生じないようになった。入院4カ月でひとまず弟宅に身を寄せる形で退院となった。

思春期発症例ではこのように家族関係や人間関係の問題が強迫症状に置換されるケースがしばしば見られる。特に思春期男性においては今回の症例のように発達障害の素因とも関連する反復性および強迫性緩慢が生じやすい。そのような症状に対しては今回入浴に対して行ったような、ERP以外の直接修正が、地道な作業となるが効果的である。

## 3．行動療法カンファレンス：臨床と教育

私たちの行動療法グループの活動を特徴づけるもののひとつとして、定期的に実施している行動療法カンファレンスがある。これは、行動療法に興味を持っている医療関係者であれば身分を提示することでオープンに参加できるもので、月2回程度、月曜日夕方に1時間半程度の時間をかけて10～20名程度の参加者が議論を行っている。病状的に問題がなければ、患者にも途中入室してもらい、参加者からとの質疑を行ってもらう。カンファレンスには肥前や九大で十分に行動療法の経験を積んだ行動療法家が常に複数名参加しており、毎回質の高い議論が行われている。

このカンファレンスを通してそれまで治療者も指導者側も気づいていなかった診断や症状構造、治療の進め方に関する重要なポイントが判明し、それに基づいて治療の修正を行い、再び治療がよい方向に進み出すことが多い。また熟練した行動療法家とのやり取りの中で治療的な助言を受けることにより、患者の治療への動機付けが高まる場合もしばしばである。

## 4．臨床研究：臨床と研究

私たちの研究室では、行動療法の有効性について、生物学的手法も含めた臨床研究を行っている。2000年～2005年にかけては、OCD患者を対象として、無作為割付による行動療法とSSRIの治療効果比較を実施した。両治療法はともに改善をもたらすが、行動療法はより高い改善効果をもち、治療終了後も効果が持続することを示した（Nakatani et al., 2005）。さらに同研究の対象者に対して、治療前後にfMRIを用いた機能的脳画像撮影を実施した。その結果、治療前の患者は健常者に比して、強迫観念を惹起するような語の連想時に前頭葉や視床の活動が亢進すること、行動療法や薬物療法で症状が改善するとこれらの部位の活動パターンはより健常者に近づくこと、つまり症状に関連する前頭葉眼窩面の活動は低下し、認知課題に対する

頭頂葉や小脳など後方脳の活動は増加することを確認した（Nakao et al., 2005）。薬物療法や行動療法がどのような機序で脳に変化を与え，症状の改善をもたらすのかについては未だ不明な点も多い。私見ではあるが，SSRIなどの薬物は情動を司る脳辺縁系に作用し情動安定と強迫観念の軽減をもたらす一方，行動療法は前頭葉皮質に働きかけることによりまず強迫行為を制御し，随伴的に強迫観念や不安を軽減していると考えている（中尾，2011）。

私たちは一連の機能的脳画像研究の実施後も，OCDの長期予後研究，非定型抗精神病薬による強化療法についての無作為割付研究，形態画像研究，遺伝子の相関解析等を実施し，OCDに対する行動療法や薬物療法の効果を多角的に検証している。行動療法の有効性を科学的に検証するのは大学に所属する者の大事な仕事だと考えている。

## おわりに

大学で私が行っている行動療法について記した。私の場合，臨床・教育・研究，すべての領域において行動療法が何らかの形で関わっており，研究活動で用いる言葉を借りれば，「行動療法のエフォート率」100％である。それは私が大学で精神科医の仕事をしていく上で，行動療法の考え方が必要不可欠なものとなっているということでもある。

## 文　献

Nakao T, Nakagawa A & Yoshiura T, et al. (2005) Brain activation of patients with obsessive-compulsive disorder during neuropsychological and symptom provocation tasks before and after symptom improvement : a functional MRI study. Biological psychiatry 57；901-910.

中尾智博（2011）OCDの行動療法・薬物療法と脳の変化：第106回日本精神神経学会総会シンポジウム．精神神経学雑誌，113；60-67.

中尾智博（2012a）強迫性障害の行動療法．臨床精神医学，41（増刊号）；261-268.

中尾智博（2012b）九州大学における行動療法の研修システム．（飯倉康郎・芝田寿美男・中尾智博他編）強迫性障害治療のための身につける行動療法．岩崎学術出版社．

Nakatani E, Nakagawa A & Nakao T, et al. (2005) A Randomized controlled trial of Japanese patients with obsessive—compulsive disorder—effectiveness of behavior therapy and fluvoxamine. Psychother Psychosom, 74(5)； 269-276.

# 精神療法・私観
▶ 精神療法に"認知行動療法"を何故／どう織り交ぜて，臨床力の向上を目指すか

Seiichi Harada　　　　　　　　　　　　　　　　　　　　　原田　誠一*

## はじめに

　精神科医になって30年少々過ぎた現在の自分にとって，わたし流の精神療法のかたちを一言で述べると，「①クライエント中心療法的な『受容～共感』を基本として，②そこに認知行動療法的な要素を加え，③必要に応じて他の流派の臨床の知も参照する」くらいになりそうである。何やら，無節操な無手勝流の紹介になってしまいそうで恐縮ですが，良い機会を頂戴したので日頃実践を試みている内容を記させていただきます。

　論の進め方は，①クライエント中心療法的な「受容～共感」に関する若干の考察を行った上で，②認知行動療法 CBT が精神療法のどのような局面で，何故必要になるかについての私見を述べ，③他の流派と CBT の関係にまつわる見解を附記する，という順をとる。

## I 「受容～共感」再考——"利己の本能，姿勢"の視点から受容～共感を考えてみる

　精神療法の基本にクライエント中心療法的な「受容～共感」を据える姿勢は，あまりに当然至極な内容と申し上げるしかないだろう。例えば，わたしの世代の精神科医が精神療法について考える際の規範～準拠枠の一つになっている笠原の小精神療法論においても，(b) 項目で「基本的には非指示的 non-directive な態度を持し，病人の心境や苦悩を『そのまま』受容し了解することに努力を惜しまぬ」と記されており，「非指示的な受容～共感」が小精神療法の基本姿勢であることが明示されている（笠原，1980）。しかるに本稿では，復習を兼ねてこのテーマと関連のある先達の論を三篇引用させていただきます。

・神田橋は『精神療法面接のコツ』(1990) の冒頭で，「利他の本能の復活」「利他の姿勢の再活性化」の重要性を強調した。そして読者への助言～警告として，「しばしば，専門家への習練は，天然パターン不活性化状態の強化や，ひどいときには再不活性化をもたらす。……犬猫と共通の天然パターンが精神療法家の救助活動の基盤であり，それが活性化されていない人がおこなう行為は，いかほど外見がそれらしくても精神療法ではない，……これが，精神療法を志す人への助言のうち，最も重要なものである」と記した。ここで神田橋が述べている「利他の本能，姿勢」に基づく関わりの基本要素の中に，受容～共感が含まれる事情は自明であろう。

・成田は『精神療法の第一歩』(2007) の「治療者の基本的態度」において，初めに「治療構造」について記した後に「受容すること」を論じた。そして，「①聴くこととかないこと，②受容と批判，評価，解釈，分類，③受容の深まり」の順で議論を展開した。その中で，「精神療法家が上から患者のことをわかってやるのだという思い上がった態度はとるべきでない」「受容することは……必ずしも容易なことでは

---

*原田メンタルクリニック・東京認知行動療法研究所
〒102-0072　東京都千代田区飯田橋1-5-8 アクサンビル4階

ない。むしろ一つの専門的な技術と言った方がよい。われわれの日常生活の中では，相手を受容することはそれほど多くはない」という留意事項を記している。

・村瀬は青木との対談（2014）の中で，次のように語っている。「支持というのは，ありとあらゆる心理療法の共通項としてあると思います」「支持という方法こそ優れて治療者の力量，個人的特質と深く結びついている」「現実の共感というのは，世の中に実態として起こりうるかというと，とっても確率が低くなるかもしれません」「支持というのは，ものすごくオリジナルで，でも基本的には何かその時その場一回限りで，それがまた使えるかというと駄目だと思った方がよい，質の高い支持というのはそういうものじゃないかと思います」

我が国を代表する精神療法家が，自分のことばと流儀で精神療法の基盤を語っている様は壮観ですし，さすが含意に富んでいるなあと感じますが如何でしょうか。われわれ後進は，こうした箴言に共通するエッセンスを学び取って実践のよすがとすべく精進を続けると共に，各先達が強調している内容に独自の着眼点や個性が明瞭に表れているところを味わい楽しむと良いのだろう。ここでは，神田橋の「犬猫と共通の天然パターンが精神療法家の救助活動の基盤」という表現を基に，議論を少し追加させていただきますね。

確かに「犬猫と共通の天然パターンが精神療法家の救助活動の基盤」なのだが，一方で人間の最も基本的基盤が「（利他ならぬ）利己の本能，姿勢」にあることも間違いない。そして精神療法に携わる業界人の日常生活における一番の基本姿勢も，当然のことながら「利己の本能，姿勢」であろう。神田橋がこの事実をふまえた上で論を進めているのはもちろんだが，ここで治療者の生活の基盤が「利己の本能，姿勢」であり，臨床の場でも日頃優勢なこの素地がいろいろな形で出没している（はずの）事情を今一度確認しておくことは，あながち無駄な所作ではないかもしれない。実際のところ，先の引用文で成田が「われわれの日常生活の中では，相手を受容することはそれほど多くはない」と記し，村瀬が「現実の共感というのは，世の中に実態として起こりうるかというと，とっても確率が低くなるかもしれません」と語っている背景には，こうした意味合いも含まれているだろう。

この再確認の作業を通して改めてクローズアップされるのは，「人間は本来"利己の本能，姿勢"に基づいて行動する存在だが，他者による"利他の本能，姿勢"に基づく受容〜共感も必要とする逆説性を内包する少しく厄介な生き物」という事実である。さらに加えて，「精神療法に携わる者には，本来的には馴染みの薄い"利他の本能，姿勢"に裏うちされた受容〜共感を仕事の場においてなるべくスムーズに，しかも相手のこころに届く形で過不足なく行うという結構な難題が課せられている」事情も浮かび上がってくるだろう。この課題を，単なる「隣のおじさん／おばさん的なシンプルな同情」「お世辞，ヨイショ，へつらい」などと異なる形で，特定の宗教やドグマに基づくことなく実施するという使命（ミッション）。これは精神医療〜精神療法に携わるわたしたちに投げかけられた相当厄介で難しい公案，複雑に入り組んだ迷宮（ラビリンス）と申し上げてよいのではあるまいか。"受容〜共感の本質に帯同する困難性"と"だからこそ存在するかけがえのない価値"の双方をしっかりふまえて臨床の場に臨み，難題相手に日々試行錯誤を続けるのがわたしたちの仕事の実相，となるのだろう。

ここで受容〜共感について，さらにもう少し考察を進めてみます。先ほどの成田と村瀬の引用文でも触れられていたように，受容〜共感が十全な形で日常生活においてみられる機会はそう多くはないのが実情である。しからば日常生活のどんな場面で，受容〜共感がチラリとその麗しい姿を垣間見せてくれるのであろうか。日

頃「利己の本能，姿勢」に縛られて汲々としているわれわれが，自らの思惑〜短慮〜情念〜我執を一旦傍らに置いてもっぱら相手の気持ちを汲み尊重しようとする姿勢を，どのような状況で取りうるのだろうか。

私見では，それは何らかの「愛」が現れる際のように感じられる。「とらわれ」「執着」「我欲」「恋慕」など「利己の本能，姿勢」に基づくとってもヒューマンな要素，これらとは対極的な形で「利他の本能，姿勢」に裏づけられた「愛」が生まれる場。仮にそうだとすると，ここから導き出される命題の一つは「治療者が臨床の場で受容〜共感を適切な形で実現しうるか否かは，日頃どれだけ"愛"を実践できているかに（少なくとも一部は）依拠する」という内容になるのかもしれない。何やら辛辣さと恐ろしさを含む，ストレートで愛想のない命題が引き出されてしまった気配ですが，わたしたち臨床家がふまえておく価値のある内容の一つではないかと感じます。

## II それでは認知行動療法がどのような局面で，何故必要になるのか──「回避／強迫」「自動思考」「生活の狭小化／活動量の減少」をめぐる三題噺的試論

ここまで，クライエント中心療法的な受容〜共感の姿勢が精神療法の基本という（陳腐な）私見を述べてきたが，それではCBTがどのような局面で，何故必要になるのだろうか。このテーマを考えるために，ここでは先ずわたし自身がCBTと接し学んできた経緯を記させていただきます。私的な回顧の紹介になってしまい恐縮ですが，しばらくお付き合い頂ければ幸いです。

わたしが初めて行動療法を試みたのは，医者になって6年目。薬物療法や通常の精神療法ではびくともしない不潔恐怖／洗浄強迫を呈する強迫性障害患者を担当し，主治医として窮した際であった。仕方なく行動療法のテキストをにわか勉強して，セッションの進め方を記したメモを片手に曝露反応妨害法をおずおずと行ってみた。初めての曝露反応妨害法の場面で，当然のことながら当初患者はすこぶる不安が強く，ためらい躊躇していた。それでも，半ばパニック状態になっている患者を励ましながら一緒に病院の壁を触り続けたところ，少しずつ患者の不安が和らいで緊張がほぐれて行き，最後にはかすかにくつろぎと喜びの気配さえ浮かんできたのを目撃した。その経過を見守っていた時に体験した安堵と発見，臨床家としてのワクワク感と達成感は実に印象的で，四半世紀を経た今でもわたしの脳裏にあざやかに焼き付いている（原田，2006a）。この時の経験を通して，強迫性障害で典型的にみられる「回避／強迫」という防衛機制を治療対象とする際に，治療者が自らの手の内に行動療法を有しているかどうかで臨床的対応力に大きな差が出ることを痛感した。

一方，認知療法を学んで活用し始めたのはもう少し後のことで，難治性のうつ病患者を担当した時であった。やはり認知療法のテキストを即席に勉強して試したところ，自動思考を扱う非機能的思考記録（思考記録）が有用性を発揮するなあという発見があった。それ以来臨床の場で思考記録を利用しており，最近は自分なりのバージョン「対話型・思考記録」を工夫〜活用している（原田，2014a, b）。

以上述べてきたように，わたしは「回避／強迫」を扱う際に行動療法を，「自動思考」と取り組む際に認知療法を学んで実地に試し，その有用性と必要性を実感した（原田，2006b）。今改めて振り返ってみると，この経緯にはそれなりの背景〜意味合いがあるのではないかと感じている。この事情をより具体的〜明確にお伝えするために，「回避／強迫」と「自動思考」が人間にとって持つ意義と役割について考えてみたい。

人間の一番の基盤である"利己の本能，姿勢"に，けたたましい大きな警告音が鳴り響くのはどのような事態であろうか。恐らく，人間が何らかの重大な危機（例：天変地異，事故，大病）〜危険な他者（例：暴力的な集団や個人，激しいハラスメントを行う人物）〜どう猛な動

物（例：野生のクマやジョーズ的なサメ）などと遭遇した場合だろう。危険で深刻な状況で生き延びるためには，徒らにノロノロ考え込んで動きを止めることを避ける必要がある。動物の一種族としての人間は決して身体能力が図抜けて高くはないため，例えば「危険を素早く察知する優れた臭覚や聴覚」〜「抜群の逃げ足や戦闘能力」を持たないので瞬時の適切な対応が必須となる。スピーディな対処実現のために役立つのは，生来的に持ち合わせている（あるいは，それまでに学習し身につけて習慣化し馴染んでいる）認知行動パターンだろう。そうした際に優先されるのは，行動面では「回避／強迫」（外的学習パターン），認知面では「自動思考」（内的学習パターン）が有力な候補に入るのではないか。こう考えてみると，「回避／強迫」と「自動思考」が人間にとって持っている切実で根源的な意義，サバイバルのための有用性〜必要性〜合目性を改めて理解できるように感じられるが，いかがであろうか。

　実際のところ，「回避／強迫」と「自動思考」は人間の生存維持にとって欠かすことのできない重大な役割を，日常生活のさまざまな場面で果たしている。しかるにこの「回避／強迫」と「自動思考」という方策に過度に頼り切ってしまい，他の機軸を編み出さない一本調子な単調さが続いてしまうとさまざまな困難が生じがちである。その実情は我々臨床家が，日頃いやというほど身近で目撃し対応を試みているところだ。前述の強迫性障害やうつ病は言うに及ばず，各種不安障害〜外傷体験／PTSD，依存症〜パーソナリティ障害などの背景でも，「回避／強迫」と「自動思考」が主要な役回りの一員として登場して，甚大な影響力を発揮している。そして「回避／強迫」と「自動思考」には，（その根源性や有用性もあり）変更が中々難しい場合が少なくないという特徴がみられる。こうした内容をふまえると，各種精神障害の主要な背景因子として「回避／強迫」と「自動思考」が存在していること，そしてその修正〜介入のための方法論が必要となる臨床の場面が多い事情を，読者諸賢にご理解いただけるのではないかと期待していますが，如何でしょうか。

　「回避／強迫」と「自動思考」を精神療法で扱う際にも，治療者に先ず求められる姿勢は受容〜共感であろう。それは，受容〜共感によって「回避／強迫」と「自動思考」を扱うための治療関係作りが期待できる，ということだけが理由になる訳ではない。「回避／強迫」と「自動思考」を含めた自分の在り様を治療者にそのまま抱えられることで，①患者が「回避／強迫」の対象となっている事柄〜人物〜状況などと向き合い（曝露），②従前の「自動思考」と異なる考えや発想を持つ（認知再構成）可能性を期待できる，という意味合いがある。

　しかるに，「回避／強迫」と「自動思考」は（前述のように）変化が容易に起こりえない場合が多い。実際，受容〜共感のみでは変化〜修正の実現が中々難しい患者と少なからず遭遇するものだ。そうした際に臨床家が頼れるツールの一つがCBT，というのが一精神科医としてのわたしの実感です。

　図表に，CBTの実際の一端を紹介する。図1・2は強迫性障害〜パニック障害における行動療法の進展の様子を示しており，図3・4は「書くモード」の行動療法によって強迫性障害の治療を進めた例である（原田，2014c）。表1〜4では対話型・思考記録（原田，2014a, b）を用いた認知療法を通して，復職したばかりの患者がピンチを乗り切った例を供覧した。

　ここまで「"回避／強迫"と"自動思考"へのアプローチ法」という視点から，CBTに関する考察を行ってきた。しかるに私見では，クライエント中心療法に基づく一般的な精神療法に対してCBTが貢献しうる領域が他にも存在し，それは「行動活性化」と関係の深い内容である。

　精神障害で苦しんでいる多くの患者は，「①ある"症状"が存在する（例えば「回避／強迫」症状や否定的自動思考を背景にもつ「抑う

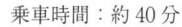

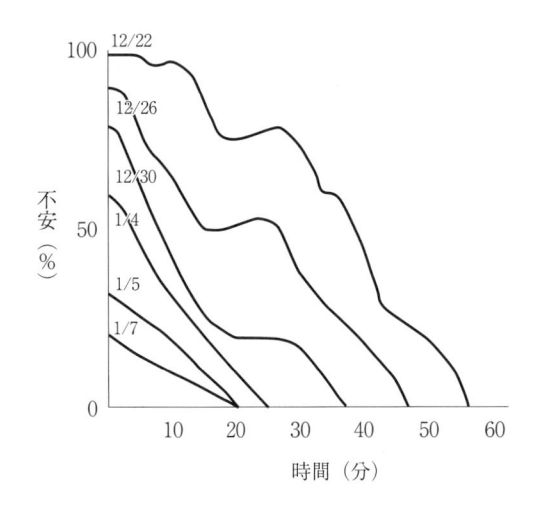

図1 OCDの行動療法（曝露）の実際：不潔（接触）恐怖における馴化と学習の過程

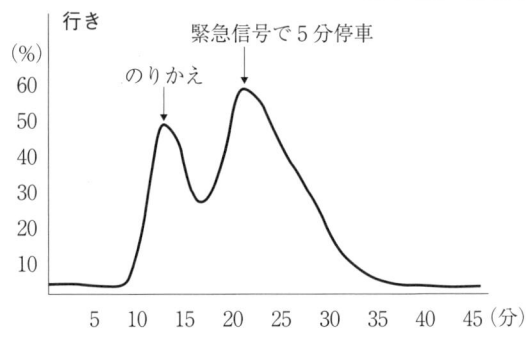

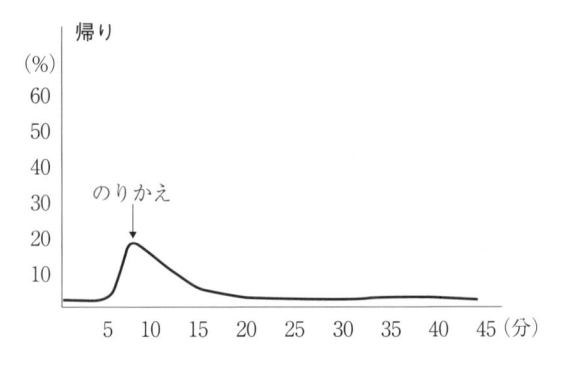

図2 パニック障害・広場恐怖の行動療法

つ」症状がみられる）→②"生活の狭小化／活動量の減少"が生じる→③"症状"が一層悪化する→④さらに"生活の狭小化／活動量の減少"が顕著になる→……」という悪循環に陥っている。ここに出てくる「生活の狭小化／活動量の減少」が「症状」を悪化する機序はいろいろあるが，その一つは「A：足を止めて過ごす時間が増加する→B：否定的自動思考を反すうする時間が増し，リフレッシュできる機会が減る→C：抑うつ〜不安症状が悪化する→D：ますます活動量が減る→……」というプロセスである。こうした悪循環に対してアプローチを試みるのが行動活性化であり，その具体的方法論として活動スケジュール法（行動／日常スケジュール法）などが提唱されている。

ちなみにこの悪循環は，時代を問わず人間が背負った結構厄介な難題の一つと申し上げてよいだろう。そして近代科学技術の進歩〜経済的余裕の広がりに伴い，概して「人間の（外的な）活動量が減少している」昨今においては，「この悪循環の意味合い」と「行動活性化が持つ意義」は益々大きくなっていると感じている。

以上，本節では「回避／強迫」〜「自動思考」〜「生活の狭小化／活動量の減少」とCBTに関する私見を述べてきた。すなわち，

①回避／強迫→曝露，②自動思考→認知再構成，③生活の狭小化／活動量の減少→行動活性化というCBTによる変化の意義について考えてきた。この三題噺的な内容が，CBTがカバーしている広範な領域のごく一部を切り取って論じているにすぎないことは，申し上げるまでもないだろう。しかしながら，先に記した①〜③がCBTの極めて重要な要素であることもまた確かである，と個人的には感じています。

## Ⅲ 他の流派とCBTの関係についての私見

前節で，「回避／強迫」〜「自動思考」〜「生活の狭小化／活動量の減少」とCBTの関係に関する私見を記した。しかるにそれでは他の流派，例えば精神分析，芸術〜表現療法，森田療法，内観療法では「回避／強迫」〜「自動思考」〜「生活の狭小化／活動量の減少」を扱わないかというと，もちろんそんなことはない。改め

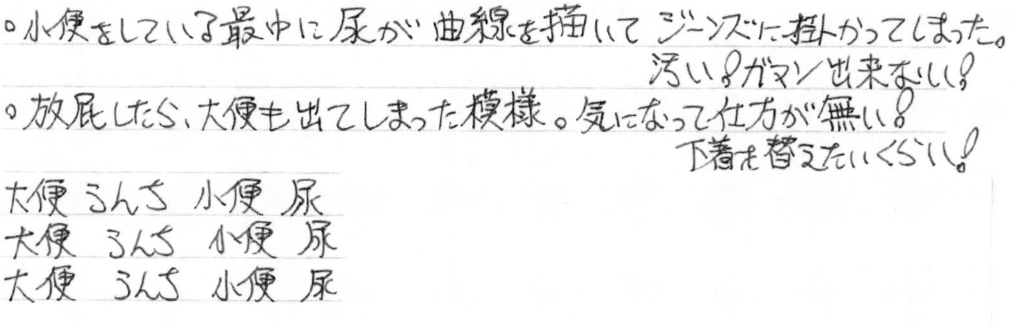

○小便をしている最中に尿が曲線を描いてジーンズに掛かってしまった。
　　　　　　　　　　　　　　　　　　汚い！ガマン出来ない！
○放屁したら、大便も出てしまった模様。気になって仕方が無い！
　　　　　　　　　　　　　　　下着を替えたいくらい！

大便　うんこ　小便　尿
大便　うんこ　小便　尿
大便　うんこ　小便　尿

図3　「書くモード」の行動療法①：不潔恐怖──「単語」～「文章」を書くことによる曝露

3/3
1111　725　12.5　バチ当たり　地獄温泉　不幸
1111　725　12.5　バチ当たり　地獄温泉　不幸
1111　725　12.5　バチ当たり　地獄温泉　不幸
1111　725　12.5　バチ当たり　地獄温泉　不幸
1111　725　12.5　バチ当たり　地獄温泉　不幸
1111　725　12.5　バチ当たり　地獄温泉　不幸
1111　725　12.5　バチ当たり　地獄温泉　不幸
1111　725　12.5　バチ当たり　地獄温泉　不幸
1111　725　12.5　バチ当たり　地獄温泉　不幸
1111　725　12.5　バチ当たり　地獄温泉　不幸

3/4
1111　725　12.5　バチ当たり　地獄温泉　不幸
1111　725　12.5　バチ当たり　地獄温泉　不幸
1111　725　12.5　バチ当たり　地獄温泉　不幸
1111　725　12.5　バチ当たり　地獄温泉　不幸
1111　725　12.5　バチ当たり　地獄温泉　不幸
1111　725　12.5　バチ当たり　地獄温泉　不幸
1111　725　12.5　バチ当たり　地獄温泉　不幸
1111　725　12.5　バチ当たり　地獄温泉　不幸
1111　725　12.5　バチ当たり　地獄温泉　不幸
1111　725　12.5　バチ当たり　地獄温泉　不幸

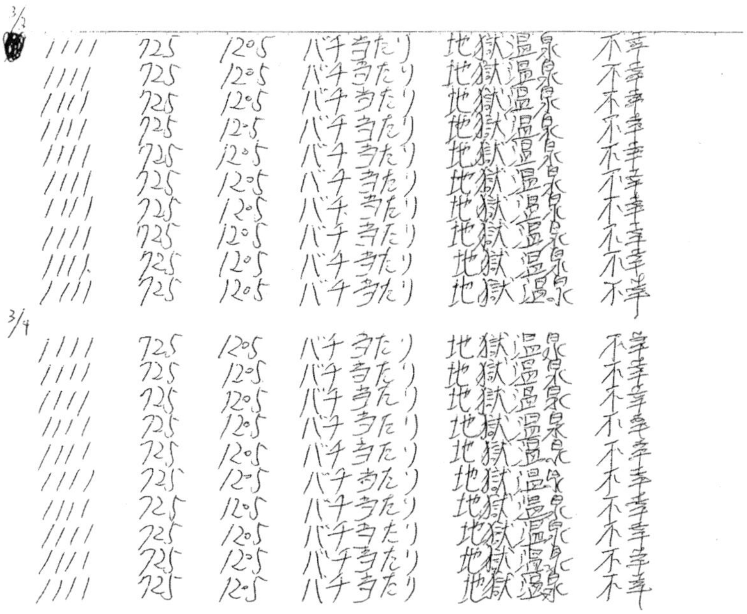

図4　「書くモード」の行動療法②：縁起強迫──単語を書くことによる曝露

表1　復職後に揺れたうつ病の症例

30代　男性　うつ病
- 30代初め，職場のストレス状況下でうつ病を発症
- 何回か再発を繰り返して，再度病休に入り紹介受診し，対話型・思考記録を用いた認知療法を行った
- うつ病のリワークも利用して復職した際に，
　①仕事で簡単なミスをした
　②職務内容が物足りない
　③風邪で休んだ
　ことで揺れがみられた際に，「対話型・思考記録」を用いて乗り切ることができた

表2　対話型・思考記録①：「簡単なミス」

- 事実：仕事で簡単なミスをしてしまった
- 「Aさん」の受け止め方：こんなミスをするとは，我ながらひどい。こんな有様では，とてもこれから仕事をやっていけない
- 「Bさん」の受け止め方：
  ①共感，ねぎらい：ミスをすれば誰でも落ち込むもの。大変だったね
  ②別の考え方：久しぶりに出勤して，まだ慣れていないところが出た。大したミスではなく，上司と相談してカバーできたので，職場に迷惑はかかっていない。自分なりに再発予防策を考えたのは，今後のことを考えるとプラスだったのではないか
  ③悪循環の指摘：「我ながらひどい」「仕事をやっていけない」とダメ出しして悲観しすぎると，悪循環にはまってAさんもつらくなる
  ④提案：あまり大げさに考えすぎずに流してしまい，「今後に生かしていこう」くらいに考えてはどうだろう

表3　対話型・思考記録②：「不本意な仕事」

- 事実：単純な事務補助など，簡単な仕事しかやれていない
- 「Aさん」の受け止め方：この年齢になって，こんなことをしているのは情けない。自分がダメ人間に感じられ，今後に希望を持てない
- 「Bさん」の受け止め方：
  ①共感，ねぎらい：確かに以前と比べて簡単な仕事しかしていない。手応えがなくがっかりするのは無理もない。つらいところだね
  ②別の考え方：復職して日も浅く，これから疲れが出てくる時期。今はこれくらいで自重して，慣らしていくのがよいのでは。今から飛ばすと，またダウンしかねない。もう少し余裕が出てから，上司と相談しながら仕事を増やせばいいだろう
  ③悪循環の指摘：「ダメ人間」「今後希望を持てない」と嘆きすぎると，悪循環でAさんもつらくなる。自分で首を絞めることになる
  ④提案：悲観的に考えすぎず，「今は辛抱の時」と割り切ってみてはどうか。アフター5や週末は，体を動かして気分転換しながら

表4　対話型・思考記録③：「風邪で休んだ」

- 事実：風邪をひいて，会社を休んでしまった
- 「Aさん」の受け止め方：不注意で，用心が足りない。たるんでおり，ひどいもんだ。こんな有様では，先が思いやられる
- 「Bさん」の受け止め方：
  ①共感，ねぎらい：風邪をひいて休んでしまい残念に感じるのは，当然のこと。自分を責める気持ちは，よくわかる
  ②別の考え方：風邪が流行っていて，何人かの同僚が咳込んでいた。長時間同じ部屋で仕事をしていたのだから，うつったのは仕方ない面がある。熱が下がって咳も止まってきたから，もうすぐ出勤できるだろう。長い目で見れば，数日休んだことなど些細なこと
  ③悪循環の指摘：「たるんでいる」「先が思いやられる」とネガティブに考えすぎると，悪循環で風邪も治りにくくなり，Aさんも損をする
  ④提案：風邪が治ってきているので，気分転換しながら体調を整えよう。週末しっかり治して，週明けから出勤すればよい

て申し上げるまでもなく各流派は独自の優れた方法論を持っており，それぞれの治療において前記の①～③の変化が生じるだろう。例えば内観療法では，「内観三項目の自己内省」が実施され（曝露），「お世話になった方々」や「自己存在の意義と価値」に関する認識の変化がダイナミックに起きる（認知再構成）。そして，そもそも集中内観自体が「行動活性化」の顕著な例であろうし，内観を通して新たな生活を始めたクライエントがさまざまな「行動活性化」を体験しうる事情も容易に想像できるところだ。

もう一例，芸術～表現療法（山中，2013）を

基に考えてみよう。患者によっては，さまざまな非言語的な表現をふまえた（通常のCBTとは異なる形式での）関わりへの適性が高い。そこでの各人各様の表現を通して，自然に「曝露」〜「認知再構成」が生じて「回避／強迫」〜「自動思考」に変化が生まれることがあるに違いない。そしてこのプロセスを通して，患者の行動活性化が実現する場合があることも理解可能だろう。

以上みてきたように，①回避／強迫→曝露，②自動思考→認知再構成，③生活の狭小化／活動量の減少→行動活性化というアプローチは，決してCBTの独壇場ではない。こうした中，「回避／強迫」〜「自動思考」〜「生活の狭小化／活動量の減少」を対象とする治療においてCBTが有している特長は，ダイレクトで明確な，そして理論的な根拠とエビデンスを持つ技法がレパトリーに入っており，通常の精神療法では反応しにくい難治性の症例でも有効性を発揮しやすい点にあるのだろう。

このように，私見ではCBTはその基本〜基盤をクライエント中心療法に負っているだけでなく，他の精神療法の流派との間に共通性や相補性も有している。そしてこの視点をふまえると，一部でみられるCBTの論調，例えばCBTの優位性と独自性を過度に強調する議論に対して，異議を唱えたい誘惑を覚えることがある。かつて「精神療法」誌で特集「認知行動療法をめぐる対話――これからの精神療法について語り合う往復書簡」を企画し，冒頭の一文「思いの届く日」で次のように記した際にもこの問題意識が頭にあった。

CBTとCBT以外の双方が自らの立場の正当性や優位性を声高に独語する蛸壺的な孤絶状況ばかりが続いてしまうと，『CBT以外の学派』と『CBT学派』にとって，さらには肝心要のクライエントにとって好ましからぬ結果につながりかねないだろう（原田，2013）。

他方でわたしの僻目から見ると，CBTへの馴染みが比較的薄い一部の精神科医〜精神療法家はCBTにやや偏った認知を抱いておられるのではないか，と感じることがある。この種の疑念は，例えば「CBTはもっぱら科学性とエビデンスに基盤をおいている，人間性をトータルにみようとしない精神療法である」「CBTは表面的な症状のみを治療のターゲットにしている」といった論調と接する際に，わたしの頭に浮かびがちである。そうした時に感じるのは，「確かにそういう感想を持たれても仕方のない治療も存在しますが，そうでないCBTの活用の仕方も随分あります」という残念な思いです。

## おわりに

本稿では，①クライエント中心療法的な受容〜共感に関する考察を「利己の本能，姿勢」という視点から行い，②「回避／強迫」〜「自動思考」〜「生活の狭小化／活動量の減少」を扱う局面でCBTが有用な場合がある事情を述べ，③他の流派とCBTの相補性と共通性に関する私見を述べた。拙論の中に，読者諸賢が精神療法〜CBTについて考える上で参考になる点が少しでもあれば幸いである。

**謝辞**：本稿の内容に関してディスカッションして下さった勝倉りえこ先生に，紙面をお借りしてお礼を申し上げます。

## 文　献

原田誠一編（2006a）強迫性障害治療ハンドブック．金剛出版．

原田誠一（2006b）認知行動療法入門―看護の仕事に認知行動療法の視点を取り入れてみませんか？（2008）精神療法の工夫と楽しみ．金剛出版．

原田誠一（2013）想いの届く日―じぇじぇ，対話を避けがちだった対話精神療法の対話が始まった！　精神療法，39(4)；489-491

原田誠一（2014a）精神療法の現状に「活」を入れる―西園先生の「一喝」を機に，自他の精神療法に気弱に「活」を入れてみた．精神療法，40(1)；11-20.

原田誠一（2014b）気分障害と不安障害の治療にお

いて．こころの科学，178；58-66．
原田誠一（2014c）整えて，書いて，触れる―「書く」こと考．精神療法，40(6)；865-867．
神田橋條治（1990）精神療法面接のコツ．岩崎学術出版社．
笠原嘉（1980）予診・初診・初期治療．診療新社．
村瀬嘉代子・青木省三（2014）完全版・心理療法の基本―日常臨床のための提言．金剛出版．
成田善弘（2007）新訂増補　精神療法の第一歩．金剛出版．
山中康裕・原田誠一（2013）表現療法との対話．精神療法，39(4)；539-549．

# 精神医療における力動的な視点

Natsuko Hirashima

平島　奈津子*

## はじめに

　どのような精神療法の「型（フォーム）」に馴染んでいるかによって，その治療者が実践している精神療法の本質はおのずと決まってくるだろう。私の場合，その「型（フォーム）」の原点は，精神分析的精神療法の研修と実践にあるように思う。

　精神分析的精神療法は，一個の人間のパーソナリティが精神性的発達の過程でどのように形成されたのか，そして，その過程で現在の症状がどのような精神力動によって生じたのかについて，展開する転移−逆転移関係を通して理解を深め，解釈により共有していくことを治療目標とし，それによって症状の改善ばかりでなく，パーソナリティの変化も期待するものである。このように，精神分析的精神療法はパワフルな治療だが，1回の治療に45〜60分の時間を割き，それを週1〜3回の頻度で実施する。しかも，治療開始の時点で，終結は「数年かかるだろう」という程度の不確かさで，患者と治療者双方を拘束する。その治療だけを専門としている治療者であれば，日々の臨床実践として改めて「覚悟を決める」必要はないかもしれないが，一般的な精神科臨床に従事していて，転勤や留学などで生活環境が変化する可能性があったり，健康上の問題を抱えていたりする治療者にとっては，患者と同じくらい「今ここで，この治療を始めて本当によいのか」と自問自答し，熟考

を迫られる。その意味では，少なくとも私自身が行う治療として，精神分析的な治療は第一選択の治療ではなく，心理検査や一般外来での診療を経て，それらを必要とする患者を選別し，その患者に提案した時に，患者にそのニーズがあり，患者の物理的・経済的な条件がそれらの実施を許す場合に初めて導入するものである。

　そのため，私自身が実施している精神分析的精神療法はほんの数例にしか過ぎず，私が携わっている臨床の大半は一般外来診療である。

　そこで，一般診療における「精神療法」で私がどのようなことを大事にしているかということから，話を始めたいと思う。

## I　精神分析的な視点と力動的な視点

　私にとって，精神分析的な視点や考え方は長年の研修や実践で身体に沁みついてしまっていて，半ば無意識に近いところで作動していると言えるかもしれない。逆に，認知療法や対人関係療法など，他の力動的精神療法から得たアイデアや視点は，その臨床的意義を精神分析的な視点から理解し直した後に，自覚的に自分の臨床に取り入れているように思う。たとえば，認知療法で使用される「活動記録表」や，対人関係療法における「年表」などのツールは一般外来での患者とのやりとりに利用しているが，構造化された精神分析的精神療法では使用しない。なぜなら，精神分析的精神療法に，このようなツールを持ち込めば，患者の連想が分断され，患者の思いが前意識や無意識的な葛藤や情緒に届くのを妨げてしまう恐れがあると考えるから

---

*国際医療福祉大学三田病院精神科
〒108-8329　港区三田1-4-3

である。しかし，治療目標の違いがあれば，別の治療者をたてて，精神分析的精神療法に，認知療法などの他の精神療法を併用することが有用な場合はある。このように，私にとって，精神分析的な考え方はさまざまな精神療法や個々の患者の臨床を読み解くための「辞書」のようなものでもある。

あらためて自分の診察を振り返ってみよう。初診の診察には30分以上時間をとるが，まず，患者を部屋に招きいれ，荷物の置き場所やら座る位置やらを説明し，自己紹介をしたり，患者の氏名を確認したりといったウォーミングアップの後，患者に自由に話したいように話してもらう。私はその話に耳を傾けながら，患者が巧みに避けている話題は何だろうかと推論したり，自分は今どのような気持ちになっているのだろうか，などと考えたりしている。そんなことを考えながら，患者の話が一区切りしたら，どんな質問をしようかと準備し，そのための思案もする。その質問の示す方向——すなわち，患者が精神科を受診するに至った問題の発端が何かということや，患者や周囲の人間にとって患者の症状がどのような意味（疾病利得）をもつのかを理解していくこと（力動的な理解）を優先するか，あるいは症状をさらに詳しく訊いていくこと（精神医学的診断）から進めるか——は，その時によって違う。「そんなに，いろいろ考えていたら，患者の話に集中できないではないか」とお叱りを受けるかもしれないが，精神分析的精神療法での経験が役に立っているのか，この過程は意識して行っているわけではなく，自然に心に浮かんでくるので，患者との交流を妨げるものではない。むしろ，このような治療者の質問によってジグソーパズルのようにバラバラに提示された患者の話の断片をまとまった「心の風景」として患者に提示することができれば，診断的であると同時に，治療的でもある。こういう面接ができた時，大抵の場合，患者は少し楽になり，その前よりも「自分で考える」ことができるようになっている。

逆に，治療者は，患者の話を無防備に漠然と聴く「危険」に対して，もっと敏感になるべきだと考えている。患者の情緒に巻き込まれるようにして治療者自身がバーンアウトしてしまう話は少なくない。そうならないためにも，深刻な問題を抱える患者の治療者は特に，「自分はこの面接で何をすべきか」フォーカス（焦点づけ）できるような専門家としての視点をもつ必要がある。

ところで，初診時に，私がよく訊く質問に「精神科受診を決心させた直接の契機——最後に背中をおしたものは何ですか」というものがある。これは患者の受診動機を尋ねるもので，当面の治療目標を想定する上で有用である。

しかし，自ら望んで受診する患者ばかりではない。周囲の人間に無理矢理連れてこられた患者もいる。次に，そんな患者のうちの一人の初診風景をとりあげたいと思う。

その患者は五十代の女性で，二人の娘さんに連れられて精神科を受診した。朝から飲酒しては家族に悪態をついたり，無理難題をふっかけたりしたあげく，暴れるとのことだった。娘さんたちは，そんな母親にほとほと手をやいており，入院させてほしいという。患者は飲酒量をごまかし，肝機能障害にも無頓着で，その様子にも娘さんたちは腹をたてて，とうとう外来診察室で言い合いを始める始末だった。両者の言い分を聴きながら，私はさまざまな思いを巡らせていた。私は娘さんたちの思いに同一化し，患者に母親の姿を投影し，次いで，私がこの患者だったら，などと想像した。その時，不意に，私の頭の中で，患者の夫が病死していることと，家族に無理難題をふっかける患者の姿が結びついた。私は患者に「こんなにお酒を飲み始めたのは，ご主人が亡くなってからですか」と尋ねた。すると，患者は言い合いをやめて，私の方に向き直り，「そうです」と応じた。私は続けて，「ご主人の代わりになれる人なんて，いないですよね」と伝えると，患者は一瞬ハッとした表情を見せた後で，ぽろぽろと涙をこぼし始

めた。それを見ていた娘さんたちも揃って泣き始めた。患者だけでなく，家族全員が患者の夫を亡くした悲しみに「手をやいていた」のである。

この患者は精神医学的診断としてはアルコール依存症だったが，その背景には，一家の主を失った悲しみを患者ばかりでなく家族も同様に抱え込んでいたことが明らかになった。このような精神医学的診断を超えた人間理解は，患者の話を傾聴しながら巡らせた思いや想像を通して，彼女たちの心に寄り添えたことで初めて，もたらされたものであった。あの時，私は患者のやり場のない悲しみや怒り，孤独と同じような思いを体験し，その体験によって，患者が娘さんたちにふっかける「無理難題」は「夫を生き返らせたい」という「無理難題」だったのだと理解することができたように思う。

この例でもそうだが，一般外来診療において，私は初診時からしばらくは精神分析的視点というよりも，むしろ力動的な視点を用いていると言えるかもしれない。つまり，現在の問題を中心として患者の情緒や葛藤，さらには周囲の人たちとの関係性を理解しようと努め，それだけでは問題が解決しなかった時に初めて，患者の発達過程を遡って，患者が繰り返す「人生のテーマ」を見出す作業に着手するように思う。

患者によっては，現在の問題を力動的に整理するだけで，そこから新たに出発することができる者もいる。患者が望んでいないのに，いたずらに問題を根っこから掘り返して白日のもとにさらす権利は，私たちにはない。患者のニーズを見極めることも，専門家の能力の一つかもしれない。

## II 集団力動の理解

20年ほど前，ひょんな契機から，私は薬物療法で有名な医局に勤務することになった。そこで私に託されたミッションは，精神療法の指導をすることだった。当時，精神療法に興味をもっている医局員もいないわけではなかったが，みな自己流だった。中でも，私が一番こたえたのは，精神療法をするための部屋を確保できないことだった。面接室は「早いもの勝ち」で，予約は入れたものの，当日，部屋が空いていないということが起こった。医者も心理士も，部屋の確保をしてから予約を入れるという習慣がなかった。つまり，「定期的に同じ部屋で面接をする」治療的な意味が理解されていなかった。

途方に暮れた私を支えてくれたのが「集団力動の理解」だった。真偽のほどはともかく，当時，同僚だったベテラン心理士が，私が「戦争」を仕掛けてくるだろうと言っていたと漏れ聞いたことがあった。この言葉が示唆するように，当時，私は集団にとって「敵」であり，集団に禍いを招く「異分子」だったのだろう。あたかも身体の免疫反応のように，集団に新たなメンバーが入った時に，集団はそのメンバーを「異物」として認識し，排除しようとする力動が働くことは，理論的にもよく知られている。おまけに，私は人見知りで，自分のことを積極的に話す方ではないので，彼らのアサンプション（憶測）を増幅させたのだろうと思う。しかし，私が「戦争」を仕掛けることはなかった。その代わりに，私は小さな研究会と集団精神療法を始めた。私は集団精神療法の初心者であることを隠さなかった。むしろ，関心をもってくれた医局員たちと一緒になって学び，考えることができるものが欲しかった。

集団精神療法の最初の対象疾患には，当時，外来や入院で私自身が治療し，あるいは治療の相談にのることが多かった摂食障害を考えたが，その参加メンバーは患者自身ではなく，その両親に決めた。集団精神療法に不慣れであることを自覚していた私は，最初は退行がより早く深い患者集団よりも，疾病化はしていないものの，患者にどう対処していいかわからず混乱している家族をターゲットにすることを選んだ。場所は，精神科の外来ではなく，毎月予約をすれば同じ部屋が借りられる病院の会議室にした。

初めての集団精神療法は，全5回で終了する，5組の両親と治療者2名によるものだった。と

ころが，その2回目以降，母親は出席するものの，父親は全員が脱落した。集団の外で観察していたスタッフから，初回のセッションで，両親は隣同士に座り，お互いの意見を牽制し合っている様子が報告された。最終回で父親たちの欠席についてあらためて治療者が触れると，母親たちは口々に感想を言い合ったが，父親にその真意を確かめた者はいなかった。最終的に，母親同士の共感や結束が強まることになり，母親たちの孤立感や罪悪感は多少なりとも和らげられたようだったが，母親たちが抱える孤立感には「患者の窓口になれるのは私一人」，「医師として順調にやってきたスタッフに私たちの気持ちが本当にわかるのか」といった発言に代表されるような万能感や怒りが隠されていることが明らかとなった。このような母親の万能感や怒りが家族環境の中で父親を遠ざけ，夫婦間のコミュニケーションを阻害しているため，「父親不在」の状況を打破しなければ，本当には母親の孤立感を和らげることはできないと考えられた。また，退避してしまっている父親たちこそ強い罪悪感や孤立感を抱えていることが推察された。

この経験と，構造的家族療法の理論（Minuchin et al., 1978）から学んだことを基にして，摂食障害の経過中，患者のそばにいることが多い母親は患者に情緒的に巻き込まれ（enmeshment），と同時に，心的距離が接近した母親から患者への過剰な投影が生じ，そのことが患者の問題を必要以上に複雑化させ，その一方で，父親は患者や母親から疎遠な状態になっており，それによって家族内のコミュニケーション不全が生じて，患者の治療に協力するために必要な本来の家族の機能が発揮できないでいる，という仮説を立てた（平島，2006）。特に，思春期の女性患者の場合は，母－娘の密着によって健常な世代間境界の形成が妨げられる結果，親からの心理的な自立をはじめとした思春期の課題が停滞する恐れがあると考えられた。

このような家族内の力動を変化させることによって，家族機能を改善させるような治療構造を考える必要があると考えた。そこで，今度は，父親グループと母親グループという小グループでのセッション（50分間）をメインとし，その後に合同セッション（20分間）で各グループでの話題を共有するという構造に変更し，全10回の集団精神療法を企画した。この構造には，父親たちが集団としてのまとまり（凝集性）の中で自由に語れるようになることによって，母親たちから離して保護するねらいがあった。

また，集団精神療法の技法として，問題解決志向型短期療法（Barbara, 1995）の理念と技法を援用した。この技法は，精神病理（原因）に着目したり，「犯人捜し」をしたりする代わりに，対象者の能力や長所に焦点をあてるもので，「良くなる方向への変化は常に起きているにも関わらず，それと気づかないだけなので，偶々うまくいっただけに思える『例外』から改善のヒントを見つけて，ともかく行動してみよう」という理念をベースにしており，罪悪感を抱え，ネガティブに考えがちな両親に対して適した技法であると考えられた。

新たな集団精神療法には，外来通院中の女性摂食障害患者の親10名（両親3組，母親のみ3名，父親のみ1名）が参加した。開始当初，父親グループ，母親グループ共に，他人の話とは無関係な話を始める，というバラバラな印象だった。患者が幼い頃に離婚したため，一人で参加した母親は「小グループに分かれてしまっては，私だけ父親たちの話を充分に聴けない」と疎外感を訴えた。徐々に，小グループでは他人の話を傾聴し，支持するようなまとまりができていったが，全体討議になると積極的な発言は控えられ，特にその傾向は母親たちに顕著だった。ある回の全体討議で一人の父親の発言に対して，母親グループの治療者がいつになく強い口調で反応した。その発言はスタッフレビューで話し合われ，「父親に口をはさまれたくない」母親の万能感や怒りを代弁した逆転移によるという理解が共有された。換言すれば，前年

度に父親が全員欠席した集団力動が再現されていることが示唆された。しかし，今回は，父親たちは実際に退避する代わりに，父親グループで，「母親と娘の意見が違った時にひく」，「父親が叱ると取り返しがつかないのでひく」等の父親が退避する状況を言葉にし，お互いの夫婦関係について語り合った。それは父親たちにとって，大きな支えとなったように治療者には感じられた。最終回を次に控えた第9回では治療終了を意識した発言が目立った。母親たちは不安を語りながらも，患者が良くなってきていることを口々に話し，表情にも自信が出てきたように見えた。最終回では，1組の夫妻が晴れやかな表情で「キャンセル待ちしていた海外旅行の出発が急に今日になったので挨拶だけしに来た。夫婦で旅行は初めて」と告げ，セッション前の短時間，メンバーと語り合っていった。先に発言した母親とは別の，やはり一人で参加していた母親はこれまで自分だけで患者を抱え込み，夫婦関係は危機的状況にあったが，次第に，合同グループセッションでの父親たちの発言にポジティブに反応するようになるという変化がみられるようになっていた。そして，最終回では，家庭内でも夫婦が協力し合うようになり，離婚の危機を乗り越えたと語った。10カ月間の治療を振り返り，別れを惜しむメンバーの心に希望が芽生え始めているように，治療者に感じられたセッションだった。

その後も，集団精神療法は，対象をうつ病患者に変えて，私がその医局を退めるまで続けられた。その経験が教えてくれたことは，治療グループの輪の外で参加者や治療者のやりとりを見守るスタッフの気づきや感想は，常に，集団力動を理解する上で大きな力となったということである。これらの成果は，集団精神療法学会，認知療法学会，家族療法学会などで発表された。

こうして私は，集団力動の理解に支えられたことによって，「アサンプション集団」の中に，かろうじて，一つの「課題集団」を形成することができたように思う。

## おわりに

自分自身がどのような精神療法を「してきたか」，あるいは「しているか」を述べることほど難しいことはない。なぜなら，その一部はかろうじて言語化できたとしても，大部分は前意識・無意識的になされているような気がするからである。そして，日々，出会う患者によって教えられ，変化する部分も少なくないように思う。

総じて，個人精神療法は，治療者にとって孤独な営みである。だからこそ，治療について話し合い，学び合える仲間の存在が大きな意味をもつのだろう。私が集団精神療法に出会い，集団力動から何かを学ぼうとしたことも，結局は，そういうことだったのかもしれない。

## 文　献

Barbara M (1995) Brief Therapy and Eating Disorder : A practical guide to solution-focused work with clients. San Francisco, Jossey-Bass Inc. Pub.（児島達美監訳（1999）摂食障害の「解決」に向かって―ソリューション・フォーカスト・ブリーフ・セラピーによる治療の実際．金剛出版）

平島奈津子（2006）精神分析的精神療法のこれから―精神医学の内と外で．精神神経学雑誌，108；152-157.

Minuchin S, Rosman BL & Baker L (1978) Psychosomatic Families : Anorexia inervosa in context. Cambridge, Harvard University Press.（福田俊一監訳（1987）思春期やせ症の家族―心身症の家族療法．星和書店）

# 性被害に向かい合う
▶性的虐待の被害者への治療を中心に

Kumiko Ando

安藤　久美子*

## はじめに

「怒る気持ちなんてありません。もっと他の愛し方はなかったのかなと思います」

これは，9歳から8年間にわたり，実の父親から性的虐待を受けていたAさんの言葉である。

性的な被害を受けること，それは「性被害」と一言にまとめられるが，それぞれの具体的な被害の内容は非常に多様である。そして性被害は極めて秘密性が高い。その治療や援助を行うにあたっても，画一的な方法は存在しない。個別の対応が必要不可欠である。

性被害がもたらす影響は大きく根深い。たとえ一回の出来事であったとしても，日常の生活はもちろん，自分という存在のあり方までをも破壊しうる。そして，自分に起きているそうした破壊にさえも気付かないまま，長い時間が経過する。治療者は，今，その人がこの進行性の過程のどこにいるのかを注意深く確認し，その状況に応じた関わりを探っていく必要がある。

本稿では，このように極めて慎重に携わるべき性被害を受けた人たちに対する精神療法について考察する。性被害がその後の人生にどのような影響を与えるのか，そして治療者は，どのように回復への道を援助できるのかを考える。ここでは筆者自身の臨床経験に基づいて，性被害の中でも，とくに長期的な性的虐待の被害者への治療を中心に論を進める。

## I　統計からみた性被害，性的虐待

犯罪白書によれば，平成25年の強姦の認知件数は1,409件（被害発生率2.2％）となっており，強制わいせつの認知件数は女子では7,446件（被害発生率11.4％），男子で208件（被害発生率0.3％）とされている（法務総合研究所，2014）。しかし，「強姦罪」や「強制わいせつ罪」は事実が公になると被害者自身に不利益が生じるおそれのある犯罪，すなわち「親告罪」である。そのため被害者自身が「強姦された」ことを警察に通報し告訴しなければ，捜査は行われない。当然，こうした統計にも数字として表れることもない。この被害発生率の数値には表れない多くの暗数があることが推測される。実際に，平成24年に法務総合研究所が行った「安全・安心な社会づくりのための基礎調査」においても，性的事件の被害申告率は18.5％とされており，他の犯罪と比較しても，「（被害を受けたが）届出はしなかった」と回答した者が74.1％と，もっとも高い数値を示していた（法務総合研究所，2012）。

同様のことはおそらく性的虐待にも起こっている。平成25年度の児童相談所における児童虐待相談の対応件数をみると，その総数は73,802件と報告されている（厚生労働省大臣官房統計情報部編，2013）。その中でも性的虐待の件数は1,582件となっており，これは全体の2.1％である。しかし児童虐待の発覚は他者からの通報によるものがほとんどであることに加え，性的虐待は密室で行われること，そして

---

*国立精神神経医療研究センター精神保健研究所
〒187-8553　小平市小川東町4-1-1

外見的にも被害が分かりにくいことといった特徴から，この数値もやはり暗数の多さを示しているものと考えられる。性に関することがらは，年齢や性別に関わらず他人には打ち明けにくいうえ，性犯罪は他の犯罪と比較して知人や家族が加害者であるケースが多いことも，被害を打ち明けにくい理由のひとつとなる。そして，本来なら信頼できるはずの身近な人物から受ける加害行為だからこそ，被害者に与える影響というのは計り知れないものとなる。

## II 性被害によって生じる症状，行動の変化

冒頭に述べたとおり，性被害の内容は多様であること，そして，被害時の年齢やその人自身の個性，さらにはその人をめぐる人間関係やその後の経過，そのときどきで置かれている状況なども異なることから，結果として現れてくる症状や行動への影響も極めて多様となる。幼少時から性的虐待を受けてきたようなケースをみても，たとえば発達段階によっても表出される症状は異なる。

### 1．乳幼児期

乳幼児期には，運動や言語発達の遅れ，あるいは身辺の自立の遅れとして表れることがある。また対人接触の面では，誰にでもべったりと甘えたり，逆に極端に人見知りが激しかったりといった，いわゆる愛着行動の問題として表出されるため，大人との関係のなかで過敏な反応がみられることが多い。幼児期からはじまるマスターベーションも，丁寧に調べてみると，その背景に虐待による性的な接触が誘因となったと思われるようなケースがある。この年齢の子どもたちは，性被害の意味について大人と同じような理解はしていない。言葉でもそれを表現することはできない。しかし子どもなりに，行動面に影響が表れるほどの衝撃を受けているのである。

### 2．学童期

学童期になると，より行動上の異常として表れやすくなる。例えば体をゆすったり，指をしゃぶったりといったチック症状や独特の習癖として表れてくることがある。集団場面では，落ち着きがない，物事に集中できないといった特徴がみられたり，同年齢の子どもたちとの関係では，些細なことでかんしゃくを起こしやすい，乱暴になりやすいといった不適切行動として表れてくることもある。こうした行動の特徴は精神医学的に検討すると，注意欠如・多動性障害（ADHD），反抗挑戦性障害，素行障害などの特徴とも共通しているため，中には誤って診断されているようなケースもある。また，こうした対人関係上の問題から，いじめの対象となって析出するケースもある。

家庭内で見られる症状としては，暗がりをひどく怖がったり，トイレに行くことを嫌がったりといった恐怖や不安に関する症状として表れることがある。また，対人関係を避けて引きこもりがちになったり，逆に対人面では過度に積極的で，年齢不相応に女性性を強調するような表情や仕草を見せるような場合もある。

子どもがこうしたさまざまな症状を呈するということは，性被害という意味での"正確さ"はともかく，子ども自身が「出来事の"重大さ"を理解した」ことのサインであるとも言える。しかし，このように子どもがその重大性を理解する背景には，性被害そのものによる影響よりも，加害者である大人からの秘密の強要や，罪悪感の植え付けが大きく関与している可能性がある。学童期以降になると，当然，子どもたちの言語能力は高くなる。そこで加害者は性的行為について沈黙を要求する。単に口止めするというだけでなく，子ども自身に恥ずかしい思いをさせたり，「もしも他の人に言ったら大変なことになる」「お父さん（お母さん）が警察に捕まるかもしれない」などとあからさまに脅して不安を煽り，子どもの正義感をうまく利用して秘密を保持しようとする。さらには子ども自身にも「自分は悪いことをしてしまった」という罪悪感を植え付けながら，「特別な秘密」

の共犯者として同盟を組ませようとするのである。そして、この"良くない"、"特別な"秘密を誰にも知られないように隠し続けるということもまた、子どもの心に非常に大きな負担をかける。こうした巧みな操作により、子どもはさらに不安や恐怖、怒りや自責などのたくさんの感情を抱えて処理しきれなくなった結果、その苦悩をさまざまな症状や行動の問題として表出してくるのである。

### 3．思春期

思春期以降になり、性や性行為のもつ意味を徐々に理解できるようになってくると、自分自身に起こった出来事が、普通のことではないということに気付きはじめる。このことで、さらに深刻な影響が表れてくることがある。

たとえば、精神的苦痛はあらゆる身体症状に転換されて表現されたり、自分や自分の感情をコントロールすることができず、突然泣き叫んだり、逆に周囲に怒りを爆発させたりすることもある。強い自責感から逃避するために、引きこもったり、過食行為に走ったり、解離症状などを呈することもある。また、自らを罰するために、拒食やリストカットを繰り返すケースや、そうした自責感から解放されることを求めて違法薬物に手を出すケースもある。自分自身のことを汚れてしまった価値のない"物"と位置づけて、自ら援助交際を求めていくようなことも決して稀ではない。

筆者は、この時期を二度目の受傷であり、真の受傷であるとも考えている。改めて"大人の視線"で自分自身に生じた出来事の意味を理解することによって、もう一度被害に遭う、言いかえれば、「再び新しい傷を負う」ことになるからである。しかも、大抵はこのときの"大人の視線"というのは、その人自身が送ってきた人生を反映した、あるいはその人に"加害を行った大人の視線"の影響を受けた偏ったものとなってしまっている。それゆえ、この二度目の受傷はより深い、そして長期的な傷跡を残すのである。

## Ⅲ 性被害の治療を考える

ここまでに性被害によって生じうる症状や行動面の問題について述べてきたが、これらはごく一部の代表的な症状であり、このほかにもさまざまな症状がさまざまな形で表出され、その傷は生涯にわたって残り続けうる。ではそうした心の傷にどう向かいあえばよいのか。次に回復への道について考えてみたい。

### 1．回復のための前提

回復の最終地点というのはケースによって異なるかもしれないが、共通して言えることとしては、安全で安定した生活を取り戻すこと、そしてもう一度自分自身の人生を生きなおそうと思えることにあると考えている。そうした回復の前提となるのは、まずは、今現在、安全な環境にあることである。被害を受けている場所、受ける可能性のある場所から逃れること、食事や睡眠、衣服と住環境を確保することといった物理的に安全で清潔な環境を整えなければならない。そして、そこが安全であるという保証も得る必要がある。経済的な安定も不可欠である。不安や恐怖、抑うつ症状に苦しんでいるような場合には、薬物療法によって症状を軽減し、安定を図る。こうしてはじめて回復への道のスタート地点に立つことができる。

今や、こうした環境を整えることの重要性は、性被害を受けた人たちへの精神療法にとりかかるための大前提として常識となっている。しかし個々のケースでこれを実現することは想像以上に困難で、環境の整備と精神療法とをなんとか同時並行で進めていくというケースが多いのも実際である。

### 2．PTSD 症状

性被害によってPTSDを発症するケースはまれではない。PTSD症状に対する精神療法についてはここでは概要にとどめておくが、英国におけるPTSDの治療ガイドライン（National

Institute for Clinical Excellence, 2005) によれば、治療の第一選択は心理療法であるとされており、一定のエビデンスのある治療手法も確立されている。

とくにトラウマ記憶によって諸々の症状が生じているのであれば，トラウマに焦点を当てた治療を行うことが最も有用であろう。中でも広く用いられている心理療法としては Prolonged Exposure Therapy（PE療法）があり，日本でも導入されている。これは，情動処理理論を基にエドナ・B・フォアら（2007；金・小西監訳，2009）によって開発された療法で，具体的には，トラウマとなった出来事を繰り返し語り持続的にトラウマ記憶に直面することにより，それによって生じた非適応的な思考パターンを徐々に修正していく方法である。これにより，不安や恐怖が緩和され，記憶は危険ではないこと，現在と過去，安全と危険を弁別できるようになることで，これまでの生活に戻れるように支援していくことが目標となる。

## 3．ナラティブアプローチ

PTSD症状や不安や抑うつなどの精神症状はあまり目立たないが，感情コントロールの問題や健忘や解離などの解離症状，恥辱感や自責感といった自己認識の変化や対人関係の不安定さなど，より人格的な深い部分での変化を特徴としているケースがある。それらは，複雑性PTSD（Judith, 1992；中井訳，1996）あるいはDESNOS（Disorder of Extreme Stress not otherwise specified：他に特定されない極度のストレス障害）（Bessel & Kolk, 1984；西澤監訳，2001）という診断名で説明される病態であり（表1），慢性的なトラウマ体験をしたケースでみられやすいとされている。

長期間にわたって性被害を受けてきた人たちのすべてのケースがこうした病理的な状態に陥るわけではないが，一部には，その後の人生において自暴自棄な行動を繰り返しやすいことや，将来，さまざまなタイプの精神疾患を発症するリスクが高くなることが知られており，できるだけ早期に，適切な介入を行う必要があることは間違いない。

筆者としては，こうしたケースに対する治療の中核はやはり支持的精神療法であり，とくにナラティブアプローチが重要であると考えている。患者の語るストーリーやプロセスそのものを治療と考え，患者の考えを尊重し，エンパワーメントしながら，その考えや言葉の背景にあるものを明らかにしようとする手法である。このとき筆者が重視しているポイントを以下に示す。

1）安心を与える

性に関する話題というのはプライバシーに関わることがらであるため，親しい人の間であっても話題にすることはめったにない。これに加えて，性被害を受けた人たちは，自分の責任で事件が起こったのではないかと考えたり，真実を告白することで自分が非難されるのではないかという強い不安を抱いていたりする。そのため，そもそも出来事を誰かに話すという選択肢をもっていないことが多い。

こうした不安は単なる思い込みによるものではなく，実際にそういう経験をしていることも少なくない。「相談したが信じてもらえなかった」というケースや，「母親に父親からの性的被害について打ち明けたが，ひどく叱責され，以後は母から汚い物を扱うように接せられた」とか「あんたが出ていけと言われた」というケースなど，被害を打ち明けたことで日常生活までも脅かされる方向に変化してしまっていることもある。そのため，もう二度と話さないと誓い，ますます固い殻に閉じこもって孤立したり，自分自身に強い嫌悪感を向けて，怒りを爆発させたりすることもある。こうした体験に裏打ちされた対人不信感は強固ではあるが，一方で，心のどこかでは，誰かにわかってもらいたい，聞いてもらいたいという気持ちを秘めていることも確かである。

それゆえ，まず，治療や支援の場を訪れるということだけでも，被害者にとっていかに大変

表 1

| DESNOS : Disorder of Extreme Stress not otherwise specified:（他に特定されない極度のストレス障害）<br>（Bessel et al. 編「トラウマティックストレス」より） | 複雑性 PTSD : Complex PTSD<br>（Judith LH「心的外傷と回復」より） |
|---|---|
| 1. 感情覚醒の制御における変化<br>　(1) 慢性的な感情の制御障害<br>　(2) 怒りの調節困難<br>　(3) 自己破壊行動及び自殺行動<br>　(4) 性的な関係の制御困難<br>　(5) 衝動的で危険を求める行動<br>2. 注意や意識における変化<br>　(1) 健忘<br>　(2) 解離<br>3. 身体化症状<br>4. 慢性的な人格変化<br>　(1) 自己認識における変化：慢性的な罪悪感と恥辱感，自責感，自分は役に立たない人間だという感覚，とりかえしのつかないダメージを受けているという感覚<br>　(2) 加害者に対する認識の変化：加害者から取り込んだ歪んだ信念，加害者の理想化<br>　(3) 他者との関係の変化<br>　　(a) 他者を信頼して人間関係を維持することが出来ないこと<br>　　(b) 再び被害者となる傾向<br>　　(c) 他者に被害を及ぼす傾向<br>5. 意味体系における変化<br>　(1) 絶望感と希望の喪失<br>　(2) 以前の自分を支えていた信念の喪失 | 1. 全体主義的な支配下に長期間（月から年の単位）服属した生活史<br>2. 感情制御変化であって以下を含むもの<br>　・持続的な不機嫌<br>　・自殺念慮への慢性的没頭<br>　・自傷<br>　・爆発的あるいは極度に抑止された憤怒<br>　・強迫的あるいは極度に抑止された性衝動<br>3. 意識変化であって以下を含むもの<br>　・外傷的事件の健忘あるいは過剰記憶<br>　・一過性の解離エピソード<br>　・離人症／非現実感<br>　・再体験であって，侵入的外傷後ストレス障害の症状あるいは反芻的没頭のいずれかの形態をとるもの<br>4. 自己感覚変化であって以下を含むもの<br>　・孤立無援感あるいはイニシアチブ（主動性）の麻痺<br>　・恥辱，罪業，自己非難<br>　・汚辱感あるいはスティグマ感<br>　・他者とは完全に違った人間であるという感覚<br>5. 加害者への感覚の変化であって以下を含むもの<br>　・加害者との関係への没頭<br>　・加害者への全能性の非現実的付与<br>　・理想化あるいは逆説的感謝<br>　・特別あるいは超自然的関係の感覚<br>　・信条体系の受容あるいは加害者を合理化すること<br>6. 他者との関係の変化で以下を含むもの<br>　・孤立と引きこもり<br>　・親密な対人関係を打ち切ること<br>　・反復的な救助者探索<br>　・持続的不信<br>　・反復的な自己防衛失敗<br>7. 意味体系における変化<br>　・維持していた信仰の喪失<br>　・希望喪失と絶望の感覚 |

なことであるかを理解しなければならない。勇気ある一歩を踏み出すことができたことを十分に評価すべきである。そして，せっかく訪れることができたところで，不信感や警戒心を抱かせたりすることがないよう，治療者としての立場や，目的を正しく伝えることも大切である。

しかし，治療者として「援助したい」という気持ちがあったとしても，そうした気持ちは単なる押しつけであって，（たとえ治療や支援の場を訪れたとしても）本人は「援助されたい」とは思っていない，あるいはまだその準備ができていない可能性があることにも注意が必要である。本人のペースやこころのスペースに合わ

せることができていない，治療上のちょっとした"積極的"なアプローチも，"脅威的"で"威圧的"で"侵襲的"な印象を与えてしまいかねないということ，そして被害者たちはそれほど他者との接触に敏感で脆弱になっているということを理解しておく必要がある。

また，本人自身も自分にとって安心できるペースというものを把握できていないケースがあることにも注意が必要である。これまでの経験でも，初回の面接から自分自身のことについて語り始めるケースもあるが，むしろ，あまり語りたがらないケースの方が，自身を護る術を持ち合わせていることに治療者として安心を覚え

ることもある。そうしたケースの場合には、ときとして治療者側がその人のその回復段階にあったペースを診立て、整えるべきであろう。

2）体験の意味を変容させる

長期的に性被害を受けてきた人たちは、自分が「大切にされる」「尊重される」という経験をしてこなかったケースがほとんどである。そのため、まずは面接の場で自分と相手が同等の立場であること、そしてお互いに尊重しあうことに対して抵抗を示すことがある。不幸にも、誰かに支配されることに慣れすぎているため、自分が座る席を選ぶということにさえも戸惑いをみせることもある。そして大切にされることに居心地の悪さを感じると、あからさまに不快感を示してふてくされた態度をとったり、些細なことに言いがかりをつけて怒りをぶつけてくることもある。それは、治療者を傷つけ、支配下に置こうとしているようにみえるが、こうしたやり取りというのは、おそらく加害者との間で起っていた関係を再現しようとしているものと考えられる。

通常は、そうした攻撃性は自ずと収まるまで待つことによって対処するが、それは被害者自身が加害者との間で対処してきた方法と同様であるかもしれない。ただし、ここでは単に怒りが通り過ぎるのを待つというのではなく、怒りの感情を不当にぶつけている自分に気づいてもらうために待つのである。辛い体験の再現は必ずしも好ましいことではないが、その体験のもつ意味をもう一度考え直せるきっかけともなる。そして辛い体験の結末を別の方向に差し向けることができれば、それまでの囚われから解放され、新しい体験として学習されうる。こうしたセッションが繰り返されるなかで、次第に人としての強さや柔らかさを体感していくのではないかと感じている。

3）今の自分に目を向けてもらう

ところで、長期間にわたって性被害を受け続けていた被害者たちから話を聞いていると、治療者として、加害者に対する強い怒りの感情が沸いてくることがある。しかし、私が臨床現場で出会う被害者の多くは、自分自身への罪悪感については語っても、加害者を批判することは滅多にない。とくに加害者が親である場合には、たとえどんなにひどい加害行為を受けたとしても、抱く感情は複雑であろうし、加害者が他人の場合でも、当時、「特別な秘密を持っていることに優越感を感じていた自分」や「加害者に対してどこか好意をもっていた自分」「嫌だと言えなかった自分」を思い起こし、自責感を抱く方向に向かう。しかし、立ち止まって考えてみると、加害者に怒りを向けることができれば、その後の人生をよりよく生きられるというわけでも、問題が解決するというわけでもない。怒りや恨みの感情というのは、もっとも強い感情のひとつであるため持続させるには相当なエネルギーを要する。そのため、ある時期を過ぎると力尽きて、抑うつ的になったり、コントロール不能となって、自分自身や自分の身近にいる（おそらく現在の自分にとって大切と思われる）誰かに向けられることになるかもしれない。したがって、誤った認知による自責感については、ただちに排除すべきであることは間違いないが、ここで被害者に伝えなければならないこととは、今の自分は、かつて無力であった自分とは異なること、そして自分の意思に基づいて行動できるということを実感してもらうことではないかと考える。

4）治療者自身のケア

最後に治療者自身のケアについても触れておく。何らかの被害に遭うというのは辛く耐え難い事実である。その話を聞くことで、治療者自身も傷つく。また、被害者の辛い体験に対してさまざまな感情を抱くこともごく自然なことである。無理に抑え込む必要はないし、治療者として恥ずかしいことでもない。むしろ、そうした生の感情に向かい合っておくことで、改めて、客観的な視点から事実を冷静に俯瞰できると

いえる。

逆に，そうした感情や思考は，うまく整理しておかないと，思わぬところで攻撃性となって表出されてしまう危険性もある。とくに重い病理をもつケースについてはひとりで抱え込まずにチームで対応したり，治療者間で安全に相談できる環境を整えておくことも有用であると思われる。治療者自身にもケアが必要なときがある，それは特別なことではない，ということを意識しておくべきである。

## おわりに

どのようなエビデンスが示されている精神療法でも，その基盤にはクライエントと治療者とのあいだの人間関係がある。いかに技巧をこらしても，その信頼関係を欠きながら，有効な進展を望むことはできない。そして性被害を受けた人たちは，その基盤を構築すること自体に脆弱であることが多い。

このとき治療者にとって一番重要なことは，クライエントにどう手をさしのべるのかということではなく，自身のこころの基盤をいかに整えておくことではないかと思う。治療者自身が艀（はしけ）のように安定していれば，クライエントの状態にあわせて上下しつつも，安全で安心できる寄る辺を用意できるのではないかと考えている。

## 文献

Bessel A & Van Der Kolk (1984) Post-Traumatic Stress Disorder：Psychological and biological sequelae (Clinical Insights). Virginia, American Psychiatric Publishing.（西澤哲監訳 (2001) トラウマティック・ストレス―PTSDおよびトラウマ反応の臨床と研究のすべて．誠信書房）

Edna BF, Elizabeth AH & Barbara OR (2007) Prolonged Exposure Therapy for PTSD：Emotional processing of traumatic experiences, therapist guide. New York, Oxford University Press.（金吉晴・小西聖子監訳 (2009) PTSDの持続エクスポージャー療法トラウマ体験の情動処理のために．星和書店）

法務総合研究所 (2012) 平成24年版犯罪白書.

法務総合研究所 (2014) 平成26年版犯罪白書.

Judith LH (1992) Trauma and Recovery. New York, Basic Books.（中井久夫訳 (1996) 心的外傷と回復．みすず書房）

厚生労働省大臣官房統計情報部編 (2013) 平成25年度福祉行政報告例．児童福祉，厚生労働統計協会．

National Institute for Clinical Excellence (2005) Post-traumatic stress disorder：The management of PTSD in adults and children in primary and secondary care. Leiceste, The Royal College of Psychiatrists & The British Psychological Society.

# コンサルテーション・リエゾン精神医学における精神療法

Naoshi Horikawa 堀川 直史*

## はじめに

本誌に寄稿することにはかなり強い抵抗感があった。精神療法は非常に重要であると思い，自分なりに勉強し工夫しているつもりだが，筆者は精神療法の専門家ではなく，特別な精神療法を集中的に学んだ経験もない。実際に行っていることもごく一般的なことのように思う。また，これまで主に関わってきたことはコンサルテーション・リエゾン精神医学（consultation-liaison psychiatry，以下CLP）であり，精神医学の小さな領域であって，多くの読者の関心とは距離があるのではないかとも考えた。一方，筆者がCLPで学んだことは，一般的な精神療法であったとしても，個々の治療の意味と方法をできるだけ明確に理解して行うことが重要なこと，そしてこれはCLP以外の精神科臨床にも役立つということである。このようなことであれば，本誌に発表してもよいのではないかと考えた。したがって，本稿では，CLPで出会ったこと，学んだこと，およびその一般的な応用を述べることにしたい。

## I CLPで出会ったこと

大学病院の精神科急性期病棟などで12年間働いたあと1986年にある公的総合病院に異動し，その後CLPを主な仕事にするようになった。CLPではそれまでとは異なるさまざまな出来事を経験した。まずそのうちの二つを述べる。

### 1．重病に悩む「普通の人」

いうまでもないことだが，CLPでは重病に罹患し，病気とこれに関係して生じたさまざまな問題を悩む患者に出会う。大多数はそれまで精神科と縁のなかった人たちである。CLPを始めて数日後に院内往診をした患者は，がん終末期で，強い死の恐怖を述べ，全身を震わせている初老期の男性であった。ベッドのそばに坐ったものの，患者は死の恐怖を繰り返し述べるだけで，ほとんど対話にもならない。翌日以降も同じような状態で，数日後に死亡した。このような患者の診療経験はなく，どのような態度で接すればよいのか，どのようなことをどのように話し合えばよいのかまったくわからなかった。また，この頃（1980年代中頃）は日本のCLPが実際に行われ始めたばかりの時期で，適切な文献はなく，相談できる人もほとんどいなかった。その後もしばらくは同じような状態が続いた。当時は，CLPが重要な役割であるという自覚と使命感をもち，これを続けるしかないと考えていた（堀川，1993）。この状態を変えるきっかけになったことの一つが以下の出来事である。

### 2．あいまいな言葉

CLPを行っていると，精神科以外の病棟に往診し医師や看護師と話し合うこと，病院のいろいろな場所に行くことなどが増える。そうすると，包括的医療を進めようという意図に基づ

---

*埼玉医科大学大学院
〒350-1123 埼玉県川越市脇田本町21-7 埼玉医科大学かわごえクリニックメンタルヘルス科

表1　支持的精神療法の方法に関する言葉の例

一緒にいる，一定の安定した態度，患者への関心，holding と containment，健全な主体の承認，非審判的な態度
傾聴，共感，適応的な対処方略を支える
感情の言語化，カタルシス
説明，回復の保証，励まし，暗示
指導，説得，再教育

日本語，英語，ドイツ語の教科書などから抜粋し，意味が近いと思われるものをまとめた

くと思われる，さまざまな言葉を見たり聞いたりする機会も多くなる。たとえば，「患者の立場に立つ」「患者の身になる」「患者に寄り添う」「患者を支える」，さらに「患者の気持ちを察する」などであり，看護記録には「傾聴」「共感」がしばしば現れる。これらは，不可能なこと，不明確な表現，実際にはどうすればよいのかわからない言葉である。これを批判しようとは思わない。どれも，病院や医療者の善意に発した言葉である。

　CLP を始めて数年たった頃，次のような出来事があった。患者は，がんに罹患したあとうつ病を併発して CLP に紹介された中年期の男性であった。担当看護師は若い女性で，甘えた媚を売るような態度でこの患者に接していた。これが彼女の患者にやさしくする，ていねいに接するということだったのであろう。看護主任がこれを発見し，ナースステーションで「看護師のプライドはないのか」などときびしく注意した。その後この看護師の言動が一変し，患者にほとんど笑顔をみせず，丁寧語を多用するようになった。おそらく彼女は「距離をとる」ことを思い出したのであろう。これも看護主任の目にとまり，さらにきびしく注意されていた。このときの看護主任の言葉が「共感的に接する，を忘れたの！」であった。

　その後，ときどきこの出来事を思い出し，いろいろなことを考えた。看護教育では共感（この場合の共感は「感情的共感」であり，「相手と同じように感じること」であろう）が重視されているが，どのようにして共感的な治療関係を作るのかは教えられていない，自分を振り返っても支持的精神療法，共感的などの言葉を深く考えることなく使ってきた，などである。さらに，このような言葉の意味をもう少しつきつめて考えることによって，より効果的な治療とケアを行うことができるのではないか，少なくとも CLP で他科の医療者と話し合うときに有用だろうとも考えた。そこで，傾聴，共感，支持的精神療法などについて，精神医学の教科書や文献の記載を調べ，自分の考えをまとめようと試みた。

## II　支持的精神療法に関係する言葉の整理

　支持的精神療法の意味や方法が多義的で折衷的であることはいうまでもない。参考までに，主に教科書に記載されている方法に関する言葉の例を表1に示した（堀川，2011）。一見してわかるように，このような言葉の内容や背景などは多様である。正反対の意味の言葉もある。

　自分なりにわかったことは，支持的精神療法の意味と適応には二つの極があるということである（堀川，2011）。一つは，「混乱した患者」で，精神分析を行うことができないときに行う治療（Freyberger, 1994），あるいは「患者が人生を主体的に取り扱うことができなくなったときに，医療者が患者に提供する治療形態の一つ」（人見，1995）である。もう一つの極は，医療者が患者に接するときの「informal な精神療法的配慮」（Holms, 1995）全体を意味するという考え方である。CLP で支持的精神療法を用いるとすれば，後者またはそれに近いものになることは当然であろう。しかし，そう考えても，実際にどのようにすればよいのかはわからない。

## III 実際にできることを考える：「認知的共感」

CLP の特徴の一つは，精神科医が独立して何かをするのではなく，患者の担当科の医療者と協同して治療とケアを行うことである。したがって，精神科医，さらにほかの職種の医療者が実際にできることは何かを考えることがとりわけ重要になる。

そこで，共感であるが，患者と同じように感じることはできない。立場や経験がまったく異なる患者の感情，より正確にいえば自分とは異なる他人の感情を自分のもののように感じることなど不可能である。簡単に「気持ちはよくわかります」などといったとしたら，かえって不快に感じる患者もいるであろう。同様のことだが，患者の気持ちを察して動くことはあやまりである。これは医療者のかってな推測にすぎず，実際に患者のニーズとは異なることをしてしまうことが多い。

医療者ができることは，症状，病気や症状による患者の苦痛，病気とその治療が患者の生活に与える影響などについて話を聞くこと，しかもよく理解しようと思いながら話を聞くことである（堀川，2004）。このような話し合いの中で，実際に医療者は患者の苦痛と苦境の少なくとも一部を理解することができる。これが，「なるほどそういうことだったのか」「納得できた」などと医療者が感じるときに起こっていることであろう。このときには，患者も自分の苦痛や苦境，少なくともその一部がこの医療者に通じたと感じていることが多い。「先生，わかった？」と質問する患者もいる。これが認知的共感であり，「苦痛を理解すること」あるいは「理解し合うこと」ことである。

理解すべき内容について補足すると，通常の CLP では現在あるいは発病以降の苦痛と苦境を理解することが重要である。しかし，たとえば患者が過去と現在の生き方を悩み，将来の不安が強いとき，あるいは死の恐怖が強いときには，もともとどのような人が，どのような事情で，どのような状態になっているのかについての理解，すわなち「生活史的理解」が必要になることもある。

認知的共感に伴って医療者の感情が動くこともある。「たいへんなことだ。つらいだろう」「よく辛抱しているな」と思い，「本当にかわいそうだ」などと感じる。つい最近まで筆者はこのようにして生まれる感情的共感が重要であると思い，「理解に基づく共感」などと呼んでいた（堀川，2011）。最近は，常に感情的共感が生まれるわけではないこと，多くの場合互いに理解し合うだけで協力的な治療関係が生じていくことなどから，認知的共感をもっとも重視し，これが支持的精神療法の中核ともいえるのではないかと考えるようになった。

## IV ペイシャント・エンパワーメント

### 1．狭義のペイシャント・エンパワーメント

CLP が定着し，他科の医療者との接触が深まるとともに，CLP はより広い範囲の問題に関わるようになる。その一つが，糖尿病や腎不全・透析などにおける患者のセルフケアレベルの改善のための治療を求められることである。糖尿病や腎不全・透析は「慢性疾患モデルの治療関係」の病気である（表2）（Szasz, 1956）。これは，医療者と患者が協力して，あるいは責任を分かち合って治療を進めるという意味である。医療者だけががんばったとしてもほとんど効果はない。医療者と患者が協力してはじめて治療が成立する。このときに患者が担当する役割は主にセルフケアをきちんと行うことであるが，これは患者の生活そのものの大きな変更であり，適切に実行することは難しい。

このようなセルフケアレベルの上昇のための治療として CLP および主に糖尿病医療者の一部が行っていることが「ペイシャント・エンパワーメント（patient empowerment，以下 PE）」である（堀川，2013）。いうまでもないが，PE は患者を力づけることなどではない。ここでいう「パワー」は患者の「自己決定あるいは

表2 「治療関係モデル」という考え方

| 治療関係モデル | 治療関係 | 代表的な疾患 |
|---|---|---|
| 「急性疾患モデル」 | 指導する者と協力する者 | 急性感染症 |
| 「慢性疾患モデル」 | 相互に責任をもつ<br>協力して治療を進める | 糖尿病<br>透析 |

Szaszら（1956）に基づいて作成，追記した

表3 ペイシャント・エンパワーメントによって生じると期待される変化

| | |
|---|---|
| 疾患と治療に関係する事項 | 治療の目的の明確化と決定<br>セルフケアレベルの上昇<br>セルフケアに関する自己効力感の上昇<br>知識の増加<br>症状や病態の改善 |
| 自己決定や話し合いに伴って生じる心理的変化 | 全般的な自己評価の上昇<br>心理社会的適応レベルの上昇<br>協力的な治療関係の形成 |

Aujoulatら（2007）に基づいて作成した

自己決定権」であり，PEは「患者が自分の病気の診療について自己決定し，責任の一部をもつようになること」，あるいは「患者に自己決定をうながし，それを尊重すること」という意味になる（Aujoulat, 2007）。

具体的には，医療者はまず個々の患者ごとに適切と思われる情報提供の内容と方法を工夫する。そのあとで，患者が実際にできること，できないことを話し合い，患者の自己決定を助ける。生じる変化はわずかでもかまわない。これを肯定的に評価して患者に伝え，その後も話し合いを続ける。これがPEである（Aujoulat, 2007）。医療者からの一方的な「指導」「教育」は，セルフケアレベルの上昇にほとんど役に立たない（堀川，2013）。

PEによって生じると期待される変化は広い範囲に及ぶ（Aujoulat, 2007）。これを次の二つに分けることができるであろう（表3）。一つは疾患と治療に関係する事項であり，これには治療の目的の明確化と決定，セルフケアレベルの上昇，セルフケアに関する自己効力感の上昇などがある。また，情報提供が重視されるので，疾患と治療に関する患者の知識も増加する。そして，これらによって症状や病態が改善していくことが最終的な目的となる。

もう一つの期待される変化は，自己決定という心理的過程や話し合いに伴って生じる心理的変化である（表3）。病気，特に慢性疾患のときには，健康が損なわれるばかりではなく，患者をとりまく社会的な状況も大きく変化する。これらに伴って，患者は自分が無力であると感じ，全般的な自己評価が低下することが多い。PEにおける患者の自己決定の尊重は，特にこのような患者の無力感や自己評価の低下の回復に有効である（Aujoulat, 2007）。また，PEにおける話し合いと自己決定の尊重が協力的な治療関係の形成に役立つことは当然であろう。

そして，以上の二つの変化が，医療者が患者に提供するものでも，孤立した患者の内部で生じるものでもなく，PEという治療関係の中で生まれるということがこの治療の眼目であり，この治療を理解するときの重要なポイントになる。

## 2．広義のペイシャント・エンパワーメントと「共同決定」

医療におけるPEは本来セルフケアレベルの上昇を目的にした治療であるが，慢性疾患における治療関係の基本となる考え方と方法である

とも考えている。これを，セルフケアレベルの上昇を目的にした「狭義のPE」に対して，「広義のPE」ということもできるであろう。何ごとにつけ，可能な限り指示を避け，情報提供，その後の話し合い，そして患者の自己決定を助け，それを尊重することには，表3の「自己決定や話し合いに伴って生じる変化」をもたらす効果があると思われる。

近年，日本の精神科でも「共同決定（shared decision-making）」が重視されるようになった。共同決定とPEはよく似ているが，PEでは患者の自己決定とそれを尊重するという姿勢がより明確であること，そのための方法を含む点が相違点といえるであろう。

## V 精神科日常臨床への応用

以上に述べたことは，CLPでは認知的共感およびPEをよく理解して実行することが重要であり，実際の役に立つということである。これは通常の精神科臨床でも同じである。特に，深刻な喪失体験のあとで心身の不調が生じた患者，心理社会的ストレス因子な役割が大きな患者，パーソナリティ障害などがあって少しのことで感情の強い動揺が生じる患者などに有用である。CLPを始めるまでは，これらの患者に対する苦手意識があり，ネガティブな感情が生じることもあった。CLPの経験を積み，その精神療法について考えているうちに，次第にこのような苦手意識は軽くなった。初診で概略ではあれ生活史的理解ができて，患者と「なるほど。そういうことだったんですね」などと語り合うこと，再診ではそのときどきの問題について相談し，患者が対処方法を述べるようになることなどは，精神科臨床を行う楽しみでもある。

## おわりに

冒頭にも述べたが，筆者がCLPで学んだことは，一般的な精神療法であったとしても，個々の治療の意味と方法をできるだけ明確に理解して行うことが重要なこと，このときに特に認知的共感とPEが有用なこと，そしてこれがCLP以外の精神科臨床にも役立つことである。本稿で述べたことは，当たり前のことを当たり前に行うということであろう。しかし，当たり前のことが思ったほど容易ではないと思う読者がいるかもしれない。本稿が読者の臨床に少しでも役立つならばさいわいである。

### 文　献

Aujoulat I, d'Hoore W & Deccache A (2007) Patient empowerment in theory and practice: polysemy or cacophony?  Patient Education and Counseling, 66；13-20.

Freyberger H, Freyberger HJ (1994) Supportive psychotherapy. Psychother Psychosom, 61；132-142.

人見一彦（2009）支持的精神療法の前提と目指すところ．精神科治療学，24増刊；32-33.

Holmes J (1995) Supportive psychotherapy: the search for positive meanings. The British Journal of Psychiatry, 167；439-445.

堀川直史・山崎友子・川本恭子，他（1993）総合病院におけるターミナルケアへの精神科医の関与．臨床精神医学，22；1157-1165.

堀川直史（2004）「傾聴」「共感」を考える―「知りたい気持ち」から始まる医療コミュニケーション．看護学雑誌，68；1186-1189.

堀川直史（2011）支持的精神療法とエンパワーメント・アプローチ―協力的な治療関係を作るために．精神科治療学，26；265-270.

堀川直史（2013）慢性疼痛と疼痛性障害の「ペイシャント・エンパワーメント」．臨床精神医学，42；749-755.

Szasz TS, Hollender MH (1956) A contribution to the philosophy of medicine: the basic models of the doctor-patient relationship. Archives of Internal Medicine, 97；585-592.

# 現代の病態に対する私の精神療法
▶ リワークグループプログラムの中で

武田　龍太郎＊

Ryutaro Takeda

## はじめに

　近年わが国では，産業精神保健領域におけるメンタルヘルス不調者の増加やそれに伴う対策の問題がクローズアップされ，厚生労働省が平成18年に「労働者の心の健康の保持増進のための指針」を公表し，産業保健総合支援センターをはじめとした公的な機関がこの領域における問題の啓発や対策事業に取り組み，日本産業精神保健学会はじめ各種学会でもその対応についての議論が行われている。この分野における議論は，主に①メンタルヘルス不調者の病態の時代的変遷，②その社会文化的な背景や，企業組織のあり方などその発生要因に対する考察，③メンタルヘルス不調者への対応（一次〜三次予防）の検討，などがあげられる。本稿では，これらについて概観し，特に現在筆者の病院で実践している気分障害圏を対象とした復職支援プログラム（デイケア）における精神療法的なアプローチとその意義を紹介する。

## I　企業におけるメンタルヘルス不調者の動向と最近の対応

　産業保健では，職域においてこころの問題や精神面での変調を来した場合，メンタルヘルス不調と総称しているが，厚生労働省「労働者の心の健康の保持増進のための指針」では，「メンタルヘルス不調とは，精神及び行動の障害に分類される精神障害や自殺のみならず，ストレスや強い悩み，不安など，労働者の心身の健康，社会生活及び生活の質に影響を与える可能性のある精神的及び行動上の問題を幅広く含むものをいう」と定義している。そこにはうつ病を含む気分障害，適応障害，不安障害，統合失調症など多くの精神疾患を含めているが，ある大手メーカー数社の統計ではその約6割は双極性障害やうつ病を含む気分障害圏（ICD-10分類F4）であり，約3割が適応障害，不安障害，身体表現性障害など（ICD-10分類F3）であった。

　一般財団法人労務行政研究所による企業人事担当者へのアンケート調査（2012）における，メンタルヘルス不調を理由とした休職者のいる企業133社からの回答では，2009年以後のメンタルヘルス不調者の増減という質問に対し，「増えている」が55.6％，「変わらない」が39.1％という結果であり，その年齢層は20代から40代という回答が多く，メンタルヘルス対応で苦慮した場面やケースという質問では，「休職・復職を繰り返す社員の対応」が67.5％，「復職の判定」が59.9％，「職場復帰後の仕事の与え方や本人への接し方」51.0％と，上位はいずれも休職およびその後の復職に関わる問題であった。また，近年は競争が激しく効率化を求められる企業経営への影響も大きくなりつつあり，これらメンタルヘルス不調者の休職者のみならず，勤務継続者による業務効率の低下がもたらす生産性の低下の問題がクローズアップされ，この側面からもメンタルヘルス不調者への対応が重要視されてきている。

　ここで近年のメンタルヘルス不調における病

---

＊武田病院
〒214-0014　川崎市多摩区登戸3193

像の現れ方をみてみると，前述のように休職・復職を繰り返し休職期間が長期におよび，不安・うつ状態が重度ではないが遷延し慢性化しているケースが多い。これらの方は，就職してしばらくは通常勤務をこなすことができたが，勤務中の業務負荷や社内の対人関係などのストレスが過大となって発病・休職に至り，一旦回復して復職するが，再度同様のストレスを受けるもやはり対処することができず，数回休職，復職を繰り返す。そして再発を繰り返す内に次第に本人の自信も喪失し，さらに会社側も復職に対して慎重にならざるを得なくなって休職が長期になりやすい。その結果，休職中の日常生活では通院はしているがそれ以外は自宅にひきこもりがちで，生活リズムが狂うこともしばしばである。そして，日常生活の目標がもてず，対人交流も乏しくなり協調性や役割行動などを含む社会機能の回復が進まずに，実際の活動を通じて復職や勤務生活への自信を取り戻すという機会もあまりない。これらのケースでは，休職にいたる要因の振り返りが十分でなく，業務負荷がかかったときの体調や心理的な変調に気付いていないので，早期に上司や家族に相談するなどの適切な対処行動をとることができず，うつ状態が遷延している事例も少なくない。

その背景を見るに最近のうつ病像の特徴として言われている，回避傾向が強く，場面選択的な意欲低下があり，漠然とした不全感，他罰傾向を持ち，思考や行動の抑制症状があまりないことなどに当てはまることが多い。さらにその心理的な観察では，あまり表出はしないが誇大的な自己を持ち，一度自己が傷つくとその回復に時間がかかるような内面が傷つきやすい自己愛の病理を持つタイプのうつ病も少なくない。これらの患者には休息よりも計画的な治療とその実践が必要となる。

更にその病像の診断・評価や治療対応を後から観察すると不十分だったことが分かるようなケース，例えばそれまで単極性うつ病として抗うつ薬中心の薬物療法を受けてきたが，詳細に観察すると軽躁状態の時期があり双極性障害が診断されず病状が遷延化しているケースもみられる。双極性障害の場合は，そのベースに循環気質があり，軽躁状態およびうつ状態のコントロールが難しく，一般外来での薬物療法のみではコントロールできずに，自ら気分変動に気付き早期に活動量を調整するなどの訓練，会社や家庭での周囲の関係者からのフィードバックを得る工夫などが必要だが，できていないケースが多い。

また，適応障害，不安障害など，神経質性格をベースに，過重労働でうつ状態になるも，自らの限界以上に労働して完全を目指し，そのような状態になっても上司や同僚への過剰な気遣いをして，自己主張できないタイプの方も少なくない。これらの人は，休職から復職の過程においても，人事健康管理部門の担当者や上司との関係に過敏となり，復職面談でも過度に緊張し，出社の過程で少しでも会社に近づくと不安がでてしまうために，なかなか次の段階にすすめない場合もある。この背景には，社会場面における自己主張のできなさ，相手の心情を読んで柔軟に対話する技能などの社会的人格が形成されていない場合も多い。

さらには，対人コミュニケーションが苦手で失敗するとそれに固執してしまい職場不適応をきたしてしまう発達障害を併存している場合や，シゾイドパーソナリティ特性～障害や境界性パーソナリティ特性～障害などを持ち，職場不適応となっていたり，不安・抑うつ症状，対人関係の不安定さや慢性的な空虚さが持続し，過去の外傷体験や養育環境などの要因が絡んで，慢性化しているケースなども含まれている。

以上，近年の休職・復職を繰り返す方や不安やうつ状態が遷延して休職が長期にわたる場合の病型を概観したが，その背景にある共通の要素としては，対人コミュニケーションが苦手で不適応になりやすく，一旦傷つくとその回復に時間がかかるといったパーソナリティの未発達な側面である。牛島（2011）は，最近のうつ病

像の変化について，うつ病親和型性格すなわち，メランコリー型性格，循環病質の現れ方も時代文化の影響を受けて，社会的人格に至るパーソナリティの未発達が目立つと論じ，治療については治療前にシゾイド，循環病質，神経質，ヒステリー性格という人格構造を理解する必要性について述べている。その上で人格構造自体を治療の対象とするのではなく，ソーシャルスキルの向上を図り，自己評価を高めていくなど，その上に社会的人格を構築するのを支援することが有効であると述べている。

## II メンタルヘルス不調者への対応の困難さとリワークプログラムの試み

メンタルヘルス不調者への対応については，企業は労働安全衛生法にも規定されている通り勤労者の心身両面での健康を維持する責務があり，人事や健康管理部門による対応が行われる。中でもメンタルヘルス不調者の再燃，再発予防という三次予防については，通常主治医と連絡をとりながら休職を決定し，その後の回復過程にあわせて復職準備をすすめ，復職を決定していく過程を経ることになる。しかし，近年は病状がある程度軽くなった時点で，主治医に復職可の診断書にそって企業側が復職させるが，実際はまだ社会機能の回復は十分ではなく復職後すぐに調子を崩し，まもなく再休職に至るケースも目立つようになった。ここでは，主治医と異なり，企業側はその職場において日常業務が継続してこなせるようになった段階を復職可能と判断することが多く，この機能水準に達したかどうか（復職準備性）を判断する必要性が増してきた。また，最近は経営効率を重視する企業側の求める復職時の機能水準が上がり，また，復職してもまもなく再発することをいかに防ぐかという課題へのニーズも高まっている。

また，病状自体も薬物療法や短時間の支持的な精神療法を中心とする一般外来通院では，自分が楽しみにしていた行動などはできるようにはなるが，いざ復職へ向けた行動をしようとすると病状が悪化する（選択的抑制症状）という回避の機制が働き社会的機能が十分回復しきれない遷延症例が少なくない。そこで，さらに症状の安定化を図り対人技能など社会的機能の回復までも目標として，週に複数回通所して認知行動療法などの集中的な治療およびリハビリテーションを行う「気分障害圏を対象とする復職支援（以下リワーク）プログラム」実施機関が増加し，その有効性が認められてきている。

リワークプログラムは精神科医療機関の他にも，障害者職業センター，福祉施設，民間EAP（従業員支援プログラム）機関などで実施されているが，近年はその診療面でのニーズも高まり，医療スタッフが配置されている精神科診療所や精神科病院などでのリワークプログラム実施医療機関がこの数年増加している。この医療機関におけるリワークプログラムの意義としては，生活リズムの確立や意欲／集中力の向上をめざしたリハビリテーション，症状のみでなく社会的機能も含めた客観的な復職準備性の評価，通常の外来診療では実施困難な認知行動療法などの心理療法の導入，休職に至った要因を振り返ることによる再休職の予防，対人技能などの社会的機能の回復，主治医や産業医らと治療チームを形成することによる多職種によるアプローチなどの意義がある。

## III 当院リワークプログラムにおける精神療法的アプローチ

ここで筆者が勤務する医療機関における心理社会的なアプローチ，特に集団精神療法的なアプローチをその治療の中心においたリワークプログラムの概要を紹介する。当院は川崎市北部の住宅地域に位置する急性期入院治療，精神科デイケア，通院治療を中心とした都市型の小規模（140床）単科精神科病院である。昭和38年開設以来精神療法的アプローチをその中心的な治療理念・手段として運営され，以前から産業領域における患者を多く治療対象とし，平成5年からはストレスケア対応病棟を運営してき

|  | 月曜日 | 水曜日 | 木曜日 | 金曜日 |
|---|---|---|---|---|
| 9時15分〜10時 | 朝のミーティング（連絡事項，新人紹介など），ラジオ体操 ||||
| 10時〜12時 | パソコン① | 集団精神療法（全体ミーティング） | ラクラク音楽（楽器や発声による自己表現） | パソコン②（記事作成・発表） |
| 12時〜13時 | 昼食 ||||
| 13時〜15時 | 書道 | グループワーク（スポーツ，ゲームなどによる交流） | 集団認知行動療法 | 創作活動 |
|  |  |  | リラクゼーション | 軽スポーツ |
|  |  |  | 文芸（俳句創作） |  |
| 15時〜16時 | セルフチェックシート記入，終了ミーティング ||||

図1　リワークデイケアの週間スケジュール

た。沿線には大手メーカーの研究所や工場が多数存在し，その技術職や管理職，行政機関職員など多様な職種で気分障害や適応障害を発症した患者が当院を受診し，通院治療や現環境を離れての静養が必要な例や重症例，複雑なケースの場合は入院治療を行ってきた。このような経験もふまえて，リワークプログラム（通称：リワークらくだ）を平成19年8月に開設し，現在診療報酬上は精神科大規模デイケア（実質定員は26名に設定）の枠組みで，平日に週4日間のプログラムを実施している。当院リワークデイケアは，産業医や会社健康管理スタッフ，周辺精神科診療所から紹介されて主治医を変更せずに利用する事例が多い（約6〜7割）が，中には当院での入院治療を行い，その回復過程において，退院予定日の約2〜3週間前からの試験参加を行い，退院後も継続してリワークデイケアに通所しているケースもある。

　通所の条件としては，他院に主治医がいる場合でも利用可能であり，対象は休職中の統合失調症圏や重症パーソナリティ障害を除く不安障害・適応障害・気分障害圏を中心とする方とし，おおよそ週3日以上は通所が可能な程度にまで回復した方としている。利用者は平成26年10月現在1日平均20数名の方々が通所し，男女比は男性が約8割である。利用者の平均年齢は，20代後半から30代40代前半くらいまでの方が多く，利用者の主診断については平成25年3月のデータでは，通所登録者37名の内，う

つ病が24名（64.9%），双極性障害5名（13.5%），適応障害5名（13.5%），その他発達障害などであった。利用期間については，個別のケースによりさまざまで平均4〜5カ月であるが，2〜3カ月の短期利用群と半年から1年間という長期利用群もみられる。

　当院のリワークデイケアは，生活リズムを立て直すことを基本目標としながら，リワークデイケアにおける集団としての凝集性を高めるために，連日の開始時および終了前の全体ミーティング，集団精神療法（全体ミーティング），集団認知行動療法（出席率が7割以上保っている方のみ，全8回），書道・創作活動・音楽表現などの自己表現グループ，パソコンによる発表課題，リラクゼーションなど知識の習得や知的作業に偏らない集団としての活動体験自体を重視していることが特徴であり，その週間スケジュールについては図1に示す。

## Ⅵ　症　例

　ここで，当院リワークデイケアを定期的に利用し無事に卒業・復職することができた事例を紹介する。なお，個人が特定できないように，主旨とは関係がない部分は加工してある。

**症例　40代前半　男性　営業管理職　うつ病**
【経過】大学卒業後，現在の会社に入社し，順調に仕事をこなしていたが，次第に管理的な業務が増え，残業も多くなり，中間管理職として上司からの叱責を受ける一方，部下への怒りな

ども生じ30代後半にうつ状態で発病した。近医クリニックに通院し，一度休職・復職をし，復職後に部署異動が行われた頃からうつ状態が再発し，まもなく再休職となり，うつ状態が遷延し生活リズムが乱れた。その後主治医による薬物療法，精神療法を受け，少しずつ回復していき，休職開始約2年後から，主治医にリワーク施設を利用して復職を目指すことを推奨され，当院リワークデイケアを利用開始となった。利用開始当初は心身両面での疲労を訴えることも多かったが，その後次第にリワークデイケアの集団にも溶けこむようになり，利用3カ月目から集団認知行動療法プログラムに参加し，リワークデイケアにおける対人交流の仕方や態度，発言などにおける課題をスタッフ・他参加者と検討し，同時に発病要因の振り返りをスタッフと集中的に行うようになり，以前からの働き方の問題や自らのパーソナリティの課題（自他への要求水準が共に高いため，オーバーワークになりやすく，対人交流では相手と支配，被支配の関係になりやすいなど自己愛の問題が大きく感情コントロールが困難になりやすい）に向き合い，気付いていった。全員が参加する集団精神療法では，当初は一方的に自らの意見を主張する傾向がみられたが，次第に他参加者の意見をとり入れながら，自らの日常の工夫（生活記録表の付け方，やりたいことも7割に留め，規則的な生活を優先することなど）や個別プログラムから得られた効果などを語り，他参加者と不安や焦りの気持ちを共有するようになり，時に臨時参加する卒業生の体験談に聞き入っていた。そして，集団認知行動療法プログラムを2クール参加終了し，会社と復職の計画が具体化してきたある集団精神療法のセッションでは，「リワークは再生と共助の場であり，その場を通して心身共に癒され，回復していった。再生とは失った心身の機能を取り戻すのみでなく，気がつかなかった自分の一面を発見し，新しい自分を作る意味であり，リワークはそれを実感させてくれる貴重な場であった。同病の人が互いに助け合い，励まし合い，支え合い，共感し合い，理解し合い，認めあい，悩みや喜びを分かち合う共助の場で，どれほど気持ちが救われ，気持ちが安らぎ，安心感を覚えたか分かりません」と語り，他参加者達が大きく頷き，共感を示していた。その後，主治医，リワークスタッフ，会社上司，産業医との面談，相互連絡なども繰り返し，復職準備を整え，利用開始後8カ月で復職していった。復職後は当初，2～3カ月に1回卒業生として集団精神療法プログラムに定期参加し，復職1年半後でのセッションでは，その後も上司と定期的に個人面談をして状況を伝えること，仕事以外へも目を向けることなどリワークで学んだ再発予防の多くの対策を継続していることを語り，「できるなら触れずにおきたい心の深い所に直接関わる事を通じて知り合ったリワークの「仲間」に，私は友情とも異なる不思議な「絆」のような思いを感じつつ，徐々に自分を取り戻して行きました。そして自分の欠点や病気で倒れた自分などすべてを含め自分を認められるようになって行きました。ここでは自分の体験が少しでも皆さんの参考になることがあれば喜んでお話ししたい」としみじみと語った。

## VI 復職支援（リワーク）プログラムの効果とその要素

当院リワークデイケアの主要なアプローチは図2に示す通りであり，その効果については，大きく分けて①共通の目標を持った集団としての体験（休憩時間などでの交流も含む）と②個別の治療プログラム，③会社や主治医との連携機能などに基づく効果があり，それらの相互の要素が相乗的に作用していると考えられる。

①共通の目標を持った集団としての体験については，参加者は気分障害圏，神経症圏，軽度発達障害圏と限定されており，現在会社休職中で復職およびその後の再発予防を目指しているという共通目標を持ち，場所や時間，プログラムの内容やルールなど治療構造が明確化された，

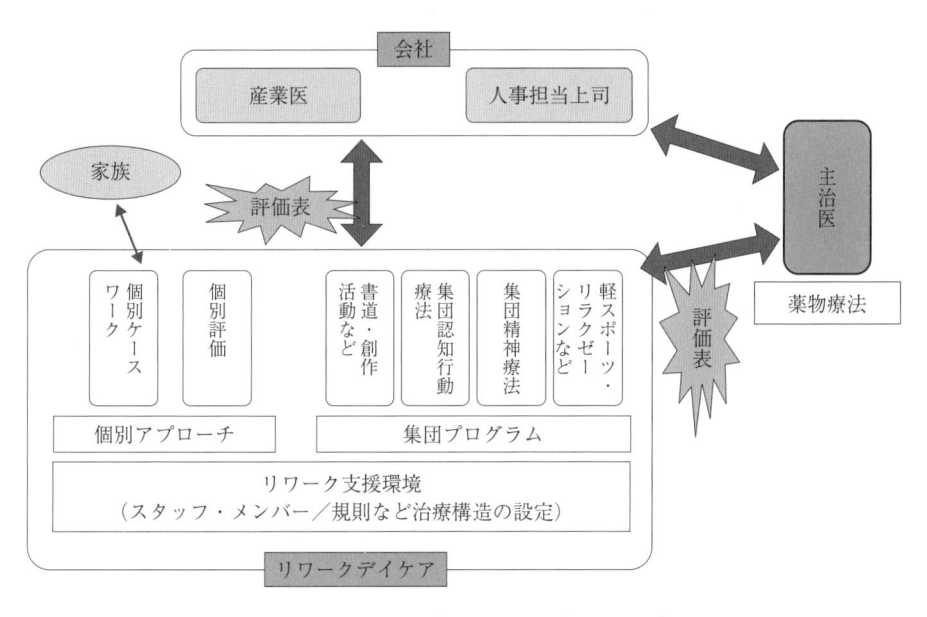

図2 リワークらくだ：復職に関わる主要なアプローチ

仲間が集う安全な居場所としての機能である。

集団としての体験による治療効果を高める要素については，特に集団の凝集性が重要となる。ヤーロムは，グループサイコセラピーの11の治療因子をあげているが，特にこの集団の凝集性が他の治療因子である希望をもたらすこと，普遍性，情報の伝達，対人学習，愛他主義，実存因子といった他の要素の効果を高める基本的な治療因子であると述べている。リワークデイケアへの参加者は最初から多くの共通の立場をもつことから，集団としての凝集性が高まりやすく，ここではグループ活動において他参加者の改善を目の当たりにして希望を抱き，お互いに利害関係がない他者との交流を通じて，遊びの要素を持ちつつ節度をもった交流（対人学習）を楽しみ，他参加者を尊重（愛他主義）しながらも率直な意見交換（心理教育や情報伝達）が行われるため，他者の情緒への気付きや自分自身の状態や内面への洞察がしやすくなり，仕事以外の活動や交流の価値を見いだし，個人個人は多様であっていいことを実感する（実存的因子）。これらの要素は社会的場面で要請される柔軟な対人距離の保ち方や仲間（同僚）との協力関係の維持など，社会的機能に直結する要素であり，言い換えればパーソナリティの発達の促進や成熟といった効果である。ここでは，他者の言動・行動や状態をみて自分に照らし合わせるという作業が自然に行われるため，気分障害圏においてもパーソナリティ障害などを併存し対人関係の問題を持ち，他罰傾向が強く，不適応になりやすい患者などに対しても，主治医等の他者が直接指摘するよりも自己洞察に結びつきやすいというメリットがある。これは牛島が言う現代のうつ病にみられる自己愛傾向が目立つパーソナリティの未発達という側面を補い，対人技能など社会的機能の向上につながる有効な対処法であると思われる。

また，狩野（1992）はチーム治療や集団精神療法について整理し，その一つとして「有機的に機能している病院，病棟，チームというシステムは，個々の患者の自己表象，対象表象，対象関係を受け入れ，代謝して患者にコミュニケートするcontaining機能をもつという治療促進能力をもつ」ことをあげており，リワークデ

イケアにおいても休憩時間も含めた患者同士，患者スタッフ間における多様な情緒的交流が治療にとって重要となる。従って，患者が安心して他者と関われるような場所をつくるという治療構造の設定と維持がこれらの治癒能力を左右する要因となる。この意味で，リワークプログラムにおいては，朝と終わりのミーティングにおいて，情報を共有し，ルールや活動内容を確認することも重要な意味を持つ。

次に，②個別の治療プログラムの効果である。書道や創作活動・音楽表現グループは集中力の向上および自分自身の感覚や情動に気づき，それを表出し，とらわれている否定的な思い込みから離れ，さらに自らが作品などを創り出すことによる自己肯定感の獲得という意義がある。軽スポーツやリラクゼーションは身体運動能力の維持とともに，不安緊張の軽減，自分の身体感覚に気付くこと，他者との交流による楽しみの発見などの要素も持ち合わせている。そして，一定期間リワーク通所を出席率が7割以上で継続でき，主治医の了解があれば，自分の思考の偏りに気付き，行動を活性化する技法を学ぶ集団認知行動療法に参加していく。これは毎週1回1クール8回，6〜10名の小グループとして実施しており，2クール以上受けることを希望し，2クールの終了を待ってから復職していく参加者も多い。ここでは集団の場で個人の課題を取り上げ，自分では気付きにくい思考の偏りを皆で検討するなど，他者を尊重して支援する場でもある。さらに毎週1回実施している全体集団精神療法は，デイケア参加者全員20〜25名のミドルグループで行われ，リワークプログラム全体の総括的なコミュニティミーティングとしての意味も持ち，参加者全員の近況報告後に自由討論の形式ですすめ，心理教育的な情報伝達や症状や復職過程，生き方などさまざまなテーマが取り上げられる。ここでは困難に直面している他参加者への直接的な助言といった「今，ここで」の活発な相互交流がみられ，職場での交流における疑似体験となり，他参加者の情緒を考え互いに認め合いながら，自分の意見をまとめ発言するという社会性および自己主張の訓練（アサーション）となる。参加者はこのセッションにおいて，自分の発言が集団の皆に与える意味を考え，また他者の発言を自分の立場に置き換えて思考し，発言する。このプログラムについては，復職達成後も登録を残したプログラム卒業生の臨時参加も可能であり，毎回数名の卒業生が職場の承諾の下，有給休暇などを利用し再発予防の手段として参加している。卒業生はテーマに応じて以前のリワーク通所時の焦りと対処法や失敗体験や復職後の体験を率直に話し，現在復職準備中の参加者は体験談を参考にし，希望をもつことができる。一方，卒業生にとっては，復職後も職場では言えない辛い体験やストレスを率直に語れる安心できる場であり，以前のリワーク通所体験を思い出し，忘れがちであった注意点や思考の偏りを再認識する機会となり，また現役の参加者へ助言し役立てたと実感することで自己評価を高めるという利点も大きい。そして，連日午前・午後のプログラム終了後は各自1日の活動の振り返りとしてチェックシートに記入し，終了ミーティングを行い，総括の意見交換を行う。

そして，③集団活動以外での個別対応（個別面談，会社や主治医との連絡調整など）であるが，生活習慣や作業遂行能力，協調性や自己表現，柔軟性などを含む対人交流レベル，感情コントロールなど病状の安定度，などの評価表の項目について，担当スタッフが個別面談を実施して，評価し，本人は自らの状態に対する振り返りを行い，完成した評価表を使ってその後主治医や会社担当者との面談を行うことでさらに洞察を深めることができる。そして，評価表は，復職準備性の確認として，主治医が復職可否を判断する材料となり，産業医・人事担当者など会社側にとっては会社の復職支援システムへの導入の時期や内容，正式な復職日時の決定に対する判断材料にもなっている。そして，病状や復職に際し，職場環境や家族環境などが大きく

関係し，本人やそれら第三者の要請があれば，会社担当者や家族が来院しての環境調整などを行っている。

以上の各要素が複合的に作用することで，それまで通常の通院治療や自宅での休養では改善できなかった抑うつ気分や意欲の低下，不安焦燥感，身体症状などが少しずつ改善し，さらにパーソナリティの発達促進を促すなど社会機能の向上につながり，再発予防対策の習得を含めた復職準備性を整えることになる。ここで注意を要するのは，リワークデイケアスタッフ，主治医，会社産業医や人事担当者など複数の立場が異なる支援者が関係しており，それら支援関係者の連携，意思統一が重要なので，利用開始時に当院リワークの治療構造を関係者に理解してもらうことである。

以上，復職支援プログラムの内容とその効果を類型化して整理したが，個別の病態やパーソナリティの違いにより寛解へ向けての過程でどの要素が特に有効であるかなどの相違はある（例えば自己愛的な要素が強い場合は心理面での振り返り，回避傾向の強い参加者は行動活性化を目標として集団体験が重要な要素となり，発達障害圏の要素を持つ方は個別相談や個別評価が重要となる）。

## V まとめ

産業精神保健領域で近年課題になっている，休職・復職を繰り返し，長期に休職をしている患者の復職を目的としたリワークデイケアの取り組みの例として，集団精神療法の要素を重視した活動を紹介した。近年，情報化社会や個の尊重，地域活動の減少などにより，自己肯定感や他者への信頼感，自己抑制などを獲得する基盤となる思春期から成人への発達過程における仲間体験の機会が減少していることが，パーソナリティ傾向が偏り，コミュニケーションの拙劣さなど社会的機能の低下を伴う最近のうつ病の表現型に影響している場合も少なくないようにみえる。リワークデイケアでは，参加する患者の疾患，休職中の状況，共通の目標といった類似の属性をもつため，集団としての凝集性が高まり，集団療法としての治療効果が現れやすく，治療抵抗性であった症状や社会的機能の改善もみられ復職を達成していく。ここでは集団としての体験が大きく作用し，現代の雇用契約というドライな関係に移行して安心して依存できなくなった会社組織の代わりに，リワークデイケアという安全基地に一時的に所属しながら種々のスキルを学ぶプログラムに参加し，参加者同士，参加者スタッフ間における節度を持った（退行しない）自由な情緒の交流が行われる。そして，個別のプログラムとの相乗効果により，自らの振り返りが可能となり，思考のパターンを変え，自己主張や自己表現を適切にすること，また，集団場面での社会技能を学んでいく。

そして，リワークデイケアという場における「集団における仲間体験」の要素が，対人関係の安定性や現実検討力，自他の情緒を察する能力などの社会的機能の向上につながり，パーソナリティを成熟させる方向に働き，復職・再発防止という目的のみではなく，仕事以外にも価値を見いだすなどその人の人生を豊かにする端緒となりうると思われた。

### 文 献

狩野力八郎（1992）個人からチームへ―専門化する入院治療とチーム医療. 思春期青年期精神医学, 2(2); 128-136.

企業人事担当者へのアンケート調査（2012） 一般財団法人労務行政研究所.

中久喜雅文・川室優監訳（2012）ヤーロム グループサイコセラピー―理論と実践. 西村書店.

武田龍太郎（2012）うつ病の精神療法／リワークプログラムから. 精神療法 39(1); 76-80.

武田龍太郎（2014）精神科病院における気分障害のリワークプログラム. 日本精神科病院雑誌, 33(10); 54-60.

牛島定信（2011）現代のうつ病をどう考え，対応するか―精神分析の立場から. （神庭重信・内海健編）「うつ」の構造. 弘文堂.

# 企業ケースをめぐって

松崎　一葉*

## はじめに

　筆者は，精神科を専門としながら，職域において産業医として活動してきた。本誌の読者の多くは精神療法家であろうから，労働安全衛生法などという法令にはあまり精通されていないと思うが，本法令は企業において産業医活動を行う上で最も重要な法令である。本法令においては，事業者に対する産業医の勧告権と，事業者がこれを尊重しなければならないことが明確に規定されている。つまり，われわれ産業医の企業内における責任は重く，患者にも企業にも寄ることなく中間に立って診察を行わなくてはならないと考えられる。この点において，患者に対して精神療法的アプローチが可能かどうかという，根源的ともいえる治療者としてのスタンスの問題が発生してくる。筆者は，企業内において精神科産業医の立場で診察を行う際には，患者に対して狭義の個人精神療法を行わず，やや特殊な治療的関わりをとることにしている。個人精神療法は，あくまでも外部の精神科医に任せて，筆者はむしろ企業内においてケースマネジメントに比重をおいている。企業のケースでは，この役割の明確な分担が，たいへん重要である。しかし現実的には，企業内の精神科産業医に対して，患者（職員）は精神科的な治療を求めて来訪することが多いし，産業医を雇用し統括する人事労務部門の担当者は「先生は，精神科医として治療をせずに一体なにをなさるんですか」と，怪訝な顔で疑問を呈することが多いのである。本稿では，このような構造の中で，企業内ケースに対していかに精神療法的にアプローチするかという問題について考えてみることにする。

## I　診立て

　精神障害の疾病構造は，図1の通り，環境要因と個体要因により規定される。企業内の事例においても当然のことながら，まず疾病の「診立て」つまり，職場環境側に大きな問題があるのか，個体側にパーソナリティの歪みやストレス脆弱性などの大きな問題があるのか，の評価が重要である。企業内の産業医は，環境要因つまり企業内の事情や状況を客観的に把握しやすい。一般外来においては，環境要因に関する情報の多くは，特に診察当初は，患者本人による申述内容に依存せざるを得ない。もちろん患者の状態によって，ある程度のバイアスがかかっ

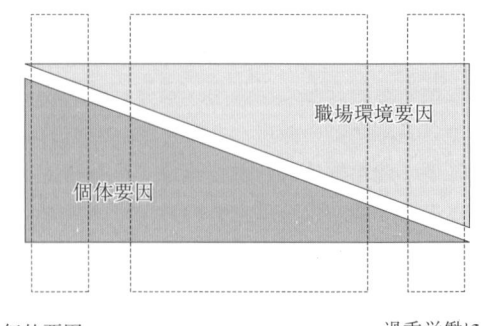

図1　疾病構造

*筑波大学大学院生命システム医学専攻
〒305-8575　つくば市天王台1-1-1

ているだろうことを推測して,「話半分」程度に了解して,精神科医は総合的に診立て(み)ていくわけであるが,一方企業内産業医の場合は,関係する上司を呼び人事を呼び聞き取りを行って,本人の申述内容の真偽の程を探ることが容易である。つまりこのように,病状に関する情報量が多いという点において,企業内での診立て(み)は,一般外来よりも早期の段階で精度が上がりやすい,との印象を持っている。

昨今では,長時間労働・サービス残業・明らかなパワハラなどの劣悪でストレスフルな労働環境は,行政による監視と指導によって,一時期よりは改善しており,図1における右側よりの病態は減少して,ちょうど中間くらいの適応障害的な事例が圧倒的に多い。であるからこそ,企業のケースにおいては,主治医精神科医と産業医が綿密に連携してお互いの情報を共有して,診断の精度を上げていくことが重要である。また治療については,個体要因に対しては,主治医精神科医が精神療法・薬物療法を中心にアプローチし,その治療状況を受けた産業医が,企業内で人事労務と調整を図りながら,職場環境要因の調整を総合的に行っていくことが望ましい。

## II　産業医と精神科医の連携

この連携のためには,主治医精神科医と産業医が治療のエンドポイントの認識を共有することが重要である。エンドポイントは,さしあたり「元の職場への復帰」である。ただし産業医が関わりうるのは患者の在職中のみであり,残念ながら退職に至った場合は,その後の進路については改めて主治医と相談しながら検討することになろう。本稿では,あくまでも「産業医が関わりうる範囲」に限定して論を進める。一方,主治医の認識するエンドポイントが「症状の改善」のみに置かれたままだと,特に知的労働者の場合は「全般的には症状は改善していて通常一般人が行う業務には就けるかもしれないが,本人が元の職場で就いていた高度な職務内容を遂行できるほどには改善していない」という乖離状況が発生する。企業ケースを見ていると,この乖離状況が,精神科的専門治療によるせっかくの症状の改善を無駄にしていることが多いようである。主治医精神科医も治療計画の中で,エンドポイントを「まずは職場復帰」に置いて,ある程度の症状寛解の後には,産業医と情報を共有しながら環境要因の調整を産業医に任せる,という治療のステージの変化を念頭に置いておかなくてはならない。ただし現実的には,精神科専門医の多くはこのように嘆く,「連携しようと思っても産業医がきちんと対応してくれない」「産業医から,『精神科は専門でないので主治医に一任したい』と言われてしまう」と。逆に筆者が産業医の立場から嘆かせてもらえば,初診で訪れた患者の要望に応じて,職場内の状況を職場側に確認することもなく「適応障害のため職場の異動が必要である」との診断書を発行する精神科医がいることだ。職場の異動や休復職については,事業主に決定権があるので,盲目的に主治医の診断書に従わなくても法令上の問題はない。産業医が患者本人と面談し,主治医診断書の内容を斟酌した上で,事業主に対してそれらの人事発令を助言すれば良いのだが,やはり主治医精神科医の診断書通りに進めないと,患者と産業医との間に信頼関係を構築するのは難しくなる。このような事態に対して行政は精神科専門医と産業医の連携を図るための研修会などを企画しているが,現状はなかなか好転しない。それらに対しての提言は後述する。

## III　企業内での問題ケース

近年,企業で問題になるケースは,従来のメランコリー親和型病前性格とは異なった,パーソナリティの未成熟に起因して抑うつ状態を呈する,いわゆるディスチミア親和型的な事例と,自閉スペクトラム症のうちの発達障害事例であろう。これらの詳細については本稿では述べないが,どちらの事例にも共通するのは,患者に対する職場の「陰性感情」である。かつてのメ

ランコリー親和型性格のうつ病者に対しては，職場は同情的である，「あれだけ一生懸命働いて心身ともに完全に消耗した」仲間をなんとか支援しようと考える。一方，未成熟な故に，少々自己愛が歪み尊大で協調性に欠け仕事に熱心ではない，今時の「うつ」に対しては，職場は共感せず「陰性感情」が発露される。発達障害ついては，その「空気の読めなさ」加減が理解できない，「もう子どもじゃないんだから上司に細かいことまでいちいち言わせるな」「一から十まで言わなくても自分で判断しろ」と，言外の意味が汲めない発達障害に対して腹立たしさが前景に立ち，全く共感できない。

　つまり，双方の病態において，疾病構造において，環境要因と個体要因に相互作用が発生するのである。笠原ら（1975）は，うつ病の病前性格分類の中で，「未熟なうつ」を，若年で多発し，未熟な性格の上に環境への持続的な葛藤（主として対人葛藤）が加わって生じる，うつ病であると述べている。つまりこれらは環境反応型の「うつ」なのである。承認欲求が強く自分への評価に過敏な「未熟な」彼らは，職場の陰性感情を敏感に感じ取る，疎外されているようだと感じ取り，「見捨てられる」のではないかとの不安が増大する。つまり職域における未熟な「うつ」は，職場の共感性の欠如によって症状が増悪し職場への再適応がより困難になる。このような未成熟な「うつ」は，疾病構造から診立てれば，もちろん左側より（図1）で，個体要因が大きいのであるから，本来は人格の成熟を図り現実検討を導くような個人精神療法が治療の主体になってきたのであるが，しかし，この相互作用を鑑みれば，職場環境へのアプローチが，実はきわめて重要であることが理解できよう。つまりこのようにパーソナリティの問題を抱える事例は，従来の，診察室の中の個人精神療法だけでは治療が奏功しにくいのである。また発達障害の事例では，まず診立てのためには，患者の所属する職域からの情報が有用であることは当然であり，この情報の入手は産業医や人事労務担当者を経由せざるを得ず，主治医と職場との連携が必須になる。治療においては，職場での教育啓発が重要である。治療者は，職場の関係者に対して，発達障害を正しく理解し正しい対応方法を学んで「療育」的に「人材として育てていく」という視点を持てるよう，陰性感情を排して，発想の転換に至るように啓発指導しなければならない。つまり昨今問題になる企業のケースにおいては，環境要因と個体要因間に，病状を悪化させる悪い相互作用が発生しやすいので，産業医を介在させた環境要因へのアプローチ（教育啓発と調整）が重要になるのである。

## Ⅳ　産業医の役割

　次に，現実問題として，精神科を専門としない産業医がこれらに対応できるかといえば，難しいだろう。筆者はむしろ，精神科医が産業医学の基本構造を学んだ上で対応するべきだと考える。精神科医が産業医を務める際は，企業内においては，ケースマネジメントに比重をおきつつ，本人との面接場面では，立場を明確にした上で価値中立的立場を保ちつつ支持的精神療法を行うことが望ましい。筆者に対して，あくまでで精神療法的アプローチを求めてくるケースに対しては，小精神療法的な対応にとどめ人格レベルへのアプローチには至らないように自身，常に意識して臨んでいる。つまり精神科産業医は，主治医精神科医の判断を，社内人事労務担当者が理解できるように専門的な意見を平易に翻訳して伝えること，職場環境要因の調整を積極的に行って「地ならし」をすること，これらに徹して精神科主治医との役割分担を意識していくことが重要なのだろう。さらに現実問題としては，企業の人事労務担当者は，産業医の意見だからこそ聞いてくれるのである。前出の通り，労働安全衛生法においては，産業医の事業者に対する勧告権と，事業者が勧告を尊重しなければならないことが明記されている。従って産業医は，最終的には環境の改善を命

ずることが可能なのである。一般的には病院のケースワーカーなどが，環境要因の調整にあたるわけだが，企業は，それではなかなか対応が鈍い。企業ケースにあたる際は，主治医と精神科産業医とが連携した対応構造が確立されると，診療が極めてスムースになる。つまり，診断においては，連携によって患者に関する情報量を増やして統合的に患者を理解し，正確な診断に到達しやすい。治療においては，環境要因と個体要因へ統合的にアプローチして，両要因のポジティブな相互作用を推進することが可能になる。

## V 企業のメンタルヘルス対応

企業に精神科産業医として本格的に関わり，企業がメンタルヘルス対応に本腰を入れ始めると，メンタルヘルスに対する社員の意識に変化が生じるのを良く感じることがある。筆者の場合，当初は，パーソナリティ障害などにより，企業内で大きな混乱が生じているような，企業内の処遇困難事例への対応に忙殺された。そもそも企業が非採算部門である労働衛生とくにメンタルヘルス対策に新規に予算措置を行おうというのであるから，何らかの「厄介な事情」があるのだ。「現在の産業医が精神科事例には全く対応してくれず主治医任せだ」「若い社員が自殺をほのめかしつつ異動を希望している」などの事例に対して，精神科産業医として主治医精神科医と十分に連携をとり情報を共有していく。患者と所属長に対しては双方の言い分を尊重しながら「落としどころ」を探り，ケースマネジメントを行っていく作業である。そのような処遇困難事例への対応が一通り済む頃になると，次は，なかなか復帰できない遷延したうつ病などへの対応が中心になる。つまり，職場復帰の支援業務，三次予防的な業務が増えてくる。数年経つ頃には山積していた精神科事例にも目処がついてくる。そうなると日頃から実施している一次予防，メンタルヘルスの教育啓発活動の成果が見え始め，まだ精神障害の発症には至らないレベルでの本人や上司からの相談，二次予防的な相談が増えてくる。さらに外形的にも精神障害での疾病損失日数が減少してくる。筆者らは一部，健康保険組合と連携して精神障害による傷病手当金の支払額と支払件数をアウトカムにして，精神科産業医の支援介入の効果判定を行っているが，おおむね5年程度で効果が見えてくる。つまりメンタルヘルス疾患に対する会社・社員の考え方が変容してくる，メンタルヘルスに対する社風が変わるということでもある。精神療法は，本来，個人精神療法であるから，いわばミクロを扱うものである。筆者らが実践しているのは，ケースマネジメントによって，患者が所属する職域環境を，事例ごとに単発的に一時的に調整するだけには留まらず，ミクロの蓄積を通じて職場におけるメンタルヘルス疾患に対する企業の意識を持続的に変容させることを目途としている。つまり患者の所属する「場」のマクロな変容を目指している。クロスリー（2003）が「人々のコミュニケーションは間主観性という公共空間において初めて可能となる」と述べるように，現代，特に企業における精神医学においては，「一対一の個人間の間主観」の複合体である「社風」にまでアプローチしていくことが重要なのではないだろうか。前述した「ディスチミア親和型うつ」や発達障害事例では，個人間の陰性感情が集合した結果，職場の雰囲気が悪くなり患者はさらに適応しづらくなる。つまり昨今では，緻密なミクロ対応によって患者そのものの問題を解決するだけの視点では，対応が難しくなってきているのである。精神療法家が診察室にひきこもらず，多職種連携を重視し，産業医とも積極的に連携することで，きわめて有効な「精神療法的介入」が可能になるのである。これを広義の精神療法と称して良いかどうかは別としても，現代の企業ケースへの対応においては，このようなマクロを含んだ包括的な対応が求められているという現実があることには，間違いないだろう。

## おわりに

これらの対応方法は，近年盛んに取り上げられる，「生物社会心理モデル」的であるとも言える。ただし，ガミー（2003）が生物社会心理モデルを批判的に論じて，多元主義的視点を提唱しているが，まさに本稿で述べてきた企業事例のケースマネジメントは，生物・社会・心理の三領域のうち，社会的な視点を最優先として状況に介入する手法であると言える。特に企業ケースにおいては，各事例ごとに精緻に，その三領域の比率を診立てるというミクロな作業を通じて，正確な診断と，治療のエンドポイントを明確にした治療計画を基本としなくてはならないのである。

## 文　献

Crossley N（1996）Intersubjectivity：The fabric of social becoming．Sage Publications．（西原和久訳（2003）間主観性と公共性──社会生成の現場．新泉社）

Ghaemi S N（2003）The concepts of Psychiatry．Johns Hopkins University Press．（村井俊哉訳（2009）現代精神医学原論．みすず書房）

笠原嘉・木村敏（1975）うつ状態の臨床的分類に関する研究．精神神経学雑誌，77；715-735.

# 境界性パーソナリティ障害と精神的疲労・消耗
▶精神療法的対応の1つのモデル

Naoki Hayashi

林　直樹*

## はじめに：
## BPD治療の定式化という課題

　現代は，臨床的に問題とされる病態やその治療についての知識が凄まじい勢いで増加している時代である。精神療法についても同じ状況が進行している。そのような最近の進歩と従来の考え方を統合的・系統的に把握し，それを臨床プロトコルにまとめることは，治療効果の向上に直結するごく有意義な作業となる。それによって，患者，治療スタッフを問わず，多くの人々にとって現在の知識レベルに見合った治療実践の理解が可能となり，治療ガイドラインやマニュアルの作成への道が拓かれることになるからである。しかしそのような作業は，直線的に進むことを期待できるものではない。そこには，新旧の考え方を突き合わせ，熟考の上で新しいものを産みだすという厳しい作業過程が必要とされる。

　すでにBPDの治療では，米国精神医学会の診療ガイドライン（APA，2001）や成田らの著作（2006）など，幾つもの治療ガイドラインやマニュアルが発表されている。これらの多くでは，治療の道筋が明らかにされているばかりでなく，実用性や実践可能性の追求も行われている。さらにその中の多くが対照比較試験による治療効果の評価にまで歩みを進めている（林，2014）。

　しかし筆者は，それによって治療が十分に記述されるようになるとは考えていない。それらのマニュアルや定式化には，理解のしやすさを重視するために，大胆な簡略化を避けることができない性質がある。そこで捨象されるものの多くは，具体的な記述が困難な，治療関係や治療者の構え，自然回復力や成長といった精神療法の共通要因もしくは非特異的要因と呼ばれるものである。それらは，例えば，治療関係の形成はメタ認知的に把握するしかないし，治療者の姿勢は黙示的メンタライジング（implicit mentalizing）として機能すると記述されているように（Allen，2006），これらの把握には，多くの概念操作が必要であり，むしろ体験の中で修得されるものと捉えられるのが通例であった。このような要因は，BPDの精神療法において特に重視されなければならない。なぜならそこでは，患者と治療者の姿勢が問題になること，陰性治療反応がしばしば見られることに顕れているように，治療関係の作用や自然な回復プロセスが作動しがたいのが特徴だからである。

　他にもBPDには，治療を難しくする問題が多く残されている。例えば，現在でもBPDの病態と治療を説明することは容易でないといわざるをえない。一部にその病理を感情・認知制御不全（emotional cognitive dysregulation）といった単純化された表現が用いられているが，一般に流布しているBPDの定義は難解である[1]。それによって，BPDの治療が一般的な治療とは異質だという印象を与えることは否めない。これは，治療関係の形成や患者の疾患に対する姿勢を整える作業の障害となりかねないものである。

---

＊帝京大学医学部附属病院メンタルヘルス科
　〒173-8606　板橋区加賀2-11-1

治療関係の形成がスムーズに進まない理由としては，BPD 患者において，自己と他者の心理状態の理解（mentalizing）に誤解や行き過ぎ（過剰）が多いこと（Sharp, 2006）や，自己志向性（目標の追求，社会的行動規範の遵守，対人関係における相互的配慮などにおいて自分の立場がしっかり保たれていること）[2] の障害のために患者が治療を自分のために十分利用できないことを挙げることができる。このような状況では，マニュアルや定式化を利用する際に，それらを補う視点を準備しておくことが不可欠である。われわれは今後とも，さまざまに治療的視点を行き渡らせることが必要である。

本稿で提示するのは，古典的な「Janet の休息療法（1925）」に準じた介入を，精神的疲労・消耗に対して適用する治療モデルである。これは本来，補助的に用いられるべきものであるが，そこには，一般的な生活感覚に沿って患者の自覚を促し，治療への取り組みを強化することに役立つというメリットがある。本稿ではさらに症例提示を行い，その治療モデルの治療全体における位置づけなどについて考察を加えたい。

## I BPD 患者の精神的疲労・消耗への対応

本稿で提示されるモデルは，BPD の治療初期において，患者の精神的疲労・消耗に着目し，それに対して休養を勧めるなどのアプローチを行うものである。このような働きかけは，他のうつ病などの精神障害ならむしろ当然のことであるが，従来の BPD 治療の治療プロトコルやマニュアルではほとんど取り上げられていない。BPD 患者は，他の疾患の場合と同様に，治療を求めて来る時点でさまざまな労苦に苛まれて疲労・消耗の状態にあるのが通例である。彼らには，葛藤を内面に抱えこむという性質があり，さらに元来，神経症的傾向が強く，不安，抑うつ症状を発展させることがしばしばある（Gunderson, 2001）。これらの特性，症状は，精神的疲労・消耗を悪化させる性質がある。

精神的疲労は，心的エネルギーの動員が生体の回復能力を越えた時に生じる状態と定義される（Delay & Pierre, 1962）。疲労の感覚はエネルギーの備蓄の枯渇を知らせ，また，疲労によって生じる機能低下は活動を継続することを妨げる。これらには本来，さらなる疲労の蓄積を回避するような作用がある。しかし，特に激しい，あるいは持続的な疲労は，一層回復困難な消耗の状態をひき起こす。

「Janet の休息療法」は，本来，心的エネルギーの枯渇によって生じる神経症的病態に対する治療法であった。彼のいう心的エネルギーとは，心理的緊張を保持し，心理的活動全般を可能ならしめる心理的力である。彼は，それが低下することによって精神機能の統合が緩み，種々の精神症状が出現すると考えた（村上・荻野，1965）。これは，疲労発生に類似したメカニズムによって精神症状の発生を理解しようとするモデルである。

Janet は，「精神療法（1925）」において心的エネルギーの具体的な節約法を論じている[3]。彼によれば，心的エネルギーの減退によって生じる病理の治療を進めるためには，エネルギーの無駄な消費を避け，その蓄積をはかる休息療法がまず推奨されるべきだとされる。さらに Janet は，心的エネルギーを過度に消費する生活環境の改善，現実的な葛藤の軽減，そしてそのために患者を社会および近親者から遠ざける

---

1) 例えば，米国精神医学会の診断基準 DSM では，ようやく 2013 年の DSM-5 代替診断基準において，「パーソナリティ障害とはパーソナリティ機能の中程度以上の減損である」というシンプルな記述に到達した。しかし同時に，その DSM-5 では，（代替でない）正式の診断基準として従来のものがほとんどそのまま用いられているという著しい混乱が露呈されている。この状況は，患者，治療スタッフにこの精神障害を理解してもらう上で大いに問題である。

2) これは，DSM-5 パーソナリティ障害代替診断モデル（APA, 2013）においてパーソナリティ機能の一つとして記述されている。

3) Janet は，精神療法を四種に分類している。それらは，①心理的説得などの精神的道徳的働きかけ。②暗示などの精神自動性の利用。③力の節約。④力の獲得である。休息療法は，③の最初に記述されている。動員できる心的エネルギーを増加させるための方法は，④で論じられている。

ことの意義を強調する。彼はまた，生活環境を整理し，選ぶべき行動を指示し，問題の処理を促すといった生活指導が心的エネルギーの節約のために特に有用だという。

他方，心的エネルギーを増加させる治療法としては，作業療法，再教育療法，薬物療法が挙げられている。それによってささやかにでも成功を体験すること，そして心的葛藤を軽減させることは，いざという時に動員できる潜在的エネルギーを増加させると主張される。

本稿のモデルは，「Janetの休息療法」の考え方をBPD患者において生じている疲労・消耗に由来する機能障害に適用しようというものである。そこでは，現代の治療状況に合わせて，患者自身の参加を重視すること，現在明らかになっているBPDの特徴への配慮が加えられている。このモデルは次のような段階からなる。

### 1．疲労・消耗への自覚の促し

受診時のBPD患者では，それまでの心労や苦痛の蓄積から精神的疲労・消耗の状態に陥っているのが通例である。しかし患者では，その状態が認識されていないことがしばしばある。そのようなケースでは，休息を取らずに過活動を続けることが常態化していることが推定される。この事態に対応するための第一のステップは，疲労・消耗の徴候に対する患者の認識を促すことである。実際には，①能率の低下，②主観的な感覚（疲労感，気力低下），③生理的な反応（例えば，Hans Selyeのストレス反応において記述されている不安，落ち込み，緊張，集中困難，思考力・判断力低下などの症状），といった疲労の徴候（Delay & Pierre, 1962）が手がかりとなる。

### 2．休息の勧め

疲労・消耗を来たしている患者には，休息を勧めることが必要になる。しかし慢性的に過活動を続けることが患者の生活スタイルの一部となっている場合には，それをすぐに変化させることは難しい。そのようなケースでは，短兵急に休息を取ることを求めるよりも，実行できるレベルで休息をとることを少しずつ実践してもらうことが有効である。

### 3．自己状態の調整・生活スタイルの改善

BPD患者の過活動には，空虚感や脱現実感に襲われるのを防ぐために覚醒レベルを高く維持する目的のあることがある。次に紹介する「疲れてふらふらになっている方が楽です」と述べる症例は，その一例である。このようなケースでは，自分の覚醒レベルを調整すること（刺激を減らして覚醒レベルを下げること）や，活動のテンポを調整すること（活動を一時的に止めて休息を取ること）を提案してゆくのであるが，同時に休むことによって強まる空虚感や不安感に対する備えが必要である。具体的には，従来の活動をエネルギー消費の少ない活動に置き換える，リラックス法を用いることを奨めるといった対策である。また，Janetの指摘するような心的葛藤の軽減や生活環境の調整も併せて進めるべきである。

精神的疲労・消耗が休息によって解除されると，判断力や集中力などの精神機能が部分的に回復してくることが観察される。これは，一般的な疲労からの回復の過程と同様である。心的エネルギーの回復によって確保される精神機能はまた（たとえそれが限定的なものであっても），生活能力の向上や本来の治療課題であるパーソナリティ機能の改善のために役立てることができる。

## II　モデル症例の提示

### A子　10代後半　女性

A子は，同居していた両親の強い勧めで医療機関を受診してきた未婚女性である。

彼女の主訴は，「精神状態に波がある。3日に一度くらい死にたくなる。死ぬんだったら（まだ試したことはないけれど）練炭自殺がいいな」というものであった。彼女が死にたくな

るのは,「学校(定時制高校)をしばしば休んでいる。卒業が遅れる見通しになった。どうして自分は人並みにやれないのだろう? 自分はやはりクズだ」と思う時であったという。

問診を進めるうちに,彼女の生活における極端に高い活動レベルが明らかになった。睡眠時間こそようやく保たれていたものの,彼女は忙しく動き続ける生活を送っていた。また,彼女の生活は,アルバイトをするために昼夜逆転となっていた。彼女は,「自分はお金が大好き。アルバイトで得たお金を手にすると一瞬幸せになる。お金がないと死にたくなる」ということで勤勉に働こうとしていた。彼女は高校通学とアルバイトの両立を目指していたけれども,学校を欠席することがしばしばあり,アルバイトも「店長と喧嘩したり,好きな人に冷たくされたりすると,欠勤する」といった不安定さを見せていた

A子の幼少期の発達に特別の問題は報告されていない。13歳時には,いじめなどを機に不登校となり,しばらく精神科クリニックでの治療を受けた。14歳時には,繁華街の非行グループに入り,その結果,少年院に入ったことがある。高校は,入学後ほどなくして退学した。その後は,ひきこもりと短期間のアルバイトを交互にする生活となっていた。約1年前から定時制高校への通学を開始している。初診時には,次のような問題行動が報告されていた。過食・嘔吐は,14歳時からずっと週3,4回のペースで見られていた。14歳から行っていた自傷行為は,「傷痕が残り,形成外科手術の費用が高い」ので,ここ数カ月はしていないという。対人関係では,好きな人ができるとすぐに夢中になるが,「飽きっぽい」ので交際は長続きしない。彼女には妊娠・中絶の経験が一回ある。過剰な飲酒も習慣化していたが,酩酊時の問題行動はないということであった。

初診時のA子は,「皆の言うように自分はBPDだと思う。しかしそれで治療を受けなければならないというのはぴんと来ない」と述べた。また,無理が多い生活をどのように変えたいかと問われて,「決められない。アルバイトも高校も自分にとって大切なものだ」と答えていた。

筆者は,A子にBPDの特徴である感情・認知の制御不全が見られることに加えて,次のようにA子と両親に病状を説明した。「A子さんのこれまでの頑張りは賞賛に値するものです。元々エネルギッシュでタフな人なのだと思います。しかし今の状態は,ストレスを自分から招き寄せているようであり,危険だと感じられます。ストレスのために消耗すると自分を守る行動ができなくなり,そうなると一層消耗するという一種の悪循環が続いてきたようです。この危機的状態に対してまず行うべきことは,生活の中で休むことを心がけることです。もう一つの心配は,高校通学とアルバイトの二足の草鞋を履いていて無理になっていないかということです。しかしそれについては,今後の方針が十分固まっていないようですから,少しずつ考えを進めるのがよいでしょう。当面は,今までの生活を続けながら,少しずつよい条件を増やして,力をつけてゆくことを目指したいと思います。」

両親は,「腹を括って親なりの援助をしてゆくしかありませんね」と現状を受け入れる姿勢だった。A子は,通院する意志を表明したが,「ときどき発生する,どうにも耐えがたい気持ちをなくしてほしい」と要望していた。

その後の3カ月間(2週間に1回)の診察において,次のような精神的疲労,消耗についてのやり取りが重ねられた。

A子に「仕事と学業の両方を追求して,あなたは極端に忙しい毎日を送っています。これでは,疲労が蓄積してひどく消耗しまうのではありませんか?」と問うと,「疲労はしているけど辛くはないです。むしろ疲れてふらふらになっている方が,自分がダメだという思いに苦しめられないので楽です」と答えていた。しかし徐々に「数カ月前に比べると確かに頭が思うように働かなくなっています」と疲労を問題と

して捉えることができるようになっていった。

　また，休日の過ごし方を問うと，彼女は「時間が空くと知人の集まるところに行って騒ぐ」と答えた。「休日に一人でいると，自分がクズだという思いに取り憑かれてしまう。人が周りにいると安心する」と説明するのだが，反面，「でも，確かに無理をした後，精神的にぐちゃぐちゃになることが多い。そうなると浪費や食べ吐きをしてしまって，自己嫌悪になる」ことを認めた。

　さらに筆者は，「人間の耐久性には限界があります。（日課表を見ながら）生活時間のこことここを横になって休む時間にするという日課にしてはいかがですか？」，「好きな人と喧嘩になった後は，憂さ晴らしもいいけれど，休むことも必要です。それをしないでトラブルになったことはありませんか？」などと問いかけて休息について考えることを促した。彼女は生活パターンを変えることをためらっていたが，結局，一日2回15分間ずつ「音楽を聴いてほっとすることができる時間」を設けるという試みをすることに同意した。

　このような休息の指導は3カ月間続けられた。その間に彼女は，通学しやすい地域に転居し，一人暮らしを始め，通学とアルバイトを両立させる努力を続けている。そこでは，休みの時間にもともと好きだった家事をすることを，従来の高いレベルの活動に置き換えて，疲労感を軽減することを試みている。衝動的行動（過食・嘔吐，物質使用，異性関係，浪費），孤独に耐えられないこと，自己評価の低さなどの問題に大きな改善は見られないけれども，それらの問題と疲労・消耗，感情・認知制御不全との関連について認識を促す作業を徐々に進めることはできている。彼女はまた「どうにも耐えがたい気持ちは，休むことでずいぶんよくなった」と報告している。

## III　精神的疲労・消耗モデルから発展するもの

　この疲労・消耗に対する治療モデルで扱われるテーマには，患者・治療者の双方にとって理解が容易であり，協力関係を築くための基礎として利用しやすいという特長がある。これは，患者の病理を変化が生じ難い特殊な病態として捉えるのではなく，まず一般的な疲労の要素を含んだものとして捉えようとすることである。これは，患者にとって自己理解の深める手掛かりとなり，治療への主体的関与を促進するし，治療スタッフにとってもケアの姿勢を保持しやすい課題である。これは，先に指摘したような対人関係で誤解を生じやすい患者にとって，協力関係を安定して維持することに貢献する。自己志向性の障害によって，協力作業を継続することが難しくなる場合には，協力を積み重ねる一つの足掛かりとなる。また，そこにおいて疲労感などの自己の身体的状態に注目させることには，患者の自己感覚を強化することや，患者にしばしば見られる自己志向性の障害を補って自分自身をいたわり，いつくしむ姿勢を育むという作用も期待できる。それらはいずれも治療関係を充実させることになるだろう。

　本稿で示した治療モデルの重要なポイントは，疲労・消耗への対応を生活スタイルの領域にまで広げることである。そこでは，BPDに特有の病理から，休息を取らずに過活動をして刺激を求め続けるといった極端な生活スタイルが形成され，それが慢性的な疲労・消耗を生じているという理解が導入される。彼らではしばしば疲労が自覚されておらず，疲労感の自覚によってさらなる疲労や消耗状態の発展が回避されるメカニズムが作動していない。いわば彼らは，過活動に駆り立てられていると表現することができる。そこでは，患者の機能の回復を目指すなら，生活スタイルを変化させることが必要になる。ここでは疲労・消耗をもたらした過活動などの認知行動パターンに，自分を支える，気を緩めると生じる不安を抑えるといった機能があるので，それを補う対策を提案しながら，穏やかに介入することが重要である。このような見方は，BPD患者を当たり前の生活者として

見る視点であり，それに基づく介入によって患者は生活する中で自然な形で回復してゆくという感覚を抱くことができるだろう。

このモデルは，BPD患者の病理を二段階のものと見て，その上層部分に働きかけるものと解することができる。すなわちそれは，一段階（基底）のパーソナリティ機能もしくは認知行動パターンの障害と，二段階（上層）の反応性に生じた疲労・消耗の影響による機能低下である。基底にあるパーソナリティ機能の障害は，ある程度持続的なものであるが，上層にある疲労・消耗は，一定の負荷が加わることによって，反応性に，そして多くが急性に発生する症状である。

この病理への対応も二段構えになる。まず，第一段階では，疲労・消耗の影響を想定して，休養を取ることや生活スタイルの変更を勧める。これが本稿でとりあげた作業である。そして次の段階では，中長期的視点に基づいて，パーソナリティ機能の障害もしくは認知行動パターンへと介入の焦点をシフトさせてゆく。

もちろん，これらの二つの対応は，截然と分けられるものではない。休養の勧めや生活スタイル変更の勧めの段階にも認知行動パターンへの介入はなされなければならないし，認知行動パターンへの介入でも休養を心がけることはそれまでと同様に推奨されるべきである。

## おわりに

BPD患者については，治療困難であるとか，治療スタッフを消耗させるとか，ごく否定的なイメージが流布している。患者と治療スタッフは，そのようなイメージとも戦わなければならないのがわが国の現状である（林，2014）。しかし，さまざまな理解を組み合わせて，理解可能性を広げ，深めることによって，対応がスムーズに進められるようになることは，多くの他の病態に対する精神療法の歴史の中に広く見られる現象である。BPD治療のプロトコルやマニュアルは，一種の航路図と見ることができる。本稿で提示したモデルは，航路図の中の難所を迂回する別ルートの提案に喩えることができるかもしれない。画期的な進歩は期待できないけれども，そのような努力の蓄積によって航行がスムーズになる可能性があるということは信じてよいように思われる。

## 文　献

Allen JG (2006) Mentalizing in Practice. In Allen JG & Fonagy P (Eds.) Handbook of Mentalization-Based Treatment；pp.3-30．Chichester, John Wiley & Sons.（狩野力八郎監修，池田暁史訳（2011）第1章　メンタライジングの実践．メンタライゼーション・ハンドブック—MBTの基礎と臨床, pp.3-41．岩崎学術出版社）

American Psychiatric Association (2001) Practice guideline for the treatment of patients with borderline personality disorder. American Journal of Psychiatry, 158 (10 Suppl)；1-52．

American Psychiatric Association (2013) Diagnostic and Statistical Manual of Mental Disorders, Fifth Edition. Washington, DC, American Psychiatric Association.（髙橋三郎・大野裕監訳（2014）DSM-5 精神疾患の診断・統計マニュアル．医学書院）

Delay J & Pichot P (1997) Abrege de psychologie 3rd Edition. Paris, Masson.（菊池貞雄訳（1999）医学的視点からの心理学．学文社）

Gunderson JG (2001) Borderline Personality Disorder：A clinical guide. Washington, DC, American Psychiatric Publishing.（黒田章史訳（2006）境界性パーソナリティ障害　クリニカル・ガイド．金剛出版）

林直樹（2014）実地診療におけるパーソナリティ障害の診断および誤診の特殊性．日本精神科診断学会シンポジウム3「誤診」．精神科診断学7(1)；57-63．

林直樹（2014）境界例（境界性パーソナリティ障害）の非薬物治療．精神科 25(1)；28-33．

Janet P (1925) Les médications psychologiques. New York, Macmillan. Paul E & Paul C (Trs.) Psychological Healing (Vols. 1 & 2). New York, Macmillan.

村上仁・荻野恒一（1965）ジャネ．（井村恒郎・懸

田克躬・島崎敏樹・村上仁編）異常心理学講座第 10 巻精神病理学 4；pp.365-425. みすず書房.

成田善弘編（2006）境界性パーソナリティ障害の精神療法―日本版治療ガイドラインを目指して. 金剛出版.

Sharp C（2006）Mentalizing Problems in Childhood Disorders. In Allen JG & Fonagy P（Eds.）Handbook of Mentalization-Based Treatment；pp.101-122. Chichester, John Wiley & Sons.（狩野力八郎監修, 池田暁史訳（2011）第 4 章 児童の障害におけるメンタライジングの問題. メンタライゼーション・ハンドブック―MBT の基礎と臨床, pp.134-162. 岩崎学術出版社）

# 臨床現場での私の精神療法
▶ 青年期治療をめぐって

Kazuhiko Saito

齊藤　万比古*

## はじめに

　ここでは，精神療法の観点から「青年期の精神科治療とは何か」という設問に回答するという課題と直面した私の自問自答をそのまま表現しようと思う。言うまでもなく表題の「青年期」は adolescence の日本語訳である。私は児童精神科医であることから，表題の「青年期」を 10 歳から 25 歳くらいまでの年代にあたる広義のそれととらえ，Blos（1962）が提案する相期分類にしたがって，preadolescence（小学校高学年年代），early adolescence（中学校年代），adolescence proper（高校年代）など adolescence 前半の 3 期をまとめて呼ぶ日本語として「思春期」，late adolescence（大学年代）と post-adolescence（23 歳頃から数年間）からなる後半 2 期をまとめて呼ぶ日本語として「（狭義の）青年期」を採用し，主として思春期年代，すなわち小学校の 5，6 年生から高校生までの子どもの精神療法について述べたい。

　しばしば精神療法の対象として難しいと評されることの多い思春期（10 歳すぎから 17，8 歳までの年代）の子どもの治療であるが，心得ておくべきいくつかの点をつかんでおきさえすれば，この年代の精神療法がとりわけ難しいというわけではないと私は考えている。以下では，難しいと思われがちないくつかの問題点について私の考えを述べてみたい。

## I　なぜ治療契約を結びにくいのか

　幼児や小学校の 3，4 年生くらいまでの子どもの精神療法は，技法の如何に関わらず遊びの要素が加わったものとなるため，子ども本人が治療に大きな抵抗を示すことはあまりない。したがって，その年代の子どもの治療契約は親の治療意欲や子ども理解の水準に負うところが大きいといってよいだろう。ところが，小学校高学年から高校生年代までの子ども，とりわけ中学生の精神療法開始時には，医療契約を結ぶ過程にさまざまな困難が生じ，それを解決しないと治療が軌道に乗らないという状況によく出会う。

　その代表的なものに初回面接（医療でいう初診）における露骨な抵抗がある。嫌々連れてこられた，自分は来たくなかった，あるいはどうでもいいけれど治療を受ける気はないといったある種の反感や敵意を全身から発散している思春期患者の姿がそれである。同時に，治療者の親や本人への質問に不快そうな表情を浮かべたり，露骨に無視したり，あるいは親の発言に対して，一々「違う」「そんなこと言っていない」などと否定したり，食ってかかったり，小突いたりし，ときには面接途中で席を立って出て行ってしまうことさえある。

　こうした露骨な思春期患者の反治療的な態度は治療者を困惑させ，ときに「本人に治療意欲がない」と判断してしまう可能性もある。しかし，思春期精神療法の治療者として，このような初回面接における思春期患者の振る舞いを字義通りに受けとめるのは誤りである。

---

*恩賜財団母子愛育会愛育相談所
〒106-8580　港区南麻布 5-6-8

思春期における本格的な心理的母親離れという発達課題との取り組みは母親との心理的距離をめぐる両価性，すなわち依存欲求と自立を妨害される恐れとを同時に亢進させるため，両者の間を激しく，かつめまぐるしく往復する情緒的不安定さを思春期の子どもは抱えることになる。この両価性ないし不安定性の亢進状態の中で，精神疾患に罹患した思春期患者は自分がいかに母親に横暴にふるまっているか，いかに社会的に求められる成果を挙げずにいるか，あるいはいかに期待される路線から外れてしまっているかといった類の罪悪感を，通常よりはるかに多く抱え込むことになる。そこに第三者である治療者の登場である。

　強い罪悪感を持たざるをえない現状を，この治療者と称する人物から叱責され罰せられるのではないかと恐れ，防御を固めるのは当然のことである。こうした思いは必然的に自分の独自性や自律性を治療者によって奪われるのではないかという強い恐れを生み，ハリネズミが針を逆立てるように治療と治療者を拒むか，あるいは平気さを強調し，挑戦的な言動を示すかどちらかの姿勢を産むことになる。思春期の精神療法は，基本的に，患者のこの心性を抱えるところからしか始まらないものなのである。

　以上のような露骨な警戒心や拒否を示さない子どもにもときに出会うことがある。内的苦痛が，例えばパニック症や身体症状症の形を採ることで，思春期患者にとって身体疾患に近い感覚で「病気」と受け止めやすい場合には，むしろ積極的に治療に接近してくる（ただし，身体症状症の場合は身体疾患として扱われている限り）。あるいは，治療歴がすでに一定の期間経過しており，ある程度腹をくくったタイミングでかかりつけ医から紹介され治療の場に登場した場合には，初期からある程度精神療法の導入に前向きになっていることもある。

　初回とその後何回かの初期面接では受身的・消極的な印象を与える態度で親と同行し，治療契約にも同意を示したかのように見えた思春期の子どもがしばらく治療に参加した後に唐突に精神療法の場に来なくなる場合がある。そのようなケースでは，念がいったことに，その唐突な中断の瞬間まで治療に入れ込んだ姿勢を見せており，治療者がいよいよ「作業期（あるいは徹底操作期）」に入るものと期待した直後にそれが生じるのである。このような反応は思春期の子どもの受動攻撃的な姿勢に由来する可能性が高い。強迫的なまでに過干渉で，母親に手を出す余地を与えない父親を持つ息子がその典型であり，幼い頃から一貫して存在する能動的であることをめぐる強い葛藤と，能動性を奪い続けた大人（この典型では父親）への怒りを受動攻撃的に表現した反応と理解できるケースである。

　ここまで述べてきた初期あるいは作業期への移行期で生じるさまざまな形の精神療法への抵抗に対応することこそ，思春期患者との精神療法が必然的に直面せねばならない重要な課題である。まず心得ておかねばならないのは，こうした思春期患者の反応を治療者が「無礼」とか「治療意欲の乏しさ」，あるいは「誠実さの欠如」などと判断しないということである。前記のような思春期特有な心性，特に高い両価性という特性を理解していると，それが治療者や治療そのものへの恐れの表現に他ならないことを理解できるのである。

　治療者は，思春期患者のこの恐れをよく理解し，抵抗に隠蔽された救いを求める本当の心を支えるという目的を見失ってはならない。治療者はただ，眼前の子どもの心性について観察と熟考を続けながら，子どもに治療に参加してほしい旨を穏やかに伝えるのである。思春期精神療法では，治療のアウトカムを誇大に提示することで子どもの抵抗を越えようとしたくなることもあるが，これは行ってはならない。子どもの両価性に刺激された治療者側の救済者空想は，治療者の気づきなしでは治療破壊的となるからである。

　もし子どもが初回面接で治療をあくまで拒否したり，作業期目前で突然治療を放棄した場合，

私は「君の気持ちはわかりました。今は治療に参加する気持ちになれないのですね。一つ相談ですが，親御さんはここであなたについて相談を続けたいと希望しておられます。君は君，親は親ということで，親がここへ通うことは認めていただけませんか」と提案し（大半の子どもはこの提案を拒まない），「君がここで話したいと思ったら，親御さんに伝えてください。必ずその機会を作りますから」と付け加えることにしている。親がまず問題と向き合うことから治療が始まり，やがて子ども本人が治療に登場するという展開は思春期精神療法ではよく出会う経過の一つである。このような変法がときに避けがたいのが思春期精神療法の特徴であり，例えば児童思春期病棟での入院生活（病院内学級の利用を含め）を精神療法の現場であり精神療法そのものであるととらえることも普通となっている。思春期精神療法とは，このような広がりを持った自在に形を変えながら展開する関係性の現場なのである。

## II 思春期精神療法の展開を考える

### 1．治療関係の成立まで

思春期の精神療法の開始段階は子どもの治療および治療者への期待と恐れという両価性の亢進状態を通過することなしには始まらないということを前項で述べた。では，思春期の子どもと治療者がそれなりに出会うことができたという実感を共有することができるのは治療経過におけるどのタイミングなのだろうか。

私の経験を顧みると，多くの思春期患者が，精神療法の初期には自分の現状について青年や成人のように語ることは稀で，健康度の高い子どもほど日々の日常について淡々と話したり，治療者の質問にだけ言葉少なく答えたりするという状況が続いた。一部に，あまり抵抗を示さずに話す子どももいたが，それは比較的少数派であり，話すという距離が近づく関係性の変化に両価的な迷いを強く刺激されている気配，すなわち緊張感が急激に亢進する気配を感じ，治療者側の緊張も高まらざるをえないケースのほうがずっと多かったと私は記憶している。

もちろん，初期から内的な苦痛を多弁に語りながら露骨に援助を求めてくる思春期患者や，他罰的に他者への怒りを噴出させ，言葉を尽くして他者批判に熱弁をふるうケースに私も多く出会ってきたが，そのような反応を示す患者の場合，その病態水準はパーソナリティ障害水準，あるいは精神病水準であることが早晩明らかになるという展開を示したケースが多かったと思う。

初期には大半の思春期患者は，自分の問題で登場したはずの精神療法や診療の場で，他人事のような姿勢や何も起きていないかのような態度を示すのが一般的なのである。そのような姿勢を示しながら，なぜか必ず精神療法の場に通ってくる，それが治療関係の成立し始めたサインである。逆に，初期から抵抗も見せずによく話してくれる子どもの場合，言葉が少なくなってきたり黙りがちとなったりすること，早口がおさまってくること，あるいは話し声が小さくなり不自然に高い調子が鎮まってくることなどは治療関係の成立してきたサインと理解すべきである。

この時点までに，思春期患者は治療の場と人（治療者）の安定性，あるいは侵入的でなく受容的であることなどといった治療環境の質と量をある程度測り終え，自分を託そうという覚悟を固めるのであろう。導入期における治療者は子どものこうした治療への抵抗や構えを当然あるものとして受け入れ，この姿勢の防衛的側面をはやまって指摘すべきではない。治療関係が確立するまでの導入期には，治療者は何気ない日常的な話題を語る思春期患者の背景に流れてい優勢な気分や感情に注目し，言葉にならないそれらをとらえることに努める。当然ながら，子どもの両価的心性はそれを受容することを優先し，早すぎる解釈や明確化・直面化は避ける。

### 2．作業期あるいは徹底操作期

思春期精神療法では，治療関係が成立したからといってたちまち「治療的に有意義な言語

的交流」がスタートするというわけにはいかない。導入期に続いて，何気ない日常的な話題やそれに対する都合のよい自分勝手な解釈を話し続ける面接を繰り返す思春期患者も多い。その何気ない話題を通して自己の内面を象徴的，あるいは間接的に表現しているのだと治療者がとらえ，その話に耳を傾け，そこに散りばめられた本音や実感を感じ取りながら，何気ない平凡な感想を返していくことを続ける間に，治療はおのずから熟していくのである。

そしてある時，子どもは自分が抱えてきた苦悩や苦痛について唐突に話しはじめたり，距離を置いていた領域の行動，例えば不登校の中学生が適応指導教室に始めて参加するといった行動に打って出たりする。おそらくそれは，ようやく症状形成の主要因となっていた内的課題と直面し，取り組みはじめたことを示すサインなのだろう。

初期に治療に対して過剰適応的で，どんどん洞察的な発言をしていた不登校の中学生が，治療関係の成立とともに登校を再開するといった急速な前進を示したが，その後まもなく，再び欠席を続けるようになるケースを私は多く経験した。ある女子中学生は，再欠席が始まった時期の面接で，それまで見せたことのなかった治療のキャンセルや，治療者と二人になることの拒否，あるいは治療中の沈黙などを何回かにわたって示した。こんな展開もまた，自分が抱えてきた課題に真摯に直面し，取り組みはじめた思春期患者の心性を示唆する姿である。実際そうなって初めて，この女子中学生は自分のさみしさや親への愛着と不満といった本当の気持ちについて語り始めた。

おそらくはここまでが作業期の導入部であり，そこには紛れもなく自己と直面している子どもの姿がある。この手応えが明確になってきた段階での思春期患者の内的課題は，通常の思春期心性に通じる著しい流動性を持っているという特徴がある。この流動性とは，奔流に喩えられるほどダイナミックに変化し，同時に前進と後退の反復を繰り返す思春期心性の発達過程の特性そのものである。本来，徹底操作とは重大な葛藤を越えていくための，成功しては崩れ，成功してはまた崩れるというシジフォスの神話のような往復運動の果てしない反復という側面がある。この反復の中からやがて，課題としての葛藤へのより合理的な対処機能を獲得していくというのが，技法の違いを越えた精神療法の作業仮説であるといってよいだろう。この作業期の反復的過程に思春期心性の流動性，すなわち往復運動のどちらの方向へ向けてもあらわれる変化量の大きさが加わることで，思春期患者の徹底操作は，成功した際の尊大なまでの自信と，崩れた際の全否定に近い失望感の激しさのどちらをも支えねばならないという不屈の覚悟を治療者は求められることになる。

治療者はこの徹底操作の反復性に耐えて生きのびることを義務として課せられた存在である。反復の中にある密やかな前進を感知し，その一見無駄な反復にしか見えない思春期患者の内的な営みを護り育むために，治療者は治療の停滞に苛立つ自らの自己愛性を統制し，思春期の心身にわたる発達路線についての深い理解を支えとして，生きのび，かつ治療に成功しなければならない。

## 3．思春期精神療法の終結

思春期の子どもの精神療法終結は現実生活の制限に大きな影響を受けざるを得ない。そのため，学年の変わり目や，特に進学による学校の変わり目に治療終結を設定せざるを得ないことはよくある。特に転勤など親の事情による転居は治療終結の決定的な理由となるだろう。治療終結は，思春期の子どもの場合，治療者から言い出すよりは，親が言い出すことのほうが多く，その理由は上記のようなタイミングによるものの他に，担任教師や祖父母などから必ず抜ける授業があることへの懸念や，治療そのものの必要性への疑問を表明されて動揺した結果であることも多い。

治療者はこうした理由と子どもの治療状況とを天秤にかけて終結を受け入れるべきか否かを判断するために，率直に本人および親と話し合わなければならない。もしその時点での治療中断を避けられない場合には，治療者の務めは親の理解のなさに腹を立て叱りつけることではなく，いずれ治療が必要だと親あるいは子ども自身が思うことがあったら，どう治療を再開できるか，どう治療を求めることができるかを過不足なく伝えることである。

　一般的に，思春期精神療法の目標は第一に治療を求める契機となった精神症状の消退であることはいうまでもない。しかし，思春期の精神療法は症状治癒だけを目標にするわけにはいかない場合がほとんどである。すなわち思春期精神療法の第二の目標として，思春期心性の健康な発達の再開に貢献し，その前進過程を護り，ついにはほぼ健康なパーソナリティの形成あるいは統合に至る端緒を患者が確かにつかむことを目指すという観点を，治療者は持っていなければならない。症状は患者を精神療法へと導いてくれるが，実際には症状の背景でうごめく手ごわい葛藤や外傷の激しい痛みと，精神疾患発現による思春期発達の挫折あるいは順調な発達路線の剥奪という事態の両方に関わり，その解決に寄与することこそ，思春期精神療法の真の目標であると私は考えている。

　この思春期精神療法の治療目標からすれば，思春期が終結し，青年期への移行が生じる高校生年代の後半期から大学生年代の初期にかけて，パーソナリティの比較的安定した展開に一定の信頼が置けるようになったなら，そのタイミングで治療終結を検討すべきであり，実際にこの段階で治療終結になるケースは多い。そのタイミングでの終結は，治療開始段階で思春期の子どもや親が持っていた想定をはるかに超えた長い期間となることが多いため，その合理的な理由と意義を子どもや親と共有するために，治療者はくりかえし話し合っていかねばならない。

　その一方で，治療者が陥りやすい危険な傾向として「終わりなき治療」に陥る危険に触れておきたい。治療が長期にわたるケースがあることと終わりなき治療とは似て非なるものである。終わりなき治療となる原因には，第一に治療者と患者が分離をめぐる葛藤を共有してしまうこと，第二に患者の受動攻撃的な怒りによって治療の成果を見出せないまま終結できなくなっていること，そして第三に治療者の自己愛的な救済者空想に患者が屈して「永遠の患者」の役を引き受けていることが考えられる。終わりなき治療となることを回避するのは難しく，治療者がそうであることに気づき，その克服に患者と共に取り組む辛抱強い作業を引き受けることが唯一の手段となるだろう。

　通常，治療の終結は淡々とした作業となるはずである。後ろ髪を引かれる思いの患者はまだ治療を終えていないのであり，治療者の終結期の作業が十分でないのかもしれない。一方，後ろ髪をひかれ，深い喪失感に襲われる治療者は，治療を自らの自己愛を満たす手段として必要としている可能性が高い。こうした心性を自ら洞察できるようになるためには，臨床経験とケースに対するスーパービジョンを受けることを通じた修練が治療者としての自己形成のある段階で必須である。

## III　思春期精神療法の治療者が心得ておくべきこと

　すでに述べてきたように，思春期精神療法の治療者は，他の年代の患者に対する治療とは別の特有な考え方があることを心得ておかねばならない。以下で，治療者が持つべき心得の中から重要と思われる三点を挙げ，本稿のまとめとしたい。

　a) 思春期精神療法には，1回1回の面接がいつ最後の面接になるかわからないという側面があることはすでに述べた。治療初期はもとより，治療関係が確立し，本来なら治療が最も安定する作業期に入っても，親の都合や治療に対する親の抵抗の高まりなどの事情で治療継続が

難しくなることがある。親から十分に自立しておらず，経済的にも依存せざるを得ない思春期の子どもには，このような事態に抵抗する手段は乏しく，多くは治療中断につながってしまう。治療者は，このような可能性を織り込んで，常にどこかで治療の一回性を意識していなければならない。そのため，「今日の面接で治療は終わるかもしれない。この子どもはここまでの治療から何を得て，今後の人生の支えとするだろうか」と自問し，患者である子どもの生あるいは存在に対する慈しみと祝福を常に意識していなければならないだろう。これが，このような事態に対応するための治療者にできる唯一の努力なのかもしれない。

b）治療の徹底操作段階の反復性に耐えることが求められる。症状の改善と逆戻りを繰り返す徹底操作期を通って，ようやくたどり着くことのできるのが症状の改善と思春期のパーソナリティ発達である。治療者は，徹底操作期の症状の改善と増悪の反復，すなわち患者や親の希望と失望の反復をそのまま受け入れる容器となり，この反復運動に伴走しなければならない。操作期を通じて，この役を引き受ける受容的で，強靭で，程々に楽天的な治療者の姿勢は，患者－治療者間の相互交流過程で生じる治療者への同一化や理想化を介してゆっくりと患者の自己ないしパーソナリティに取り入れられていくことが期待される。

c）精神療法を通じた思春期患者の真の変化はいつでもほんの少ししか生じない。すなわち，精神療法による生き方の修正とは，あくまで微修正に過ぎないのであるが，患者にとってその意義は限りなく大きいということを治療者が十分に理解していなければならない。経験の乏しい思春期の子どもはこの微修正が持つ意義をなかなか理解できない。そのため思春期患者は治療に失望や怒りを感じやすく，治療者はそうした感情に注目しつつ，親と子どもの焦りを受容し，「早すぎる治療中断」という行動化につながらないような支援を続けなければならない。

## 文　献

Blos P（1962）On Adolescence：A psychoanalytic interpretation. New York, The Free Press.（野沢栄司訳（1971）青年期の精神医学．誠信書房）

# 好評既刊

Ψ金剛出版　〒112-0005 東京都文京区水道1-5-16　Tel. 03-3815-6661　Fax. 03-3818-6848
e-mail eigyo@kongoshuppan.co.jp　URL http://kongoshuppan.co.jp/

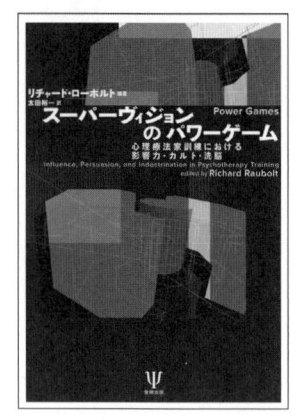

## スーパーヴィジョンのパワーゲーム
### 心理療法家訓練における影響力・カルト・洗脳

[編著]リチャード・ローボルト　[訳]太田裕一

スーパーヴィジョンは，スーパーヴァイザーの絶対的権力がスーパーヴァイジーに恐怖と盲信と洗脳を強いるリスクをつねに孕んでいる。本書では，このリスクを切り抜けてきた体験に依拠した理論による代替補完的スーパーヴィジョンモデルが提示される。このモデルは，スーパーヴァイジーのみならず，その先で治癒を求めるクライエントにも通じ，生産的なセラピーを実現するためのスプリングボードとなる。スーパーヴァイザーとスーパーヴァイジーがクライエントのために協調するというスーパーヴィジョン本来の意義を回復させるための「創造的スーパーヴィジョン論」。　本体6,000円+税

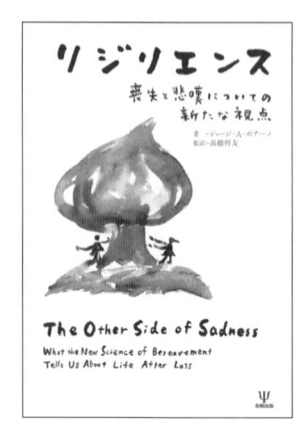

## リジリエンス
### 喪失と悲嘆についての新たな視点

[著]ジョージ・A・ボナーノ　[監訳]高橋祥友

本書の著者ボナーノは，リジリエンス（resilience）を「極度の不利な状況に直面しても，正常な平衡状態を維持することができる能力」と定義している。ボナーノ博士の研究は従来の悲嘆に関する理論に素朴に疑問を感じるところから出発し，悲嘆や死別の理論として有名なキューブラー・ロスの五段階理論を批判し，9・11同時多発テロなどを例に，心的外傷とリジリエンスについて詳細な考察を展開する。愛する人との死別に苦しむ人自身，そしてそのケアに当たる人にとっても，死にゆくことや死についての肯定的な視点が得られる必読の書といえるだろう。　本体2,800円+税

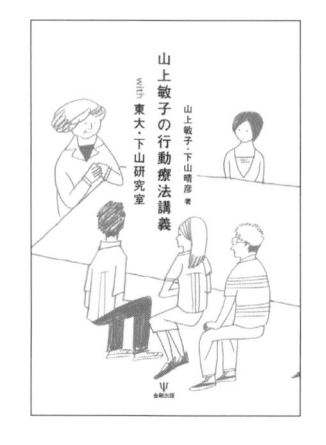

## 山上敏子の行動療法講義
## with東大・下山研究室

[著]山上敏子　下山晴彦

「すべての精神現象を刺激−反応の枠組みでとる」行動療法は，抽象的な理論だけではなく，具体的な目標を設定し，個別に仮説を立てながら，クライエントが困難を乗り越えるための学習方法を提案していく現実的な方法の体系といえる。本書は行動療法の大家・山上敏子が，「方法としての行動療法」の理念と実践方法について，臨床経験から導かれた事例を援用しつつ行動療法の基礎から応用までを臨床の楽しさとともに語った，若手臨床家のための実践本位・東大講義。　本体2,800円+税

# V

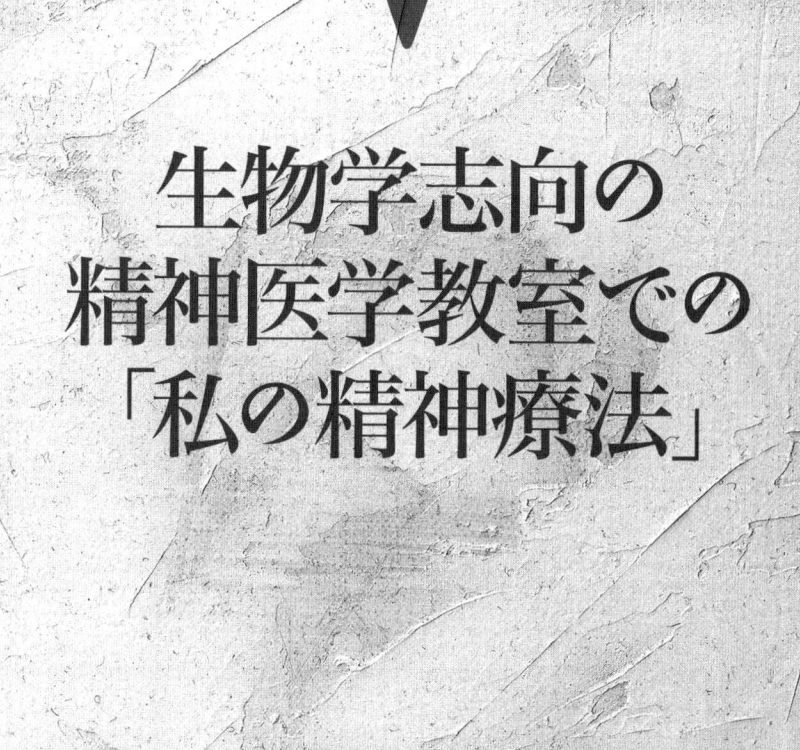

## 生物学志向の精神医学教室での「私の精神療法」

# 生物学志向の精神医学教室での「私の精神療法」

Yuki Kako

賀古　勇輝*

## はじめに

　本章のタイトルが「生物学志向の精神医学教室での私の精神療法」となっているため，はじめに私の所属する北海道大学精神医学教室について触れておく。

　現在，当教室には4つの研究グループがあり，統合失調症グループ，気分障害グループ，臨床精神病理グループ，臨床神経生理グループで構成されている。統合失調症グループと気分障害グループはこれまで主として生化学的な手法を用いた基礎研究を中心とし，生化学グループとして当教室の研究面での看板を背負ってきたが，近年は基礎研究だけでなく臨床研究も盛んに行われるようになってきている。私が属している臨床精神病理グループは疾患を問わず精神療法やリハビリテーション，精神病理に関する臨床研究を行っており，「生物学志向の精神医学教室」と表現されることにはやや複雑な思いもあるのだが，「生物学志向」をより広く捉えて「EBM」や「操作的診断基準の使用」と考えると大学の精神医学教室に身を置く医師としてはほとんど逃れられないものであろう。

　そのような状況の中で，精神療法をしっかり身につけていくことは容易なことではないのかもしれない。しかし，幸いなことに当教室は研究だけでなく，臨床や教育を人一倍重視してきた伝統があり，見習うべき「言葉」を持った諸先輩がいたため，研修医や若手の医師が精神療法を学ぶ機会には比較的恵まれていたように思われる。外来患者数と入院患者数は共に国立大学病院の中で毎年最多であり，あらゆる疾患と年齢層を治療対象として長期にわたってフォローアップしている。このような臨床重視の姿勢は当教室の創設時から綿々と引き継がれてきたものであるが，さらに以下のような基本理念が強調されている。

①特定の学派，学説に偏らない
②精神力動は重視する（アメリカ精神医学の力動的見地をそのまま踏襲するものではなく，より柔軟で常識的な立場をとるものである）
③身体的（生物学的）側面の検索に力を注ぐ
④勘や哲学に頼らず分かりやすいこと
⑤常に科学的検証を怠らず，治療への還元を目指す

　つまり，当教室の臨床学風の特徴は，医学的生物学的な考え方を基本に据えながらも，力動的心理学的な見方と治療にバランス良く努めるところにあると言える。

　このような生物学的モデルと心理学的モデルのバランス，もしくは薬物療法と心理社会的療法の融合という考え方は何も目新しいことではない訳だが，これを臨床の現場で実践していくことは年々非常に難しくなってきているのではないだろうか。医師は薬物療法の知識のアップデートに膨大な労力を費やさねばならず，多くの患者を診ようとする医師ほど診療は時間との戦いとなり，精神疾患の啓蒙の副作用として患者は生物学的モデルをしっかりと学んで診察室

---

*北海道大学大学院医学研究科神経病態学講座精神医学分野
〒060-8648　札幌市北区北14条西5丁目

にやってきたりする。診療が生物学的モデル偏重にならないよう常に注意を払い，腐心していないと，精神療法はあっという間に忘れ去られてしまう。

　私は狭義の体系化された精神療法としては認知行動療法を学んだものの，エキスパートというには程遠く，それ以外の特定の精神療法は習得していない。診療で実践しているのは，基本的で常識的ないわば当たり前の精神療法である。支持的精神療法を土台として，ときには指示的となり，介入する時は認知的技法と行動的技法を随時使い分け，限られた時間の中で評価・説明・介入・観察を可能な限り効率よく実施するよう心掛けている。特に気を配る部分は「バランス」である。それは診立てのバランスであり，患者への説明のバランスであり，介入方法のバランスでもある。生物学的モデルに偏っていないか，症状を外在化させ過ぎていないか，薬物療法に偏っていないか，もしくは症状を過度に了解していないか，内在化させ過ぎていないか，薬物療法を諦めてしまっていないかといった疑問を自身に投げかけつつ，常に批判的に吟味するようにしている。

　以下に症例を呈示しながら，私が日々の精神療法で留意している点について説明したい。なお，個人情報保護のため症例の細部には趣旨に影響が出ない範囲で若干の変更を加えている。

## 症例1　40代　男性

【既往歴】【遺伝歴】　特記事項なし

【生活歴】　同胞2名の第2子，次男。成長，発達に特に異常は指摘されず。内向的で友人は多くなかったが，学業成績は良好で，部活動にも熱心で，学校での適応には問題なかった。大学卒業後，大手機械メーカーに就職した。28歳時に転勤した後にうつ病を発症して退職となったが，直後に遠方のA市に転居し，就労せず貯金を切り崩して生活し始めた。30歳頃からは交際していた女性と同居し，以降は女性の収入と両親からの仕送りで生活している。

【現病歴】　28歳時に転勤し，業務内容が営業職となったが，自身には合わないと感じていた。徐々に気分が沈み，意欲が低下し，趣味の旅行にも行かなくなり，家事も手に付かなくなった。過眠や食欲不振，朝に悪い日内変動も出現した。29歳時にメンタルクリニックを初診し，うつ病と診断され，スルピリドを開始されたが，その後も症状の改善は乏しく，自らの希望で退職し，A市へ転居した。転居後もメンタルクリニックに通院し，種々の抗うつ薬が処方されたが意欲の低下や過眠は慢性化し，就労できない状況が続いていたため，34歳時に自らの希望で北海道大学病院精神科神経科（以下，当科）を受診した。

【治療経過】　当科受診後も精神運動抑制や過眠が強固に持続し，終日臥床がちでほとんど活動できない状態であったため，当科に入院となった。パロキセチンにミルナシプランも加え，早期から作業療法も行い，徐々に回復し，約3カ月間で退院となった。入院中はやや退行した様子で，「薬で僕の意欲を何とかしてほしい」と訴え，当初はリハビリの導入に抵抗を示したりしていた。入院環境が治療上マイナスになる恐れもあったため，行動活性化の必要性や休養だけでは回復につながらないことを繰り返し説明し，早い時期から作業療法を開始し，徐々に頻度を増やしていった。心理学的モデルを受容させることが難しく，そこを病理として深めようとすると治療関係がやや不安定化する場面が見受けられたため，表面的な行動的技法を主体として関わった。入院中に実施した知能検査（WAIS-R）ではIQ = 126であった。

　退院後は作業療法にはかろうじて通えたものの，しばしば精神運動抑制や過眠が悪化し，対人ストレスにも非常に脆弱で，次のステップに進めないまま数年が経過した。この間，薬剤調整には積極的である半面，精神療法に対しては消極的で，特に症状を内在化させることや，認知的技法の導入に対しては拒否的で，活動記録表や睡眠覚醒リズム表などのセルフモニタリン

グを実施するのが精一杯であった。抗うつ薬はパロキセチン，ミルナシプラン，スルピリド，トラゾドン，アミトリプチリン，セルトラリン，クロミプラミン，アモキサピン，デュロキセチンを順次十分量使用したがほとんど反応せず，気分安定薬として炭酸リチウム，バルプロ酸，抗精神病薬としてオランザピン，クエチアピン，その他の増強療法として甲状腺ホルモンやドパミンアゴニストを使用したが，いずれも無効もしくは一過性の部分反応のみであった。

39歳時，デュロキセチン60mgにアリピプラゾール3mgを上乗せしたところ，緩やかに改善傾向となり，デイケアに通えるようになった。その後も症状には波はあったものの，精神運動抑制の顕著な悪化は見られなくなり，41歳時に週3日程度の警備員のアルバイトを開始した。42歳時には障害者枠でフルタイムの事務員として就職した。自己評価としては「5割にも満たない」と言い続けているが，客観的にはうつ病は寛解状態を維持しており，就労態度はきわめて真面目で，遅刻早退もなく皆勤を継続している。

症例1は，うつ病発症後10年以上慢性化し，精神療法やリハビリテーションに取り組む意欲に乏しく，生物学的モデルにしがみつこうとする患者であった。「現代的な」うつ病と言えるかもしれないし，ディスチミア親和型や逃避型抑うつなどと診立てる医師もいるだろう。抑うつ症状は精神運動抑制が主体で，過眠が顕著であり，抑うつ気分は比較的軽度だがストレス反応性に悪化した。知的水準は高く，過去に長期就労歴もあるが，社会復帰へのモチベーションはきわめて低く，「働かずに済むなら一生働かずに生活したい」と臆面もなく述べ，同棲相手や親に経済的に依存していることについても自責感に乏しかった。一見適応障害のような印象を受けるが，悪化時の精神運動抑制は客観的にも明らかで，終日臥床して何もできなくなるなど，うつ病としか診断できない病像であった。

薬物療法に執着する傾向が強かったため，当初は心理教育を繰り返して生物学的モデルから心理学的モデルにシフトさせよう試みたが，慢性化の要因を自身に帰属させるような考えを極端に拒否する傾向があり，病者の役割を請け負うことができていない印象であった。認知的技法や洞察的精神療法の導入は困難と思われ，無理に介入することで自尊心を傷つけたり，治療関係を壊したりする恐れがあったため，几帳面な性格を利用してオリジナルの活動記録表を作成してもらうなどの行動的技法を気長に継続した。生物学的モデルを引きはがそうとはせず，薬物に過度に期待させないように注意しながらも「治療抵抗性うつ病」としての薬剤調整も行った。薬物療法にはほとんど反応せず，薬剤調整を繰り返すことがかえって生物学的モデルへの執着を強化させたのではないかとの批判もあるだろうが，アリピプラゾールの追加を契機に快方に向かったのも事実であり，症状が改善して社会復帰に向かっていくと，薬剤への依存的傾向も薄れていったように思われる。

### 症例2　30代　女性

**【既往歴】** アトピー性皮膚炎

**【遺伝歴】** 母は外出前に戸締りやガス栓などを繰り返し確認するなど強迫的な性格であったが，治療歴はない。

**【生活歴】** 同胞2名の第2子，長女。成長，発達に特に異常は指摘されず。学校での適応に特に問題はなかったが，内向的で友人は少なく，部活動やサークル活動は一切経験しなかった。推薦入試で地元の大学に進学し，卒業後は家電量販店に就職したが，仕事でミスを重ねて自信を無くしたことや残業の多さなどから自らの希望で約半年間で退職した。その後5カ所の職場で事務員として働いたが，いずれも契約期間満了や労働条件が合わないとの理由から1年未満で退職した。両親との3人暮らしで，父は地方公務員で非常に厳格な性格，母は専業主婦。

**【現病歴】** 物心ついた頃から母親の行動を真似

て，外出前に戸締りやガス栓などを繰り返し確認する習慣がついており，徐々に確認に要する時間が延長し，大学生の頃には外出前に1時間以上を要するようになっていた。病的であると自覚するようになり，自身で所要時間の上限や確認回数を決めたりして対処していた。

25歳時，仕事が上手くこなせずに悩んでいた時期に，「会社の重要書類を捨てていないか」と不安になって周囲に繰り返し聞いてしまったり，「万引きしてしまったのではないか」「盗んだ物をゴミに紛れさせて捨てているのではないか」という考えが浮かんでゴミ袋の中身を何度も確認したりするようになった。不合理であると思いながらも，ゴミを溜め込んでしまったり，ゴミ収集日には早朝から長時間ゴミ袋の中をあさったりすることが続いていた。X年3月（29歳時）に仕事を辞めてからは，自由な時間が増えたことでゴミの確認に一層時間をかけるようになっていき，徐々に不眠，食欲不振，意欲の低下，倦怠感も出現した。希死念慮も認めるようになったため，家族の勧めでX年7月メンタルクリニックを初診した。強迫性障害と診断され，パロキセチン，セルトラリン，フルボキサミン（FLV）が順次処方されたが，服薬への抵抗感が強く，頭痛や嘔気などの副作用もあり，ほとんど服薬できなかった。その後も強迫症状は増悪し，母を確認行為に巻き込んで長時間ゴミを一緒に確認するよう強要するようになり，母が拒否すると激高するようになった。本で知った行動療法を希望したところ，X年11月（30歳時）当科を紹介されて受診した。

【治療経過】 強迫性障害の心理教育を行い，FLV 50mgを服用継続したところ，抑うつ症状は軽減したが，強迫症状は強固に持続した。曝露反応妨害法（E/RP）を導入するべく不安階層表を作成したが，不安が強いために曝露できない状態が続き，確認に巻き込まれる母も疲弊して関係も悪化して行ったため，X年12月当科入院となった。

入院後，FLVを200mgまで増量したところ，明らかに強迫症状が改善し始め，E/RPに対しても前向きとなった。不安階層表に沿って，ゴミを捨てる，共用のゴミ箱を使用する，売店で買い物をするといった曝露を反復練習し，着実に強迫行為は減り，強迫観念も軽減していった。外泊中，自宅でも強迫症状は悪化せず，作業療法も導入し，約4カ月間で退院となった。

退院後，外来でもE/RPを継続し，精力的に取り組んでいたが，一方で目標設定が高く，少しでも強迫行為をしてしまうと自責的になり，自己評価は著しく低かった。著効したはずのFLVの減量をさかんに要求し，服薬しなければ症状をコントロールできない自分は「ダメな人間である」と述べ，症状を外在化させるための心理教育や認知的技法は受け入れてもらえなかった。強迫症状は入院前ほどに悪化することはなかったが，服薬アドヒアランスが不良となると一時的にこれまでの強迫観念や確認行為が悪化したり，「子どもや動物を傷つけたり殺してしまうのではないか」といった加害的な強迫観念が新たに出現したりした。薬物療法には消極的だったが，E/RPは根気よく継続し，詳細に記録をとって診察に持参した。退院一年後からFLVの漸減を開始し，強迫症状は波打つことはあったものの，E/RPの強化によって乗り越え，退院3年後にはFLV 50mgまで減量した。作業療法は終了し，長期就労には至らないものの，ときどき短期間のアルバイトに従事できるようになった。

症例2は，元来やや強迫的なパーソナリティであったが，成人になって徐々に強迫性障害が顕在化し，薬物療法には一見反応するものの，生物学的モデルを受容できず，症状を内在化して過度に自責的になる患者であった。自己肯定感が非常に低く，加害的な観念が浮かぶたびに自分を責めてしまうため強迫症状による主観的苦痛が強く，その苦痛を低減しようと心理教育を行っても認知をなかなか修正できなかった。「病気のせいにしてしまう自分は狡くて酷い人

間」と捉えてしまい，服薬していることに対して罪悪感さえ持ってしまっているようであった。客観的には著効していたFLVを怠薬して症状悪化させたりするため，当初は症状を内在化させるための心理教育を繰り返し，ともすれば生物学的モデルを受け入れることに消極的な患者と「押し問答」のようなかたちとなってしまって反省することもあった。

　生物学的モデルを受容させることに躍起になることが治療を前進させていないことに気付き，症状を内在化させる患者の考え方を無理に否定せずに，傷ついた自尊心に共感し，E/RPにこつこつと真面目に取り組む患者の特性を強化するように努めた。強迫症状が寛解していない状況で，著効していたFLVを減量する不安はあったが，元来の強迫性パーソナリティを薬剤が変えられるわけではないことを言い聞かせてゆっくりと減量した。主治医の指示で薬剤が減量されることで自己肯定感はわずかに増し，E/RPに対する動機づけがさらに強化され，E/RPで症状を少しずつコントロールできるようになることで自己効力感が増していった。

　患者の病態を生物学的モデルと心理学的モデルの両面から正確に見極めることが重要なのは言うまでもないが，それをありのままに患者に理解させることやその診立てのバランスをそのまま介入方法のバランスに当てはめることが必ずしも適切であるとは限らない。患者側にそのモデルを受容する力がなかったり，受容する時期ではなかったりすることがあり，それに対して「正論」を振りかざすように医師側からの診立てを押し付け，それに抗う患者に対して陰性感情を芽生えさせ，治療関係を損なってしまうことは厳に慎まなければならない。

　私も自身の診立てと患者側の解釈にずれが生じていると，どうしてもそれを一致させようとして心理教育の名のもとに医学的な診立てを説明しすぎてしまうことがあったように思う。主治医の診立てと患者の解釈が一致した状況で治療が進んでいくことは一つの理想ではあるが，それを急ぐ必要はない症例や急ぐと摩擦が生じて治療関係が危機的となる症例も少なくない。症状の改善や社会機能の回復の後に，自然に洞察が訪れることもある。主治医と患者の間に解釈のずれがあり，患者がすぐには主治医の診立てを受け入れられないような場合，そのずれも踏まえた上で治療をどうやって展開していくかを考えていかなければならない。患者に過度に迎合して医学的な診立てがあやふやになってしまわないように注意すべきではあるが，回復の仕方は当然人それぞれであり，どのような解釈で回復を目指していくかもさまざまであるので，この個別性を尊重しながら治療を進めていくことが患者の自己肯定感や自己効力感の回復にもつながるのではないだろうか。

### おわりに

　本稿を執筆しているさなか，2014年12月1日に当教室第5代教授山下格先生が逝去されました。私は山下先生から直接ご指導いただいた世代ではないのですが，山下先生の精神療法やその中での「言葉」は多くの教室員に受け継がれており，私の世代においてもその臨床のなかに確実に滲み込んでいます。これは当教室の伝統として，今後も多くの後輩に引き継がれていくものと思いますし，われわれが必ず引き継いでいかなければならないと考えています。

　最後に，山下格名誉教授のご冥福を心よりお祈り申し上げます。

# 「どんな人間か」を知ること

Youhei Kita

喜多　洋平*

## はじめに

　現在の精神医学において，主流となっている操作的診断が精神医学に客観性をもたらしたことは事実であるし，新規の明瞭な症候群の存在も示すことができたこともまた言うまでもない。しかし，一方で多くの精神科医の間で患者個人の生育環境や性格傾向といった「どんな人間か」という部分に焦点をあてることが軽んじられるようになった印象は拭えない。

　最近，精神科の諸先輩方から「典型的な内因性うつ病は見なくなった」とか「激しい境界性パーソナリティ障害も若い人には見なくなった」という話をよく聞く。確かにメランコリー親和型性格を基盤にした，定型的な悲哀や制止症状をもったうつ病患者は少数であるし，面接場面で少しの行き違いから怒声を浴びせたり，リストカットや過量服薬で救急車を走らせたりする若い境界性パーソナリティ障害患者も少なくなった印象がある。

　そして診療の中でも流行の双極性障害やうつ病という診断のもとに送られてくる外来患者を診ていると，病態の背後にパーソナリティが未成熟であったり歪んでいたり崩れていたりといった特徴が根底に潜んでいることが多い。精神病とまでは云えないが，パーソナリティ障害の範疇に留まっていると判断した方が合理的と思えることがしばしばあり，これらの症例は臨床診断に従いガイドライン通りに薬物療法を進めても回復への道筋がみえてこないことが少なくないのである。

　現段階でこれらの理由を仮説的に述べることができたとしても，客観的根拠をもって正確に説明することはできない。しかし，典型的な病態にあてはまらない患者や表面的な症状を基とした診断では難治化する症例が臨床現場で増えている事は事実であろう。そして，この状況に対して「何を援助し，何を知るべきなのか」と頭を悩ませる現実も存在する。かつてSullivan（1954）は「面接の目的は，多量の知識でなく患者の生の特徴的パターンの解明である」[1]と述べた。筆者は「どんな人間か」を知り「性格の自然な成長」を目指す臨床に多くの解決策が潜んでいると考えている。

　以上のような視点から，私なりの精神療法を自験例も交えて考察してみたいと思う。

## I　パーソナリティに注目する

　筆者は，「どんな人間か」を明らかにするために長時間の診察や難解な精神分析を要することは通常の臨床に限れば必要ではないように思う。人を細部まで理解しようとすると専門的な理論や知識を用いなければならず，もし使い方を誤れば，時として不必要な接近に繋がり逆に混乱をきたす可能性さえあると感じている。そして何よりも治療に繋がらなければ意味を成さない。

　そこで筆者は，患者が「どんな人間か」を知る方法として患者の持つパーソナリティに注目するようにしている。牛島は，その著『パーソ

---

*聖みどり病院
〒336-0022　さいたま市南区白幡5-19-25

ナリティ障害とは何か』(2013)において，臨床的に有用なパーソナリティとしてKretschmerが『体格と性格』(1921)で描いた病前性格である循環気質（サイクロイド）と統合失調器質（スキゾイド），精神分析学が描いたヒステリー性格（演技性パーソナリティ）と強迫性格，さらには神経質（森田学派），自己愛性格（Reich）を挙げているが，筆者もまた，普通に臨床をこなすにはこの範囲で考えた方が効率的であると感じている。当然のことながら，これらのパーソナリティそのものは疾患ではない。これらの性格傾向を持ちながら社会で健康に生きている人間はたくさん居るのである。ここで簡単にスキゾイドパーソナリティとサイクロイドパーソナリティの特徴について記しておく。

スキゾイドパーソナリティの特徴は周囲との世俗的な関係を回避し，相手の面子をたてるとか自らに有利な人間関係を構築するための配慮をあまりせず，非常に頑固で自分の世界を固持する生活態度を持つ。表面的には感情表出は乏しく，人触りの硬さや冷たさを治療者に感じさせることもあるが，内界は非常に豊かで驚くほどの知識や芸術等への理解を持っている。あまり孤独を恐れていない印象であるが一方では人との繋がりを渇望しており，自分の安全と独立性を確保するために距離を要する。つまり支えとなる対象を欲する一方で心理的に対象に侵襲されることは頑固に拒否しているのだろう。発明家や芸術家，音楽家など創造性溢れる逸材を生み出す性格傾向ともいえる。

逆にサイクロイドパーソナリティは社交性を特徴としており他者への接触（一体化）を求めるために社交的で善良，世話好きで温かみがあり多くの仲間に慕われユーモアにも富む。クレッチマーはこのような周囲との関係を「同調性」という言葉で表現した。「この種の人は，通常の交際において，自らの情緒を強く動かし，喜ばせ，晴ればれさせることを求める。全ての刺激が，彼らに共鳴を呼び起こす。抑制とか，過去の出来事に左右されることはない。彼らは現在の環境が醸し出す雰囲気に溶け込み，ただちに共鳴し，仲間となり，順応することができる。どんな小さな事柄も，対象も，温かな色合いを帯びている」(1921)と述べている。現実主義者であり対立や不和は好まないが，やや強引で独善的に振る舞ってしまう傾向もある。社交的であるが攻撃性も存在し激しやすい面や一体化の裏側に依存性が内在している事も看過できない。組織の中で見事なまでに人をまとめ中心的な役割を担う事や一代で会社を起業し富を得る事もある性格傾向である。

牛島は，性格傾向を特定するための手順として，同書の中で問診のフローチャートを作成している（図1）。上述のような視点から臨床を進めようとするとき，簡易過ぎる印象はあるが多くの場面で有用であると感じている。しかし，ここで強調しておきたいのは，成育環境や知的能力等が影響して診察室に登場する人間像と繋がっているために，スキゾイドパーソナリティ者が見るからに社交的であるかの印象を与える可能性がありうることである。このため，臨床では性格傾向を大まかに振るいわけしたものを基軸にしながらも，各々のケースでは一定範囲のスペクトラムと考えながら，診察を重ね柔軟に判断を修正していく余地を残す事が求められる。この作業により大きく的を外さずに「どんな人間か」を浮かび上がらせることができると思う。

また，患者自身が本来の性格について自覚していないことが多い点は注意を要する。このような場合は両親の性格傾向を語らせ，どちらに似ているのかを尋ねることも自らを客観視させる手段のひとつとして利用できる。

さらに，性格傾向を捉えることで症状の理解が深まることに加えて，ときに病態の背景に生活環境や成育過程が本来の性格傾向に歪みや崩れをもたらしている可能性をも感じとる事ができると思う。こうした認識が治療の方向を変えることがある。そうなると，治療者はもとより，患者自身も本来の自らの性格傾向を存分に活か

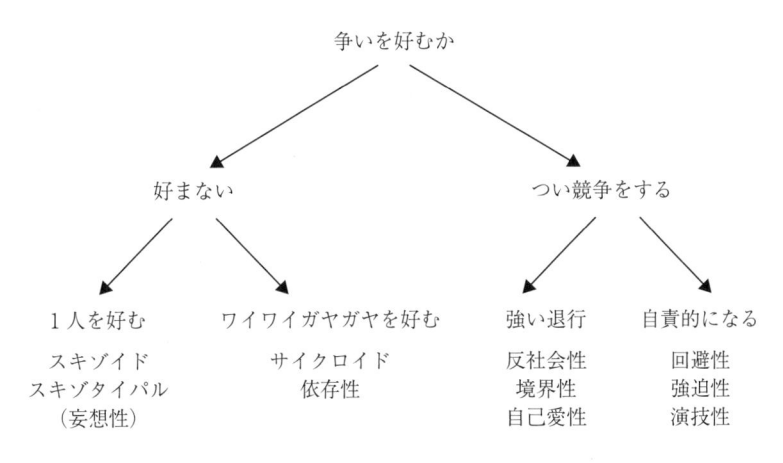

```
                         争いを好むか
                    ┌─────────┴─────────┐
                  好まない            つい競争をする
              ┌──────┴──────┐      ┌──────┴──────┐
           1人を好む  ワイワイガヤガヤを好む  強い退行    自責的になる
           スキゾイド      サイクロイド      反社会性      回避性
           スキゾタイパル    依存性        境界性        強迫性
           （妄想性）                   自己愛性       演技性
```

図1　問診のフローチャート

す姿勢をもつことができる。それが面接場面での重要な話題となり，これが難治化した症状を回復させるターニング・ポイントに繋がる可能性を感じている。

特にスキゾイドパーソナリティをもった症例では，表面的な症状のみで診断し，薬物療法を行っても，なかなか改善しないことが多い印象である。

以下にスキゾイドパーソナリティ患者の自験例を「どんな人間か」を主に若干の考察を加えて記したいと思う。

## II　スキゾイドパーソナリティの自験例

### 1．うつ病をもつスキゾイドパーソナリティ患者

患者は30代の男性でIT企業に勤めていたが出世してチームのリーダーになったことを契機に，高圧的な上司と部下の板挟みとなり，職場関係に悩み，不眠，食欲不振，意欲低下を訴えて来院した。前医でうつ病や双極性障害と診断され，有名なクリニックのリワークにも何度となく参加したが，復職はしても1カ月と持たないために自信をなくしていた。聞けば，新婚に対する責任感から復職を焦り，1年で2度の復職の失敗をしている。休職期間の限界が3カ月と迫った時点で妻の同伴で筆者を初診した。

争いを好まず，少ないながらも友人はいるが，お節介な人間や高圧的な人間を嫌い，付き合いや集団で活動を強いられるよりも趣味のプラモデルとゲームをより好む性格だという。診察中に社会性は十分に感じられるが情緒的な温かみは乏しくスキゾイドパーソナリティの範疇にあると考えられた。詳しく問診していると妻が非常に世話好きで患者を復職させようとさまざまな行動を患者に押し付けており，ゲームやプラモデルなどを禁止する態度であった。患者は，ひたすらに妻の期待に応えねばと思うようだが，それに応えきらずに無力になっているようにみえた。元来の性格傾向に合わない生活を強いられるといってよく，単なるうつ病よりも，スキゾイド者のストレス反応的要素がつよいと考え，その旨を本人のみならず妻にも説明し，当面は趣味に没頭することを提案した。性格傾向について心理教育的接近を行うと患者は徐々に理解を示したが逆に妻からは根強い反発があり，多少の曲折もあったが，本人が妻と離婚を決断した後に，プラモデルやゲームを楽しむことができるようになると，元気を取り戻して復職したのであった。薬物療法は必要とせず順調に過ごし1年ほどで外来を卒業した。

## 考 察

うつ病の診断のもとでリワークや外来加療を受けていながらも難治化していた症例である。スキゾイドパーソナリティに注目すると，職場での複雑な人間関係に加えて家庭内でも自分の世界を侵襲され，本来の性格傾向を歪めていた状況が見えてくる。このような症例では，患者の守るべき世界を無視して社会復帰を目標に治療を進めても効果は乏しいだろう。そして，薬物療法は補助的な意味合いにしかならない事が多い。本症例も同様で離婚後に自身の生活を取り戻すと薬物療法が不要となっている。

## 2. 境界性パーソナリティ障害（BPD）と診断された患者

20代の女性で幼少期より絵画やバイオリンを習い上達も早く成績も優秀であった。当然に母親の期待は大きく過剰なまでに患者を支援した。患者も母親の期待に応える事が大きな目標であった。母親の夢であった名門美術大学へ進学すると，周囲の才能ある人間を意識すると圧倒されて「自分の価値が無くなる」不安に悩まされるようになった。これを契機に不倫を始めとする派手な異性交遊や風俗に勤める行動をみせ，それを糧に浪費をするまでになった。またこの時期から占いや心理学に没頭するようになった。それでも成績は優秀で周囲から「凄い」とか「天才」と言われるが，それに対して「消えたい」衝動に見舞われ，母親に隠れて手首を自傷するようになった。占いの結果に拘り，授業も休むことが増え母親に分からないように近所の公園で時間を潰すこともでてきた。時間潰しも限界になると，アルバイトを始めるが要領の良さを発揮して周囲からの期待が増すと再び「消えたい」衝動に襲われ，自傷行為を繰り返した。卒業を控えた時期に担当教授と論文のテーマで罵倒されて不眠，過食，意欲低下が顕現した。母親の勧めで精神科病院を受診すると，境界性パーソナリティ障害（BPD）と診断され，抗不安薬や睡眠薬を投薬され，カウンセリングを勧められた。しかし，全く奏功しなかった。その後，論文の目途がつき担当教授から褒められた日に突然過量服薬し周囲を驚かせた。通院先の病院で精神科医に「二度と過量服薬をするな」と一方的に言われたことで圧倒され「頭が真っ白になった」という。その2日後に，母親に連れられて筆者の病院を受診することになった。診ると，治療場面での対人過敏性，対人操作性はなく，自傷行為については明確な理由を説明することはできないで，「頭がゴチャゴチャした」と語るに留まるのであった。

服装はフリフリのロリータ系で，会話は非常にこと細やかで，廻りくどい説明が多く，母親が口を挟む場面もあった。性格について問診票では，社交的で，頑固，神経質，飽きっぽい，無口，孤独，責任感が強いという項目にチェックがされ，相矛盾する性徴が共存しているかの感があった。問診では，争いや競争を好まず，「一番好きなのは自宅で一人ピアノやバイオリンを弾くことやクラシックを聴くこと」であり，お節介な人間や強い力で迫りくる人間には圧倒される恐怖があるという。そのために対人関係の在り方は独特で「常に相手に合わせて相手の求める対応をする」ことで自らの安全と安心を得てきたという。他者と喜びを分かち合うというような一体化を求めるサイクロイドパーソナリティの対人関係とは根本的に異なる印象である。正に対象に抗う事のできない無力感，不安感が基底に存在しており，Winnicottの対象に服従した自我の心理（偽りの自己）（1965）を想起させる。

また自傷や自殺企図の在り方も奇妙である。BPDにおいては見捨てられ不安が重要な役割を果たしているが，本例では何故の自傷なのか皆目見当がつかないし，患者自身もそれをよく説明できないのである。「突然に消えたい」という想いに取りつかれての行動なのである。今回も苦労して完成した論文を褒められた矢先の出来事であった。診断としては基底の人格的輪郭は崩れており，統合失調症を思わせる自我の

混乱があるが，日常生活，面接場面での思考障害はないし，多少の表面的な接触であることを除くと，ごく普通の大学生である。多少とも特有の独自の世界をもっているという意味では，統合失調症型パーソナリティ障害（Schizotypal Personality Disorder〈SPD〉）の臨床像に一致するように思う。

治療は薬物療法としてオランザピンを使用し，必要以上に他者に合わせる傾向を患者自ら認識できるよう心がけた面接を繰り返し，そのなかで，マイペースの生活をとるよう促し，自分の世界を守ることの重要性を認識できるように指導を心がけた。心理教育的接近と社会技能訓練SSTを組み合わせたような接近とみてよい。その中で明らかになったことは，患者がスキゾイド構造を認識することの阻害要因のひとつとして母親の存在が大きいことが分かったことである。社会復帰を焦らないように患者に勧めても，診察室を出るなり就職を目指すように患者に圧力をかけていたのである。ある日，単身で外来を訪れた時に「お母さんは凄い迫力だね」と伝えると患者は笑顔で応え対象に呑み込まれる不安を語ることに繋がるといったこともあった。その後も不安定となり自傷行為を繰り返すが，「無理をしていませんか」をキーワードに苦悩や葛藤を客観視させることを続けていくと，母親の意見を押しのけ自身の希望する大学院へと進路を決めるということが起きた。それが病態の改善につながったのは印象的であった。

現在も外来加療で経過を追っている。

**考 察**

最近，衝動行為などを主問題にBPDと診断されて来る若い患者の中で，性格傾向にスキゾイドパーソナリティを抱えている者が少なくないように思う。そして，彼らの裏側に潜むスキゾイド構造に着目した治療的接近が有効に働く事が多いのである。本症例の診断は非常に難解で，的確に診断基準に当てはまる病名が存在しないが，筆者はスキゾイドパーソナリティが崩れた本症例はSPDに含まれて良いと思っている。SPDは境界例概念から未熟型人格としての境界性パーソナリティ障害が分離されたときの残った潜在性精神病の領域の病態とされ，統合失調症に限りなく近いが，パーソナリティ障害に留まっている病態とされている。

精神療法の注意点として，SPDの症例では治療関係の確立を急ぐと患者にとって大きな負担になることを理解しておく必要がある。治療者はごく自然に患者との情緒的な交流を滑らかにしようと努め，患者の内心や葛藤を暴き出してスッキリさせるといった神経症患者に常識的なやり方を心がけがちであるが，患者にとっては治療者が「いつ自分を呑み込むか」「いつ自分の世界を蹂躙するか」という不安と警戒の中にいることは知っておきたいと思う。このため，診察室ではユーモアを交えながら患者の好む趣味などの世界に耳を傾ける位が丁度良いと思う。どのように効果的な質問をするかというよりもラポールを最優先に考えるべきである。

精神療法のポイントとして，Len Sperryは「彼らが感情的反応に頼るのでは無く自分の考えを評価する客観的な証拠を状況の中から見つけられるように援助する」(2003)ことを挙げている。自分が呑み込まれている，あるいは呑み込もうとする対象を客観視させることは治療の大きな要素である。また，性格傾向に歪みや崩れが生じている場合は治療が長期に及ぶことを覚悟しておくことが大切で，あまり治療を急がず「患者にとって病院は安心できる居場所」として機能するように支えておく方が有意義だと思う。そのためBPDに使用されるような限界設定は，患者を治療から排除すところがあってあまり好ましくないだろう。むしろ，突然の自傷等についても驚かず叱らず「何が苦しくなったのか」を一緒に考え，混乱が強い時には入院による休息も有意義である。不思議なことにこれらの症例は入院後に問題児となることはほとんど経験しないように思う。やはり，BPDとは違う印象がある。

スキゾイド構造への認識が不十分な状況では

患者は苦しんだ理由も分からず，解決する術も分からず混乱していることが多いため，治療者の考えを押し付けないように「無理をしていませんか」と大きく状況を問うことや身近で想起しやすい具体的な例を挙げ状況を整理させることが治療関係を安定させることに繋がると思う。

## おわりに

操作的診断の発展により診断が明瞭に区別され統計学的手法による各種薬物療法の比較や検討，生物学的精神医学との融合による科学的な世界の拡がりは今後も精神医学の中心になるであろう。しかし，精神科は生きた人間の心を扱う診療の場であり，人間自体に焦点をおかない臨床には限界があると感じている。一人一人が異なる人生を歩み，個性を抱えている。生きてきた時代によっても戦前，戦後の価値観の劇的な変化や高度経済成長，家電品の発達，核家族化，近年ではインターネットの普及と社会は変化し，生きる人間の苦悩や娯楽，人間関係の在り方までもが変化し人間の心に影響を与えているはずである。当然，これを科学的に説明することはできない。しかし「どんな人間か」を考察し「性格の自然な成長」を存分に活かす臨床によって救える患者が少なからず存在することを忘れてはならない。

## 文　献

Kretschmer E (1921) Körperbau und Charakter. Springer, auflage.（相場均訳 (1960) 体格と性格―体質の問題及び気質の学説によせる研究．文光堂）

Sperry L (2003) Handbook of Diagnosis and Treatment of DSM-IV-TR Personality Disorders. London, Routledge.（近藤喬一・増茂尚志訳 (2012) パーソナリティ障害―診断と治療のハンドブック．金剛出版）

Sullivan HS (1970) The Psychiatric Interview. New York, Norton.（中井久夫他訳 (1986) 精神医学的面接．みすず書房）

牛島定信 (2012) パーソナリティ障害とは何か．講談社．

Winnicott DW (1965) The Maturational Process and the Facilitating Enviroment. London, Hogarth Press.（牛島定信訳 (1977) 情緒発達の精神分析理論．岩崎学術出版社）

# 生物学志向の精神医学教室での「私の精神療法」

Shotaro Ueda

上田　昇太郎*

## はじめに

　私は，精神医学の学徒となってまだ十年にも満たない若輩である。まして精神療法家でもないため，特定の精神療法的技法に通暁しているわけではない。にもかかわらず，歴史と伝統のある本誌において，このような紙幅を与えていただいたことは，おこがましくも恐縮の極みである。

　「精神療法」と聞いて，各人が思い浮かべる精神療法像はさまざまであろう。精神分析療法や森田療法，内観療法，認知行動療法などの理論と技法が確立されている体系だった精神療法から，一般的に行われる支持的精神療法といった広義の精神療法まで，一口に精神療法といっても，その意味や概念は多様であり曖昧でもある。誇張していえば，精神療法の定義は精神療法を実施している人の数ほどあるのである。しかし，根底に息づく原理は共通しており，それが精神科臨床の核ともなるべきものであることに異論はないであろう。本稿では，その一端に触れながら，私の所属する精神医学教室に根付き，脈々と受け継がれている「精神療法観」について述べたいと思う。

　近年，精神療法が一時代前に比して軽視されている風潮があるのは憂うべきことである。あらゆる精神療法や心理療法の理論が科学的に実証されないことや薬物治療の台頭，DSMに代表される操作的診断基準の蔓延，文化の変容，時代精神の変化など，その要因は多岐にわたる。さりとて，精神科臨床と精神療法とは不可分な関係にあり，たとえその理論が科学的に証明できないとしても，淘汰されずに一世紀以上にわたって命脈を保っているのがその重要性の傍証といえよう。

　人々は，近代化やグローバル化の煽りを食って，生き方の転換を余儀なくされている。自己実現あるいは個の確立が今日の美徳であるようにうたわれているが，それには孤立や拒絶に対するおそれ，アイデンティティの揺らぎに対する不安などが常について回る。一方で，共生や共感，絆といった他者とのつながりも同時に求められており，人々はまさに両者のジレンマに陥っている。また，戦前からの家父長的権威の衰萎や職場における疑似家族文化の喪失といった社会的変化も背景にある。こうした中，全世代にわたってのうつ病（とくに非メランコリー型）の増加や，思春期・青年期における境界性または自己愛性パーソナリティ障害，摂食障害の増加などが今日的な性向となっている。このように，状勢の変化とともに病態の表現形や精神病理性は刻々変遷しており，それに合わせて精神療法もたえず発展を要請されてきたという歴史がある。つまり，時代によって精神療法のありかたが異なるため，多くの臨床家はその趨向に付いていけず，置き去りにされているきらいがある。

　また一方で，薬物療法も重要な治療に相違ないが，それは症状を抑えるだけの対処療法の域を出ず，根本的な苦悩（問題の核心）を解決に

---

*奈良県立医科大学精神医学講座
〒634-8522　橿原市四条町840

導くのは難しい。心深くに沈潜した葛藤を取り除いたり，生活に晴れやかさと潤いを還元したり，あるいは認知や価値観の歪みを修正したりは，薬物だけではどうにもできないのである。

私自身，本邦の精神科治療における精神療法と薬物療法の盛衰を目の当たりにしてきたわけではないが，近年，薬物療法が偏重される傾向にあるのは想像にかたくない。クロルプロマジンの登場に端を発し，抗精神病薬をはじめとする多種の精神科治療薬が出そろい，今まさに「薬物療法時代」のただなかにいるといえる。ただし，このような時勢だからこそ，「自然治癒力（レジリエンス）と自助の活動とを活性化する」（神田橋，1990）という精神療法の本質に立ち返り，あらためて薬物療法の精神療法的側面の重要性に思い至るべきである。「薬物療法は，薬を介する営みとしての心理療法である」（黒木，2002）といった金句を肝に銘じ，「プラセボ反応が最大限に発揮されることを目標とする」（黒木，2002）のが薬物療法における精神療法的な配慮であることを忘れるべきではない。けっして，薬物療法一色の一面的あるいは無分別な治療に陥ってはならないのである。精神医学が生物学的志向一辺倒になったとすれば，それは内科学（身体医学）の一分野に成り下がることであり，心理的側面の治療は訓練を受けた非医師に取って代わられることを意味する。精神療法とは，精神科医にとって不可欠な治療的技能であり，精神科医のアイデンティティたりえるものとの自負を今一度あらたにする必要がある。

## I 序：出会うということ〜治療者と患者の関係〜治療者自身の人生を豊かにするということ

広義の精神療法，すなわち精神療法的技法の根幹を成す精神療法的態度とは，患者と出会ったその瞬間から始まり，治療が終結するまで間断なく続けられるものである。患者の話に十分に聴き入り，共感し，意思の疎通をはかり，そうした営みの中で良好な関係を築いていく。医師のみならず，医療に携わるスタッフすべてが備えるべき素養ともいえる。挨拶に始まり，問診の中で主訴や現病歴，生活歴を尋ね，理学的検査も交えて，精神症状や状態像を捉えていく。この一連の過程においても，患者の苦衷に対する心馳せと手当ては常に欠かせない。また，不安や緊張を少しでも和らげ，悠々たる気持ちで診察者と向き合えるような配慮に富んだ言語的および非言語的な働きかけが必要である。このように，広義の精神療法は診断や治療などを含めた精神科臨床にあまねく浸透しており，またその礎石となるべきものでもある。

医師－患者関係は，言わずもがな出会いから始まる。まず，診察というものは，私たち医療者にとっては日常でも，患者にとっては非日常であることを常に意識しておかなければならない。患者は，診察に対する漠然とした不安や，心の中を暴かれてしまわないかといった恐怖，あるいは治療に対する過度な期待などを抱えて来院することが少なくない。出会いの際，治療者が患者をつぶさに観察するのはもちろんであるが，同時に患者も治療者の表情や振る舞い，視線，声色など，一挙手一投足に目を凝らし，自分の訴えに真剣に耳を貸してくれるか，自分のことを本当に理解してくれるかなどと思いめぐらしている。疲弊していたり，不機嫌でぞんざいであったり，打ちひしがれ悲観的になっていたりする治療者と接した患者が，その治療者に支えられ障壁を乗り越えていくなどとうてい不可能である。診察面接とは，けっして一方向ではなく，相互に観察し，交流し，共鳴し合うものである。より良い相互作用をもたらすために，治療者には，安心と安全を供与でき信頼に足る存在であるという雰囲気を醸し，患者が従容たる気持ちで診察に臨めるような態度と度量が求められる。

「安らぎの場」。「居場所」。患者にとって，治療者との関係をそのように思えることで，はじめて自身の心情を吐露できるようになり，そこから本来の意味での治療が始まる。当然，治療

者には，それを受け容れるだけの懐の深さ，いわば心の余裕といったものが求められる。そのためには，治療者も自身の幸福や愉楽を大切にし，人生を享受することが必要なのではないか。それはとりもなおさず，精神療法を施す治療者の生き方そのものが問われるということではないか。精神療法とは，治療者自身の生き様と対を成す，いわば治療者自身の人生を映し出す鏡のようなものであると思う。豊かな生を送ることが，治療者としての包容力を高め，精神療法の練度を引き上げるのである。

## II 破：治療を始めるということ〜人生史を精読するということ〜自分を知るということ

たとえば，胸痛を主訴に受診した患者に，十分な検査をせず対症的に鎮痛剤だけを処方していると，症状を覆い隠してしまうことで器質疾患のひそかな進行を見逃し，やがて致命的な事態を招くことがある。また，生活習慣病といわれるような疾患の場合，患者の日常生活を把握し，生活習慣を是正しなければ，本質的な解決にならない。もちろん，生活習慣の背景にある家庭環境や職場環境，経済状況などといった要素についても考える必要がある。このような身体疾患における治療の原則は，そのまま精神疾患の治療にも当てはまる。

症状や状態像を把握し，診断し，治療する。こうした医療モデルは，精神医学においてももちろん基本的なものである。診療水準を一定に保ち，治療を標準化するためには，診断基準や治療ガイドライン，治療アルゴリズムなどは，もはや欠かすことができない。ただし，操作的な診断基準にのっとって機械的に診断を下し，治療ガイドラインに沿った治療を一律に行えばよいというものではけっしてない。臨床においては，個々の患者に応じた精緻な対応が求められており，時にはガイドラインと相反する対応が求められることもある。場合によっては，薬物療法や精神療法を行わないことが治療的となるのである。こうした治療の勘所を外さないた

めに，ひいては治療の質を高めるためには，症状の把握や診断以外に，その人の心理や症状の背景などを精査し，思慮しなければならないことが少なくない。そして，何を目的とした治療や援助なのかと問いただす姿勢がいつも求められる。

大前提として，私たちは人を診るのである。精神科臨床は，まずその人の人生を紐解くことから始まる。すなわち，どのような生い立ちで，どのような路を歩んできたのか。どのような人となりで，どのような人間関係を築いてきたのか。どのような性癖を持ち，どのようなことに興味を覚えるのか。どのように考えて，どのように行動するのか。どのようなことに挫け，それをどのように乗り越えてきたのか。現在，どのような環境に置かれていて，どのように立ち向かおうとしているのか。こうした大きな人生の潮流とでもいうべきものをまずはつかむ必要がある。そうしてようやっと，治療の開始地点に立てるのである。精神科治療とは，人生の潮流に対して，時にはその流れを緩めたり，時にはせき立てたりなどと状況に応じてさまざまに働きかけ，人生が溶々として淀みなく流れるように支援することである。全体の流れを把握せぬまま不用意に手を加えると，余計な分流を生みだしたり，氾濫したり，あるいは枯渇したりすることが往々にしてある。このような不首尾に終わらせないためにも，治療を施す前に思量しなければならないことは多分にあり，それらを十分吟味したうえではじめて精神療法や薬物療法はその効力を発揮するものとなる。精神療法を含めた治療的介入は，その人の人生史を精読し，その人にとっての精神科治療を行う意味や役割を十分に考えたうえでなされたときにこそ，有益なものとなるのである。

そうした営為の中で注意しなければならないのは，治療者と患者は，えてして支配者−被支配者（従属者）という関係に陥りやすいということである。さまざまな経験を積み幾多の修羅場を乗り越えてきた人生の先達が，白衣を着て

いるというだけで、半分も生きていない一知半解な医師の意見にすんなり流されてしまう。これは寒心に堪えないことではないか。私たちは、けっして高ぶらず謙虚に徹し、治療者としての自己を厳しく律しなければならない。自分自身を知悉しようとし、治療者と患者との今ある関係や距離がどのようなものかを常に把捉しようと努めるのが、望ましい治療者の気構えといえよう。

## III 急：支持というもの

### 1．支持の本質

支持は、疾患や障害の原因をつまびらかにして、それに対処するということではない。個々の患者が、現実を受けとめ、疾患や障害に堪えてその人なりに生きていこうとする後ろ盾になるということである。精神科臨床における必要不可欠な要素であるとともに、時に間接的ながらも問題を解決へと導く治療手段ともなりうる。

支持とは、甘く優しい言葉をかけたり、子供扱いしたりするものではない。ましてや、患者が述べることすべてに賛同し、唯々諾々として追従することでもない。時には、叱ったり、諭したり、戒めたりといった厳しい態度も含むものである。できないことを「できない」と言い、してはならないことを「してはならない」と釘を刺すのも、場合によっては支持となり、そうした対応によって「助けられた」「支えられた」と患者が感じることもある。また、ただ「たいへんですね」「辛かったですね」と言葉を返すだけでは、時として共感の意が伝わらず、支持にならないことがある。懊悩たる思いを丁寧に聴き入れ最終的に沈黙するしかなくなってはじめて、「わかってもらえた」と患者が感じる場合もある。

「自分を理解してくれている」、あるいは「理解しようとしてくれている人がいる」と思えるだけで、人は奮い立ち、困難を乗り越え、苦しい現実を生き抜くことができる。主治医としては、自らが与えた助言や指示、洞察、あるいは投与した薬物が効果をもたらしていると考えるかもしれないが、実は「わかってくれている人がここにいる」という安心感、主治医としての秘めたる存在感とでもいうべきものが真に患者を支えているということを心に留めておかねばならない。核心をついた訓示や指南が必要なのではなく、真摯に患者に向き合う姿勢そのものが何より患者のよりどころとなるのである。

### 2．どこをどのように支持し、どこを支持しないか

前述したように、ひたすらに受容と共感を示して、何もかもを全面的に支持すればよいというものではない。「どこをどのように支持し、どこを支持しないか」に留意することが肝要である。たとえば、思春期の患者が母親に対する不平不満を述べたとする。その際に、「ひどいお母さんだね」と同調すると、おそらく支持にはならないであろう。親をどんなにあしざまに言っても、それは親からの愛情希求と表裏を成すものであり、心のどこかでは親からの承認を欲している。よって、そのような返答をすれば、逆に激しい怒りや失望を抱かせてしまうであろう。「自分なりに頑張っていることを認めてほしかったんだね。それを分かってもらえなかったから辛いんだね」などと応じるほうが、深意を汲んでいるのではないだろうか。「ひどい母親」を支えるのか、「母親に理解してもらえなかったやりきれなさ」を支えるのかでは、患者本人の情感も、その後の治療関係や経過もまったく異なってくる。支え方、支えどころによっては、良きにつけあしきにつけ治療転帰はいかようにも展開するのである。

支えどころを見極めないまま中途半端な支持を続けた結果、病気であることを支持した形になり、症状を遷延させてしまう場合がある。問題の悪循環を支えてしまう場合もあれば、支えることで実は治療者が患者を支配するような関係が延々と続いてしまい、その人の人生を台無しにしてしまう場合もある。治療者自身がそうとは気づかぬうちに、非常に治療的な支持をし

ていることもあれば，逆もまたしかりである。だからこそ，「自分の治療が今，どこをどう支えているのか。それがどう作用し，どのような結果をもたらすのか」ということを常に念頭に置きながら，患者と向き合わねばならない。

## 3．回復するということ～病から得るということ

「精神療法における治癒転帰とは，徐々に患者が治療者に失望していく過程である」と青木（2014）が述べているように，「この治療者は自分の救世主かもしれない」という期待や幻想から始まり，しだいにこれらが裏切られ少しずつ失望していくというのが治療の過程である。「治療者にすがり助けてもらう」から「治療者は救いへと導いてくれる人ではない。結局は自分で進むしかない」へと気持ちが移ろうことが，回復への転機となる。周囲の力ではなく，自分の足で歩み始めるということを覚悟することで，人は変われるのである。

この過程で，「支えてもらった」「助けてもらった」という感覚が強く残ることは，自尊感情を損なうことがあり，好ましいものではない。治療者が必要以上に手を引きすぎるのは，患者が自分の力で乗り越えるという体験を阻害することになる。できるかぎり，患者が自分自身の力で乗り越えられたという実感の残るような，すなわち自己効力感を高められるような，必要最小限のさりげない支持を心がけたい。それが，将来あらたな困難に直面したとき，自分の力で解決しようとする原動力となるからである。

またせっかくなら，病んだという経験を後の人生にうまく活かせるようにしたい。もちろん，病は辛く苦しいものではあるが，ただただそこから回復したというだけでは，病んだかいもなければ，その辛さや苦しみが報われることもない。後々，「病気になってよかった」と顧みることができるように，病から少なからず正の価値を見いだし，あるいは有益となるような成果を最大限引き出せるような治療こそが老練のなせる精神療法といえよう。

## おわりに

私たちの精神医学教室は，神経科学や老年精神医学，児童青年精神医学，社会精神医学，精神科リハビリテーションなど幅広い分野で研究を手掛けている。ことに分子生物学や神経生理学，脳画像研究などの生物学的精神医学分野への志向が強く，近年着実に実績を重ねてもいる。科学的に裏付けられないという点では，精神療法はこれらの対極に位置しているといえるが，精神医学の生物学的側面を重視し精神療法的側面をないがしろにしているわけではけっしてない。精神療法を通した患者との関わり合いがこうした研究の端緒とも動機付けともなり，さらに研究の成果は精神療法を通してあらためて患者に還元される。このように，両者は双方向に働き，補完し合い，相乗的に互いを高め合うことで医学の発展に供し，ひいては患者の恵沢につながるのである。精神療法は，いわば臨床のみならず研究や教育の原点であり，私たち精神医学を生業とする者のレーゾンデートルであるとも思う。私たちはこうした気宇を胸裡に秘め，職分に尽くしているということを付言しておきたい。

「一つの出会いに一つの笑い」。これは，私たちの精神医学教室のモットーである。まさに，精神療法のエッセンスを凝縮した含蓄のある箴言だと今にしてしみじみと思う。出会った以上，その人とひたむきに対峙して丹念に思いを紡ぎ，その人がその人なりの人生を歩めるような，その人なりの人生に希望の灯をともせるような，その人なりの人生を受け容れ自然と笑いが芽ぐむような，そのような臨床家でありたいと切に思う。

### 文献

青木省三（2014）精神科治療の進め方．日本評論社．
神田橋條治（1990）精神療法面接のコツ．岩崎学術出版社．
黒木俊秀（2002）薬を介する営みとしての精神療法．こころの科学，101：42．

# 生物学志向の精神医学教室での「私の精神療法」

松村　博史*

## はじめに

　全国的に，大学の精神医学教室では生物学的な思考に基づく臨床が主体となっている。私が在籍する鳥取大学医学部附属病院精神科の医局においてもそれは例外ではなく，精神療法を専門とする精神科医は不在で，精神療法について学び，議論し，臨床に生かしていくためには，外部にその機会を求める必要がある。中堅からベテラン以上の精神科医は，精神療法を専門とせずとも，自ずと精神療法の存在に触れる機会があったのではないかと思われるが，生物学志向の高まる現代の精神医学教室で産声をあげる私のような若輩の精神科医は，全くそのような機会を得ずして精神科医としての臨床姿勢を作り上げてしまう危険性があることを知る必要がある。この度の寄稿では，上記のような状況にある若輩の一精神科医としての体験を述べさせていただくことで，現代の一般的な教育環境で精神療法を学ぶことの難しさと，精神療法の大切さを少しでも表現することができればと思う。

## I　精神科医としての私の早期環境

　鳥取大学の精神医学教室にはかつて，ユング派精神分析，内観療法，家族療法などを専門とする精神療法家が多数在籍した。しかし現在，教室から精神療法を専門とする精神科医が不在となってから10年が過ぎようとしている。私が入局したのはまさにその移行期で，精神療法を専門とする教授が退官した直後のことであり，精神療法を専門とする医師が一人二人と医局から居なくなるのを目の当たりにした。こうして，生物学的な理解を基盤とする環境の中で精神科医としてスタートを切ることになったが，薬物療法によって患者の症状を軽減することができたり，医学的に揺るぎない根拠に基づいた助言を患者に行いながらも，どこか患者と断片的にしか関われていないような，患者を診ているようで診ていないような，自身言語化できない空虚な感覚が拭えずにいた。その感覚は，経験の少ない若輩の精神科医としての無力感や不全感とは必ずしも一致しないように感じていた。

　当医局は入局後何年か経過し，精神科医として一通りの経験ができた時期になると，半年間，救急科に救命医として務めるという院内人事がある。私も例外なくこの人事に従い，半年間精神科臨床を離れることになった。精神科医にとっては心身ともに負担の強い過酷な半年間であるが，しかし，幸いにもこの時期が自身の精神科臨床を客観的に見つめ直すための大事な時間となり得た。「一通りの経験ができた」にも関わらず拭えずにいた患者との関わりにおける空虚感について考えるために，精神病理学の文献や書籍を手に取り，その過程で精神分析の概念と出会った。患者の病理や治療関係で起きていることを考える準拠枠として，精神科臨床の大事な支えとなりうると感じるようになった。生物学的な発想のみで埋まらなかった隙間が完全にではないにしても満たされるような感覚を覚えた。それ以後，精神分析の概念（特に対象関

---

*鳥取大学医学部附属病院精神科
　〒683-8504　米子市西町36-1

係論）を，患者の見立てや関わりにおいて大事な軸としている。山陰ではスーパービジョンや個人分析を受ける機会は極めて限定的であるため，主に関西の精神分析研究会を学習の場として定期的に通っており，地域でも精神分析的な考え方を重視している精神科医や臨床心理士と勉強会を立ち上げるなどして，ディスカッションの機会を可能な限り設けるようにしている。

## II　新たな視点を得て見えてきたこと

　操作主義の功罪が論じられる際によく「症状ばかりを見ることになっている」と言われるのを耳にしてきたが，精神科医になった当初から聞き続けてきたこの言葉の意味するところがよく実感されるようになり，それまでいかに自分が患者の歴史や心のあり方について考えていなかったか，患者の病理の深みを体感せずにいたかを痛感した。神経症やパーソナリティ障害の患者でさえ，心のあり方が十分に検討されることはなかったし，そのような患者の心が考えられ，抱えられるタイミングとしての意味が含まれる「依存」や「退行」といった現象が忌むべきものとして，全く起こすべきではないものとして理解されていたことに気づいた。そして，治療関係においては「管理」や「限界設定」といったことが，多くは患者の病理を考えて治療的というよりも自身（治療者）の都合の良いように（治療者が患者の病理に触れて，治療者が悩むことになることを避けたいがごとくに）用いられていたように感じられた。心的苦痛を排除するのではなくうまく抱える（悩む）ことを経験すべきパーソナリティ障害の患者が苦痛を除去することを目的とする薬物療法中心の治療を受けることによって，患者の心の態勢を万能的な水準に留まらせ得ることも実感した。内因性や器質性の病態であれば生物学的な理解や治療が中心となるべきことに全く異論はないが，そのような患者においてもいかに治療者として，患者の主観的苦痛やその患者が苦痛をどう抱え損ねて精神症状を呈するに至っているのかの過程を想像することを怠っていたかを思い知ることになった。

## III　生じることになった敵対心

　精神分析的な理解に基づく姿勢を少しずつ臨床に持ち込むようになったが，当初医局の医師たちの反応はあまり歓迎的ではなかったように記憶している。分析的視点に基づきカンファレンスで発言しても，独りでキャッチボールをするが如くだった。「分析は嫌い」「変なことを言う」と冗談で（と信じたいが）言われたこともあった。

　当時，思春期に発症しながら未治療で20年経過していた摂食障害の中年女性が外来を初診し，私が担当する機会を得た。当初は外来で身体管理，疾病教育，支持的精神療法を行ったが，体重は徐々に減少し，突然死のリスクがあるとされる値になった。本人・家族と相談し，入院治療へ移行することを決定した。分析熱が高まっていた私は分析を治療に取り入れたい欲望を自覚しつつも，初学者が定期的なスーパービジョンもなしに摂食障害のような病理水準の深い患者の分析的治療を行うことに自身で戒めを感じていたため，入院してしばらくは身体管理と支持的精神療法を主体とした。多少の体重増加は得たものの未だ低栄養状態であるその患者は，その危機的状況においても笑顔を作り，治療者と偽りの関係でいようとした。しかし同時に，病棟における対人関係や，まれにではあるが治療者との間で感じた不安や傷つきについて語るようになり，自身の人と関わることの難しさについてを自身のテーマとして自発的に面接に持ち込むようになった。病理水準の深い患者の分析的治療を行うことにはやはり自身で葛藤を感じつつも，患者の扱われるべき病理がおぼろげながらも感じられていて，患者もそこに注目しようとしているのであれば，そこで見なかったふりをすることもできず，分析的治療を実行する決断をした。それまで実施していた身体管理と食行動の管理についてはできる限り厳密に維

持した。入院まで，家族を含むあらゆる人間と情緒的な関わりを絶つことになっていたその患者は，入院治療の過程において，私を理想化して「私が先生の1番の患者でなければならない」と治療者への依存心を露にしたし，ある時はひどく怒って「先生には治せないから他の病院に転院させるように」と私に強く詰め寄り，またある時は回診行列に対して「医者はみんな無能だ」と怒鳴り声をあげたこともあった。時には泣きながら布団に潜り込み，面接室への促しを拒否した。そういった患者の発言や行動に隠されている不安や傷つきについてひとつひとつ扱っていったが，治療関係外からは「問題児」として目に映ってしまう患者であり，体重の増加という生物学的に期待される客観的な結果を短期間で得る治療方針でもないため，多くの医局員からは批判をもらうこととなった。私の方針に同調してくれる後輩が1名いた（この後輩には，ある時期，患者の分裂排除された私への陰性感情を引き受ける立場に無意識に置いてしまったことを申し訳なく思っている）以外は，基本的に医局員からは共感的な発言はその時期に一度も聞いた事がなく，孤立感を感じずにはいられない毎日だった。十分とは言えないながらも，外来で管理できると思われる体重にゆっくりと到達し，1年と数カ月にわたる入院治療を終えた。患者との関わり方を悩んでいた私，人との関わりに悩んでいた患者，それぞれどう悩むべきかわからなかった双方にとって，今までにない悩み方をすることになった長い期間だったと思う。

今思えば，医局員の是認がない状況にありながらもこの入院治療の実施・継続を選択したことについては，私の心が医局員に対して「どちらが正しいか見せてやる」というような妄想分裂ポジションに陥っていたことが関与していたように思うし，患者を救済したいという願望などその他治療者個人としての欲望も理解もふんだんに持ち込むことになっていたと思う。大学病院の病棟に1年以上も入院したという患者は相当に少ないはずであり，このような治療を実施・継続するにあたって医局に対して感じるべきだったのは敵対心ではなく，結局はそれを寛容に見守って頂いた教授や当時の病棟医長に対する感謝だったかもしれない。長い年月孤立して過ごしてきた歴史を持ち，人と関わらないことになっている心を持つ患者の治療にあたり，今回の長い入院治療で私が感じることになった孤立感の一部は，患者が感じてきた孤立感に由来するものだったかもしれないと密かに思った。

その患者とは現在でも週1回の頻度で精神分析的心理療法を継続している。入院中よりも治療者との間には情緒的距離ができてしまっていることは否めず，治療関係の「いま，ここで」を扱うことができる機会は限られている感が否めないが，両親や福祉施設で新しく知り合った多くの人たちとの間で生じる情緒について心で悩むことはなんとか続けている様子である。体重が増えることで自身のあり方が揺さぶられることに葛藤しながらも，幸い少しずつ体重は増え，電解質の異常もなく，身体医学的な危険性は低まってきている（長い病歴がありながら，過食嘔吐という心身両面で有害な代償行為が幸いにも生じていないことが，私のつたない治療においてひとつの好条件となっていることを付記させていただく必要があろう）。体重の増加という結果を残しながらも，私は患者の病理にうまく触れられず気づかぬところでその勢いが増しているのではないかと想像して度々不安になるし，実際，穏やかな雰囲気の面接の次の回に窃盗行為をしたことなどを予期せず患者から報告されて驚き言葉を失うことも時にあり，毎週の診察が困難と不安の連続である。

## Ⅳ 現在進行中の入院治療について
――発達障害の人の心を考えること

現代の発達障害ブームにおいて，症状や行動特性，その背景としての脳機能，といった側面から論じられる機会は多くても，そういった患者の心のあり方が話題となる機会は少ないよう

に思う。精神療法的な関わりにおいても，教育や訓練，マネージメントといった側面だけに焦点が当てられてしまっていることが多い。

執筆時点で，自宅ではどうしても2階からの飛び降りや道路への飛び出しなど激しい行動化が繰り返され，学校でも同級生と同じ教室にいると苦しくなってほとんど適応できなくなってしまった，軽度発達障害（自閉症圏）の思春期女児の入院治療を行っている。自閉症圏の病理があるとは思われつつも，投影／取り入れ同一化が成立するための三次元的な心の空間を有しているように思われ，行動の管理と共に精神分析的心理療法に重きをおいた関わりを試みている。軽度ながらやはり自閉症圏の病理を持つ姉弟と，彼らの対応に追われ続けて疲弊しつつも無理して笑顔を作り続ける，厳しさのない柔らかすぎる母，仕事で休日もほとんど家庭に不在の父，問題がない子でなければいけない自分，といった家族内のバランスのなかで「自分の心は『なかったこと』にしておかなくてはいけなかったのかもしれない」というテーマが浮上しており，発達障害の特性や脳機能からの理解ではなく，コンテインメント不全によってもたらされた心のあり方という視点を理解の基本としている。病棟でも，他患者との関係や治療者との関係に患者の過去の姉弟や母との関係性が再現され，行動化（比較的激しいものとしては壁への衝突行為，軽いものなら腕の引っ掻きなど）につながることが時折あるが，そのような行動に紛れて患者の心が「なかったこと」にならないように，単なる「発達障害の子」「衝動性の高い子」というラベリングで終わらないように，病棟看護スタッフの協力を得て，患者の心に起きていることが周囲によって抱えられ，考えられるような治療環境を提供することを試みている。治療者（私），看護師ともに，患者が行動化に頼らず自分の感情を人に伝えようとする動きが少しずつ増えてきているように感じているが，復学や自宅での長期安定という目に見える治療成果は残せていない。ちなみに，衝動の制御を目的に思いつく限りの新旧の向精神薬（抗精神病薬，抗うつ薬，気分安定薬，漢方薬まで）を試してきたが，ほとんど無効であった。どのようにこの子と関わり続けていくことができるのか，どのように心の成長を促していくことができるのか，今後も悩み続けていく必要がありそうである。

## V　理解者の増加

精神分析の概念に基づく患者の理解や治療は，現代において要求される evidence based medicine ではないし，即効的な問題解決へ導く治療法でもない。提示した上記二症例の入院治療においては，患者は「問題児」，治療者は「異端児」として映りかねないということも体験した。しかし，後者の症例の入院治療においては，前者の治療中に感じたような孤独感は小さくなっていた。この二症例のみに限らず，病棟で起きる問題について，患者の中に起きていること，患者と医療者との間に起きていることに対する理解を担当医や看護師と話し合う機会を地道に設け，理解を共有しようと試みるなかで，少しずつだが理解者が増えていったことが関係していると思う。特に，病棟で看護師の理解と協力が早期に得られたことは非常に心強かった。患者の行動化を面倒がらず，管理的関わりに留まることなく，行動化の背景に患者がどんな感情を抱え損ねているのかを想像して関わってくれるようになりつつある。先輩の医師からも，後輩の医師からも，精神分析的な患者の見方に興味を持つ医師が現れ，ある先輩は勉強会を開いて欲しいと言ってくださったし，後輩の数名は精神分析に関する書籍を購入し，研究会への参加を考える者も出てくるようになった。教授からは，患者の病理を見立てることの重要性についてご評価いただき，2年間にわたって病棟医長の職務を任せていただいた。高名な精神分析の先生が著された入門書に，病院で協力者を得ていくためには「誠実さと責任と配慮」が必要であると書かれていた。私がそのような

言葉に値する行動をとれているかどうかは甚だ自信がないのであるが，理解者が増えるということの意味するところは，精神分析的な思考の前概念や興味を心の中に持ちつつもそれが形となる機会に出会えずにいる精神科医が少なからずいるということなのではないかと思っている。

## VI　個人的な課題

精神療法志向の私としては，孤独な精神療法の学習と実践は，摂食障害患者の治療中に体験したような敵対的な態勢に陥る危険性があること，治療関係へ自身の病理を持ち込む可能性があることなどを意識し続け，地道に研究会や勉強会に参加し続け，スーパービジョンや個人分析を受ける機会を増やしていくことが今後も個人的課題となると思う。また，生物学的なアプローチが優先される患者にはその機会が失われないように，病理を見る公平な目を養っていきたい。精神分析を学び始める以前の体験ではあるが，内因性うつ状態の患者の病状の見立ての問題から，患者が自死することにつながってしまった体験は今でも悔やまれてならない。

## まとめ

生物学志向の精神医学教室で精神療法を形づくる若手医師の体験，というテーマで本稿を書かせていただいた。本文中に摂食障害と発達障害の二症例を引用呈示したが，これらはいずれも現代的な病態と言えるかもしれない。若手医師が現代的な病態の患者に対して背負う責任は大きいが，そのような患者を前にして，どう関与していくことができるかを悩むことが若手医師に要求されていると思う。現代に優勢な関与の手段は治療者が悩まずに済むことになっている手段が多いように思うが，治療者が悩まずに済むということは，病理に触れずに，病理を考えずに済んでしまうことに他ならず，そうなれば自分自身のあり方について悩むべき患者はその機会を失うであろうし，治療者が患者の苦痛に対する共感性を失うことにもなりかねない。生物学に過剰に比重を置きすぎることもまた，そのような弊害を産むことになるのだということを，若手医師は知っておく必要があると思う。かつて神経学者であったフロイトが生物学的な発想を基に精神分析の基礎概念を作ったわけだが，生物学と精神療法（特に，精神分析）の概念が排他的・分裂的ではなく，相補的・共存的な関係（本来あるべき関係性だと思う）で精神科診療の場面に登場する状況が増えれば嬉しい。

自身の体験や思いについて自由に書かせていただき，若輩の私としては大変恐縮の思いであるが，同時に，このような貴重な機会を与えていただけたことに大変感謝している。現在の一般的な教育環境で若手医師が精神療法を学ぶことの苦難，精神療法的な視点の必要性が，この拙劣な文章に多少とも現れていれば幸いである。

# 〈私〉にとってあらゆる精神医療的営為は精神療法である

▶大学病院精神科での臨床行為を振り返って

Shun'ichi Noma

野間　俊一*

## はじめに

　今回，「生物学志向の精神医学教室での『私の精神療法』」というテーマで原稿を依頼いただいたのだが，私はそのことに少なからずとまどった。掲載雑誌が『精神療法』ということであるから，「心理学志向」の編集の先生方が，「心理学に理解の乏しい大学精神科医局」において「正当にも」精神療法を真摯に行う医局員の日々の孤軍奮闘ぶりが描かれることを期待されての企画なのではないかと邪推してしまい，求められているような自らの「武勇伝」を語ることは所属する大学医局を「悪者」に仕立て上げるような後味の悪い作業になるのではないかと懸念したのである。京大精神科では，医局員によって精神療法に対する理解もスタンスもさまざまなのは事実だが，自分の日々の臨床がそれによって窮屈になったり妨げられたりしていると感じたことはないし，脳画像研究が活発に行われながらも精神療法的アプローチに対して一定の評価とリスペクトが示されている当医局に対して「生物学志向」という表現を当てることへの違和感を拭うことも難しい。しかし，この原稿依頼は京大精神科の村井教授が受けたものだと聞かされ，科長が了解済みということなら肩の力を抜いて自由に書かせていただこうと開き直ってお引き受けした次第である。

　与えられたテーマをあらためて素直に思い巡らせてみると，全国的に大学を中心とした精神医学全体が以前に比べて「生物学志向」になったのは事実である。それと呼応するかたちで何ごとにも実証性が重んじられ，操作的診断法に基づく病態の「見立て」の単純化と画一化，さらにはそのような診断と一対一対応する硬直したアルゴリズムが構築されることによって，医療者一人ひとりの繊細な感性よりも誰にでもわかる大まかな特徴ばかりが重視されるようになったのも確かだ。個人差の大きな洞察的精神療法よりも一定の効果の見込める行動主義的精神療法に比重が偏り，治療的アプローチの届かないところは社会適応を目指したケースワークに注力される。このような現代の風潮を主導しているのが大学精神科であるという理解自体はまったくの誤りとはいえない。たしかに，大学の臨床現場で生じている最新の生物学と従来の精神療法的アプローチとの衝突や融合，すなわち両者の間にみられる「界面現象」にこそ，これからの精神療法の一つの可能性が隠されているかもしれない。

## I　「精神療法」とは何か

　ここで，はたと立ち止まる。大学という特殊な環境における自らの精神療法という営みを供覧することが何らかのお役に立てるならばそのようにしたいところだが，果たして私にその資格があるのだろうか。

　つい先日，私が力動的精神療法について長年教えを請うてきたベテランの精神科医から唐突に「君は精神療法をしていないよね」と指摘された。私自身は自分の日々の臨床行為を精神療

---

*京都大学大学院医学研究科
〒606-8507　京都市左京区聖護院川原町54

法だと自負していたので，自分のことをよく知ってくれていると信じていた大先輩からのこの一言にいささか狼狽し，私の精神療法の未熟さを指摘されたと直感して恐るおそる尋ね返したところ，彼はけっして私を非難するつもりはなく「1回50分の定型的な精神療法を行っていない」ということを確認しただけだったということがわかった。彼曰く，「精神療法」とはあくまで定型的な面接を意味し，私の行っているのは「精神療法的精神科面接」ということになるのだそうだ。

このような指摘は，じつはこのときがはじめてではない。以前にも，ケースカンファレンスなどで何度もご一緒し私の臨床スタイルをよく知ってくれている臨床心理士と話をした際に，何気ない会話の中で「あなたは精神療法は行っていないのですよね」とさらっといわれたことがある。このときは彼の意図が十分に理解できず，かといってすぐに話題が次へと流れたのであえて真意を確かめることもせず，ただ自分の臨床を否定されたかのような寂しさを感じてその後の会話がぎくしゃくしたのを覚えている。

さらに記憶を遡ってみる。もう十年も前になるだろうか，病院実習のプログラムで臨床心理学を学ぶ学生に私の外来診療を毎週1年間にわたって陪席してもらったときのことを思い出した。私としては5分10分診療の中に凝縮された精神療法的エッセンスを感じ取っていただけたことを期待して実習最後に陪席の感想を尋ねたところ，返ってきた言葉が「精神科の外来は，やっぱり"薬"なんだってことがよくわかりました」だった。その1年のあいだ，一見雑談に思える患者と私の何気ない会話よりも目まぐるしく行き交う処方箋ばかりが，どうしても若い心理士の目には焼きついたのだろう。

たしかに，毎日何十人もの患者と出会い，短時間の診察でのいくつかの短い言葉のやりとりを「精神療法」などと呼ぶのは，長年にわたって定型的な精神療法のトレーニングを受けて日々技術を磨き続けている心理療法家からすれば言語道断ということになるのかもしれない。しかし，このような診療はわが国のほとんどの精神科医が日々行っていることであり，そこには患者の状態を評価して適切な薬を選ぶという行為には留まらない，患者が苦痛を携えつつも前向きに生きるための力を与えるような人と人との交流があるはずである。これは単なる「精神療法もどき」なのではなく，このようなかたちでこそ効力を発揮するような「特有の精神療法」と考えることはできないだろうか。つまり，どのような臨床行為にもなんらかの精神療法的要素が含まれているはずだと考えたいのである。

## II 摂食障害という難問

ここで少し個人的な経験を語らせていただくことをご容赦いただきたい。私はそもそも，かたや統合失調症などの内因性精神病の治療に携わることを志し，かたや精神分析的精神療法に関心をもって精神科医になったのだが，なぜか研修医時代に出会った数人の摂食障害患者のことがずっと頭に引っかかり，その後現在に至るまで臨床活動の多くを摂食障害治療に費やしてきた。

大学での研修を終えたとき，私は自ら選んで摂食障害に対する治療を熱心に行っている総合病院に赴任した。そこで多くの患者に出会い，経験豊かな心療内科医や臨床心理士の指導を受ける機会に恵まれたのだが，私が最初に受けた洗礼は，摂食障害の入院治療においては私の未熟な力動的精神療法よりも体重増加を目的とした機械的な行動療法のほうがずっと有効だという事実を思い知らされたことである。当時の私は，行動療法は単なる動物をモデルにした素朴な治療理念にすぎず，治療において重要なのは患者の無意識の変化だと考えていて，力動的なアプローチにまったく疑問を抱いていなかっただけにショックは大きかった。もちろん，当時の私の治療技能の未熟さを大いに差し引かなければならないとしても，とくに若い重度の神経性やせ症に対する行動療法の効果には目を見張るものがあった。いずれにしても，理論や思想

信条やイデオロギーでもって治療法を選択してはいけないという当然至極のことを，あらためて痛感した瞬間だった。

多少治療経験を重ねると，摂食障害患者が十分に納得しないまま行動療法を行って体重を増加させても，退院後すぐに体重が戻ってしまうことが比較的多いことに気づき，行動療法そのものの複雑な手続きをいかに適切に行うかということよりも，行動療法を始める際に患者にいかに治療意欲をもってもらえるかということのほうが重要だということがわかってきた。その頃，あるベテランの臨床心理士とのあいだで摂食障害治療の話題になり，私が何気なく「患者には治療を受けたいという気持ちにさせることが大事ですよね」とつぶやいたところ，「それは逆転移だ」と批判され，精神療法とはあくまで中立性において患者の洞察を待つものだと諭された。しかし，私は今でもこのときの自分の印象は間違っていないと思っている。精神療法における中立性の重要性とそれを崩したときの危険性はもちろん最大限配慮すべきだが，摂食障害のような自己愛の問題を抱え身体や行動に症状が生じたケースでは自然な洞察を導くことが非常に難しく，硬直的な中立性への固執は患者にとって被害的に受け取られる可能性がある。最近では行動主義的発想から「動機づけ面接」というものが話題になっているが，それよりもっと広い意味で，患者によりよく生きたいという意欲をもってもらえるように働きかけることが，望ましい最初の精神療法的接近だと考えるようになった。

### Ⅲ　「苦痛」な精神療法

ここで正直に告白しよう。私は摂食障害患者に対して，入院治療の場合はオペラント条件づけに基づいて体重増加を試みる，行動制限を用いた行動療法を行い，外来治療では日々の出来事や思いをいっしょに記録した食事日誌を用いた認知行動療法を行っている。この治療だけを考えれば，精神科医としての患者との心の交流をベースにしているわけではないので，不謹慎ながら治療者としては「物足りない」のである。さらにいえば，拒食なり過食なり嘔吐なり，食行動異常とそれにまつわる苦痛についての患者の訴えにじっくりと耳を傾け，その症状が患者のどのような無意識の動きを表しているのかに思いをめぐらせても，結局は患者の心を動かすことができるような解釈ができることは少なく，逆に患者の会話内容を繊細に受けとめようとすることは患者の自己愛を満たすばかりで，食行動の問題を正当化し助長するかのような結果になってしまうことが少なくない。精神療法を行っていると自負する精神科医なら当然行うような患者の心と自分の心との共鳴は，摂食障害患者にとっては必ずしも治療的ではなく，治療者はどこかで患者の訴えを相対化する俯瞰的視点をもつことをつねに求められる。このことは，精神科医としてははなはだ「苦痛」な作業である。

同じ思春期疾患でも，たとえば解離性障害や境界性パーソナリティ障害を治療する場合は，治療者には摂食障害の場合と同様にかなりの心理的なタフさが要求される。しかし，解離性障害や境界例の患者に出会う際のエネルギーの消耗は，いわば精神科医の営みとしては自然な消耗であり，こちらが心を砕いた分だけ次の診察では必ずなんらかの変化があるという「手ごたえ」を感じることができる場合が多い。それに対して摂食障害治療では治療者のエネルギーの消耗と患者の反応が並行してはいないためしばしば徒労感を免れることができず，精神科診療ならではの「醍醐味」を味わうことはなかなか叶わないのである。

もちろんこれらのことは，疾患特性に応じた治療法を選択すべきという，医療上の常識に含まれる内容なのかもしれない。しかし，行動主義的治療が奏功したりしなかったりすることを考えれば，摂食障害には力動的アプローチではうまくいかないので認知行動療法を行いましょう，という単純な話でもなさそうである。治療上の手ごたえを感じにくい点でいえば，アルコ

ール依存や薬物依存などの嗜癖疾患の治療も同じだろう。発達障害はまたタイプはちがうが，通常の精神科での治療感覚とは異なる配慮が必要という意味では同様である。ただ，これらの患者の治療に携わっている人なら同意いただけると思うのだが，行動修正のために行動療法の枠組みだけを呈示してもうまくいくことは少なく，そのために動機づけ面接を行おうにも，そもそも人生に絶望していたり孤独に苛まれていたりする状況で，「治療を受けましょう」といっても簡単には「そうしましょう」とはならないものである。このままでは苦しいと感じてはいるけれど素直には助けを求めようとは思えない，といったジレンマに陥っている人がとくに近年増えているようだが，このような人たちを治療に導入しその後も治療者として寄り添っていくような関わりこそが，まさに精神療法なのではないだろうか。

摂食障害治療や依存症治療で治療者が味わう「苦痛」は，自ら救いを求めず，すべてに対して懐疑的である患者に対する治療者の準備が欠けているために生じているのにちがいない。患者を前にして，治療者は自分の準備不足を直面化させられ，自分のこれまでもってきた治療観が揺さぶられる恐怖を感じるのである。じつは，治療の「手ごたえ」を感じ「醍醐味」を味わうことのできると治療者が信じているような患者であっても，それは患者が治療者の自己愛をくすぐるなにかをもっているというだけのことで，本当に患者が求めているものはまた別なのかもしれない。摂食障害患者に求められる「苦痛」を孕んだ治療的スタンスは，じつはどの患者にも求められているものなのかもしれないのである。

## IV 「枠」と「介入」

私自身，摂食障害に対して行動主義的な治療の枠組みを用いながらも，その枠組みを利用しながら患者の心の力動的な動きに敏感になろうと努めている。このようなやり方でこそ定型的な会話のみの精神療法では見えてこない何かが顕わになり，患者の何かが動き出すように感じるのである。そうすると，精神分析を行おうと認知行動療法を行おうと，本当に患者の大事な部分を動かすのは精神療法の技術的な面なのではなく，もっと根底にある治療者と患者の相互交流なのではないかと思えてくる。もちろん，根底にある何かを動かすために，個別の治療理論を理解することは重要だしその治療を行う技術の工夫と鍛錬も不可欠である。しかし，表から見える治療技法をうまく行うことが重要なのではなく，そのような治療技法は患者に本当に大事な変化をもたらすためのお膳立てにすぎないように思えるのである。

巷には多種多様な治療技法が溢れている。それぞれを修得するにはお金も時間も必要だし，そのような治療技法は1回のセッションに長時間を有するなど特別な治療環境が求められるし，それが有効な病態は限られている。日々の臨床に忙殺されている大半の精神科医は，その一つを手に入れることさえ諦めてしまっていることだろう。ただ，それぞれの治療技法が長年の先達らの苦労の歴史の中で洗練され現在のかたちになったとしても，その定型的なやり方を遵守しなければまったく効果がない，とまではいえないにちがいない。やはりその治療の有効性は，具体的な技法そのものではなくその核に宿っているはずである。

精神療法の技法は，大きくみれば，その技法を患者に行う直接的な「介入」と，そのような介入を可能にするような「枠」があると考えられる。たとえば，力動的精神療法なら解釈や直面化が「介入」であり，時間と場所と料金がフロイト以来強調されてきた「枠」であるし，行動療法なら個々の行動修正が「介入」でモニタリングや治療計画が「枠」ということになる。適切な介入を行うためには修練を要し，枠を設定するためには現実的な治療環境を整えなければならない。ただし，精神療法を行う上で，まず一般精神科医にとって問題になるのは，やはり「枠」である。毎回一定の時間を設定するこ

とも難しいし，ましてや1回90分間などの長時間を確保するのは至難の業である。混合診療の問題から料金設定もままならない。

「枠」の重要性は，本当はその治療を行うための外的条件という意味だけにあるのではない。枠のなかでこそ治療過程で生じてくる心の動きを正確にとらえることができるし，力動的アプローチの際にも危険なく心の深いレベルに触れることができるようになる点からみれば，枠には精神療法を安全かつ有効に促進する意味がある。ただし，その治療の核を理解することができれば，枠は外的条件から治療者の内的条件へと移すことはまったく不可能というわけではないように思われる。

たとえば，私は当事者の地域支援活動の中で私が主治医として治療を行っている患者に出会う。つまり地域という場面では診察室という枠は崩れる。そこで私は，枠が崩れることによって生じうる患者の心の動きについて十分に配慮しながら，たとえばどのような声かけをするべきか，どの程度自己開示をするべきかといったことをつねに意識して，治療者としての緊張感を保つようにしているのだが，このようなかたちで内的な枠を自分なりに保持しているつもりである。目に見えない分かなり厄介だし，自分でもそれがうまくできているかどうかはつねに試行錯誤だが，外的な枠にこだわることによって患者支援の幅が制限されることもまた本末転倒な気がする。内的な枠を重視するということは，精神療法の核を理解したうえで治療に必要な枠を柔軟に考えるということである。

直接治療に関わってくる「介入」についても，おそらく同様のことがいえるだろう。治療者は個々の介入が直接効果を及ぼすと信じている。力動精神療法では解釈がそれに当たるだろうけれど，じつは解釈の内容よりもそこで繰り返し考えたことが認知療法的な意味で本人に受け入れられたのかもしれない。また，認知療法での考え方の修正は行動理論的な意味で学習されたものだと信じられているが，実は治療者との転移関係を自分なりに解釈した結果かもしれない。精神療法過程ではつねに，治療者が思っていることと異なる作用が働いている可能性がある。つまり，精神療法の核がなんらかのかたちで機能しているからこそ患者に変化が生じるのであり，具体的な個別の介入はそれをうまく促したにすぎないのかもしれない。

いい換えれば，個々の精神療法には，それぞれそのような技法を用いる必然性があることは確かだが，本当に精神療法としての効果を発揮しているのは具体的な個別の技法そのものではなく，その核にある何かだと考えたいのである。「精神療法」という具体的治療法が問題なのではなく，そこに潜在する「精神療法性」とでもいうべき核を意識することによって，どのような治療環境においてもどのような患者に対しても，その治療者なりの精神療法を行うことができるのではないだろうか。

## V 「エス」との対話

あまりに漠然とした雲をつかむような話に聞こえるかもしれない。臨床の中で精神療法が偏在しているという話なのだから。

ここで，私が精神療法を考える上でいつも頭の片隅にある一人の歴史上の人物を紹介しておこう。精神分析に「エス」という概念があることは皆さんご存知かと思う。フロイトがこの概念を借り受けたのは，実はドイツの温泉療法医ゲオルク・グロデックからなのだが，グロデックの説いた「エス」はフロイトのそれとは質を異にする。フロイトは「エス」を「欲動の源泉」ととらえ「自我」「超自我」と並ぶ後期局所論の一部と理解したが，それに対してグロデックの「エス」は，私たちの心身を司る生命力であると考えられている。私たちに生じるあらゆる生命現象は「エス」の表現形態であり，私たちは「エス」によって「生きられている」のである。グロデックによれば，「意識」と「無意識」で「こころ」が形成され，「こころ」と「からだ」の全体を「エス」が支配している。

そして，治療者が意図的に治療のために利用できるのは患者の意識だけであり，患者の無意識やからだをも動かそうとすれば治療者は自分自身の無意識やからだでもって，患者の「エス」を動かす必要がある。そのとき医者は，自らの無意識を意識化することによって患者の「エス」の言語を理解し，それを話すことができなければならないという。

なんとも荒唐無稽な思想である。でも私は，このグロデックの治療理念はあながちでたらめではないと思っている。患者にみられるあらゆる精神現象や身体現象はすべて「エス」に支配されているというのは，一人の人間の生命活動が機械的な部分の総合によるのではなくある一貫性をもっているという主張であり，この考え方は生命独自の原理を主張する「生気論」といわざるを得ない。しかし，精神療法の効果を信じるということは，患者を部分ではなく全体としてとらえるべきだという信念に基づいているはずであり，積極的な意味で生気論を前提にしていることに自覚的であっていいのではないだろうか。

どのような疾患であれ，患者の言葉や態度や行動や，さらには身体的な兆候までも，患者の生きる姿が反映していると考えることができる。そしてそれらを動かすのは，小手先の技法ではなく，治療者が患者と向き合い，患者の生きる姿に治療者自らの生きる姿勢を照らし合わせるような営みなのではないだろうか。そこでの相互の交流において患者によりよく生きようとする力を芽生えさせることこそが，精神療法の核になっているはずだと信じたい。

## VI 生物学の精神療法

薬物療法や通電療法などの生物学的治療においても，それを受けるのが生きた患者であり，それを施すのが生きた治療者である限り，そこでもなんらかの精神療法的営みが自覚的無自覚的に展開されているはずである。グロデック流の生気論に基づけば，同じ生物学的治療を行っても，患者（のエス）に治癒の準備ができていれば効果が出るし，患者（のエス）がまだ治ることを十分に望んでいなければ効果が不十分になる可能性がある。これを神秘主義と考える精神科医は多いだろうけれど，プラシーボ効果やノシーボ効果（心理的な暗示により期待されるものより悪い結果となる現象）があることを考えれば，より生物学的側面に直接作用する治療から，心理的要因によってより影響を受けやすい治療までのスペクトラムを考えてもいいのかもしれない。

この考え方を非科学的だとして退けたとしても，患者が人生におけるこの時期にそのような疾患にかかり，それをどのように受けとめどのようになることを希望しているかによって，治療ののちに症状的には改善したとしても本人の満足度は異なるだろう。やはり本人にとって適切な時期に適切な治療を検討する必要はある。そのような配慮をもった治療者＝患者の相互交流は，やはり精神療法的といっていいと思う。どうしても生物学的治療が目立つ大学病院であっても，そのような配慮の必要性を感じている医療者は多い。

私にとって，あらゆる精神医療的営為は精神療法である。ただし，患者とうまく向き合うことのできる臨床医は精神科以外にもたくさんいる中で精神科医の営みをあえて精神療法というためには，治療者は自分の臨床行為の精神療法性に自覚的であらねばならない。実際には完全な言語化は不可能だろうけれど，少なくとも何かが動いていることを自覚し，それを言葉に置き換えようとする努力を日々怠るべきではない。そして，個々の精神療法の専門性に敬意を払いつつも，それぞれの精神科医が自分にとって可能な精神療法的な患者への関わりを大切にすることが大事なのだと思う。

精神療法の遍在への自覚こそが，望ましい精神療法的態度であると信じている。

## 文　献

Gグロデック・野間俊一（2002）エスとの対話―心身の無意識と癒し．新曜社．

# VI

[座談会]
# 患者をみることの変遷
—— ピネルからDSM-5までを
読み解く

# 患者を診ることの変遷
▶ ピネルから DSM-5 までを読み解く

Sadanobu Ushijima,
Satoshi Kato,
Kei Nakamura,
Daisuke Fujisawa,
Hiroyuki Myouki

司会：牛島　定信[*1],
加藤　　敏[*2], 中村　　敬[*3],
藤澤　大介[*4], 妙木　浩之[*5]

牛島　今日はお忙しいところ，お集まりいただきまして，ありがとうございます。ご協力のほど，よろしくお願いいたします。

私が長年精神療法をやってきて感じておりますのは，いままで非常に熱っぽく語ってきた，例えば，力動的な精神療法が行き詰まりを来たして，昨今はご承知のように行動療法とか認知行動療法とかでないと話が通じないかのような雰囲気になっていることです。

この間も，ある企業から，「うつ病にしてはなかなか治らない，せめてリワークか認知行動療法を受けさせてくれ」という要請があるぐらい，認知行動療法が前面に出てきておりますけれども，長い流れの中でこのままで精神医療ないしは臨床心理学の実践が進んでいくものなのか？　そして，それで十分なのか？　ということを考えるときに，どうも古い人間としてはいま一つ何かが欠けていくような感じがしてならないのです。

そういうことを前提とした上で「私の精神療法」を考えてみようかと，各界を代表する皆さんにご協力をお願いし，増刊号全体のまとめとして座談会を企画いたしました。

## ピネルの精神医学

牛島　最近，行動療法ないしは認知行動療法，あるいは社会療法がほとんど精神療法化しています。リワークでもそうだし，デイケアその他でもそうです。しかもその中に認知行動療法が入ってみたり，他の考え方が入ってみたりしているわけですけれど，ここまで至ったとき，普通は例えば精神分析か，それとも認知行動療法か，というような議論が展開しがちなんだけど，もう少し歴史的に眺めてみたら何か見えてくるのではないか，と思って，いくつか本をあさっておりましたらピネルにいき着きました。

ご承知のように，ピネルは"精神病者を鎖から解き放した人"ということで，サルペトリエール病院にはまだその当時の建物がございます。それから，例の油絵（『精神病者を解放するピネル』）もその図書館の2階の踊り場のところにあります。

私はそのような認識しかなかったんですけど，調べていたら，意外なものを見たような気がするんです。それは何かというと，ビセートル病院，それからサルペトリエール病院にピネルはいたわけですけれども，院長として，管理者としてシステムを変えたというこ

---

[*1] ひもろぎ心のクリニック
〒107-0002 豊島区巣鴨1-20-10 宝生第一ビル5F
[*2] 小山富士見台病院
〒329-0412 下野市柴1123
[*3] 東京慈恵会医科大学附属第三病院精神神経科
〒201-8601 狛江市和泉本町4-11-1
[*4] 慶應義塾大学医学部精神・神経科
〒160-8582 新宿区信濃町35
[*5] 東京国際大学大学院臨床心理学研究科
〒350-1198 川越市的場2509

とが書いてあります。

　それと同時に，この人もこの人なりの精神医学を持っていたことがわかってきまして，読み進めると，精神病者といえども決してクレイジーではなくて，ちゃんと隔離して安全に守ってあげれば自然と治ってくるものだ，という基本的な考え方を持っていた人のようです。しかも隔離の仕方も，保護して病室で生活するのもいかに看護者が大事かという，そのことに非常に力を置いていた人だということでした。

　彼は今までみたいに，例えばショック療法で水の上にドーンと落とすとかびっくりさせるとかそういうことよりも，もう少しいろいろとケアをしていったほうがいいということで moral treatment といわれます。これがだいたいサイコセラピーの始まりだということを言っている人が二，三いることを発見しまして，なるほどという気がいたしました。これはまさに経験科学的といいますか，経験を積み重ねることでこうなるんだという精神医学を打ち立てたという意味では，非常に大切なのではないかという気がいたします。

　そして，さらに詳しく見ていくと，この人の精神病論というのは外傷とかストレスがかなり大きな役割を果たしていて，その背後にパーソナリティを含む本人の感受性，今日で言う脆弱性の問題だと思いますが，こういうことがあるんだという認識を持っている。そうすると彼なりの精神医学というのがあったんだということです。それを読んで，なるほどという感じがしたわけです。

　われわれは皆さんご承知のように，近代の精神医学というのはエミール・クレペリンが内因性という概念をつくり上げて，それをまとめるかのようにカール・ヤスパースが精神病理学をもって科学的に記載していったというところに，近代精神医学の始まりがあると教えられたし，私もそう思ってやってきたんですけど，その前にそういうピネルの精神医学があったということです。

　調べてみると，18世紀から19世紀にわたってロマン派精神医学と身体主義という精神医学があったようです。したがって，ピネルのやり方に対してはドイツからはかなり強い批判的な発言がなされていたということが，ものの本に書いてあります。18世紀，19世紀，ないしは20世紀になってもそのようなことがあったと思うんですけれども，20世紀になってやっぱりドイツ精神医学のあの疾病概念が世界を支配したと言えるんじゃないかという気がします。その一方で，やはりピネルの流れをくむ精神医学というのは決して消えたわけじゃなかったということを知っておかねばならないと思います。

　もう一つ，ピネルに対する批判ですが，私が惹かれたのは，ミシェル・フーコーが，ピネルというのは道徳の名において人間の本性である非理性の可能性を否定してしまったと言って，ものすごい批判をやっていることです。

　つまり，一番基本にあるのはピネルのそういう dynamic psychiatry と言ってもいいような考え方があって，一方ではそれは人間を社会に適応させるための一つの方法だという見方があるし，一方では脳の大事な部分を忘れているという批判ももちろんあります。そういう意味では，ピネルの精神医学こそが案外われわれの中に生きているかもしれないという感じがするわけです。

### 精神分析の誕生

**牛島**　それを契機に，もう一つ忘れてはならないのは，メスメルが星に由来する磁気のアンバランスによって病気になっているからそのバランスを取らせることが大事だといって，催眠をやったことです。もちろん，磁気という考え方はすぐ否定されてしまうんだけれども，彼が行った催眠技法はしっかりと流れていくわけです。そして，それがご承知のようにサルペトリエール病院のシャルコーにつな

がっていくのです。

　私が面白いと思ったのは，そのシャルコーと接触があったのがフロイトです。それが彼が催眠から精神分析を始める契機になっています。それからもう一つ，スイスのアドルフ・マイヤーがここでしばらく研修してアメリカに渡ったという歴史があるのです。これがサリヴァンとかホーナイとかトンプソンとかフロム＝ライヒマンにつながっていくわけでもあります。

　アメリカに渡りますと何もかも精神分析になってしまうんですけど，私が見るところ，サリヴァンとかホーナイは果たして精神分析家なのかという気がするんです。彼ら自身は自分たちのことを精神分析家だと根強く主張しておりますけれども，そんなに精神分析ほど幼児期体験を大事にするというより，無意識というのは認めながらも，むしろいろいろな現実との関わり合いを大事にしている。そしてピネルと同じく，サリヴァンに至っては看護者の存在を非常に大事にした人です。そういう一面があることを知っておかねばならないと思います。

　そのような流れの中で，18世紀から19世紀はピネルの流れをくむ心理主義と，もう一つ，ドイツの流れをくむ身体主義，結局，二つの流れがあったということでございます。そして，フロイトの精神分析につながっていくわけです。これは皆さんご承知のとおりで，彼が一番成したのは宗教を廃して，科学的思考ですかね，神の代わりに父親を持ってきた。そして，この中で近代的な自我の芽生えというか，個の自立を重視した。

　これはよくよく考えてみると20世紀の基本的な人生哲学みたいなもので，フロイトが打ち立てたというよりも，フロイトが時の流れに乗って自分の学問をつくったと言ったほうが正しいような気がするんですけれども，こういう流れの中で精神分析ないしは力動精神医学がドイツのdescriptiveな精神医学と対峙する形でずっと流れてきた。

　アメリカなんかでは精神分析が非常に流行っていたということですが，これに陰りが見えたのは，妙木先生に聞けば確かなんだけど，1950年前後，メニンガー・クリニックが精神分析の予後調査をやった。そうしたら実に惨憺たる結果しか出なかったので，これは公表していないんですよね？　あまりに結果がひどくて。

**妙木**　他の治療法とあまり変わらなかったですね。差がなかったというデータが出ています。

## 認知行動療法の誕生

**牛島**　そういうことが起こって，急に精神分析の勢いが小さくなっていくんです。そのとき忘れてならないのが，1955年にクロルプロマジンが出てきた。以来，精神科の薬物療法が前に出てきました。それから，ちょうど精神分析に代わって行動療法が登場してきた。ウォルピの系統的脱感作療法，それからリンズレーらのオペラント条件付けとか，その他いろいろな行動療法が出てきます。そして，それを総まとめするような感じで認知行動療法が出てくる。それでいいですか，藤澤先生。

**藤澤**　認知行動療法の発生には二つの流れがあります。認知療法の創始者とされるアーロン・ベックは，当初，精神分析の研究をする中から認知に注目し，認知療法の開発に至り，その中で徐々に行動的な側面を盛り込んでいきました。一方，行動療法のグループは，当初，純粋な行動的要素から始まり，次第に認知の関与を認めるようになりました。最近は認知療法と行動療法の垣根は低くなり，広く認知行動療法をして融合してきていると思います。

**牛島**　そういうことですね。ウォルピも精神分析家ですね。こういう経過をみていくと，結局，行動療法は何をするかというと，何が好ましい行動か，より適応的な行動かということを前提に，そちらの方向に患者さんを持っていく療法です。したがって，精神分析みた

いな無意識な存在とか，後で話しますミシェル・フーコーの狂気の部分こそが人間の本性を現すものだというあの考え方が希薄になっていくような気がします。

　流れとしては，社会復帰訓練みたいな感じのデイケアとかリバーマンの技能訓練とか心理教育，そういうところがワーッと入ってきて認知行動療法と重なって現在を迎えているということです。

## 20世紀の人間と21世紀の人間

牛島　その中で忘れられてきたのが，これは森田療法もそうだと思うんだけど，20世紀の精神療法とは弁証法的精神療法ということだと思います。例えば，意識された自分の背後で無意識的な自己が動いている。その間の葛藤，不安，そういうものをどうまとめていくか。目の前に表れた姿形というのは断片であって，もう一つの断片があって，それをまとめていくことこそ精神療法であるという考え方ですね。

　そういう意味では森田療法もそうですね。死の恐怖におびえる自己（劣等感）と生の欲望に支えられた理想的な自己，二つの間の葛藤があって，それを徹底的に作業の中に埋没していく中で，いわゆる「純な心」に到達する。そういう意味では弁証法的だと思うんですけれども，こういうところが20世紀の精神療法を支えていたんだけど，これが21世紀になってあまり通用しなくなったということがあるような気がいたします。

　それは何も認知行動療法が力を持って精神分析とか森田療法をたたいたとか，そういうことでは全然なくて，忘れてならないのは，実はその背景にある人間も変わってしまったということです。20世紀の人間と21世紀の人間がずいぶん変わってしまって，むしろ認知行動療法好みの人格ができているんじゃないか，という感じさえすることがあります。こういう流れが一つあるような気がいたします。したがって，20世紀の精神療法事情と21世紀の精神療法事情では，二つを並べるだけではなくて，もう一つ前のピネルからの流れを加えたら，先の精神療法が見えて来るのではないか，と思っているところです。

　こういうことを，私が編集，企図したまとめとしてご披露し，皆さんのご意見を伺えればと思います。まず加藤先生，何かございませんか。

加藤　いま牛島先生のピネルから始まる素晴らしい歴史を聞きまして，私は現代の問題として，やはり政治的な大きな問題が背景にあると思います。つまり，薬物療法が出たということは産業に通じるわけです。先ほどミシェル・フーコーを出しましたけど，ミシェル・フーコーがすでに1970年代に，政治がいかに医学に関与しているかという問題を言っています。正常と異常も，DSM-Ⅳがいい例だけど，すでに政治が決めているということから，いかに人間の身体，病気を政治が支配しているのか。そういうのを生政治（bio-politics）と言っています。それがさらに進行している。そういう中に今の精神療法，精神科の治療があると思います。

　例えば，最近の研修医をはじめとした若い医師によくみられることですが，製薬会社から出された抗うつ剤，抗精神病薬などの新しい薬について大変詳しい知識をもっている。治療において薬物療法に注意がいきすぎる印象がある。患者さんも新聞等で薬の副作用を知っている一方で，薬への期待がかなり大きい。そうした状況の中，精神療法の意義が忘れられているという大きな問題があると思います。

　私は最近，患者さんとの最初の面接自体に，また医師が薬を処方すること自体に，すでに精神療法的な過程が暗黙のうちに始まっていることを強調しています。特に知られているように薬の臨床実験では，例えば抗うつ剤の治験でプラセボがかなり健闘している。

そういう結果を受けて，欧米の一部ではプラセボ効果に焦点を絞った研究が行われています。製薬会社にとってはプラセボが実薬に劣らない効果を出しては困る。プラセボはノイズなわけで，いかにそれを消すかに力が注がれる。医師・患者関係は大事だということを，プラセボがいかに効くか，ということで示している。

　興味深いことに，抗うつ剤とプラセボの作用を脳のSPECTやMRIでも比較すると，プラセボが実際に抗うつ剤と似た作用をしていることを明らかにした研究が出ている。痛みに対しても，あるいはパーキンソン病に対してもプラセボが効果を発揮していることを裏付ける脳科学の知見が出ている。つまり，精神的な作用が脳の実際の神経伝達を動かしているという知見が出ている。そこで私は，医師－患者関係の重要性をもう一度見直すべきだと思っています

## 薬物療法の現在

**牛島**　だいたい昔から，あれは1960年代後半でしたかね，効果がある中の30％はプラセボ効果だと言っていたけれど，この数字は今でもあまり変わらないみたいですね。この間，双極性障害の薬物療法の話を聞いたけど，プラセボ効果が結構高いんだな。

**加藤**　治療関係が良好な場合は薬がよく作用する。薬の作用という時，その中には厳密にいえば，プラセボ効果が入っている可能性がある。これと対照的に，患者が薬に対して強い不信感を抱いている場合などは薬に期待される作用が減ってしまう。ノセボ効果といわれるものです。

　同じ薬を同じ患者にだす場合，医者によって薬の作用は違いますよね。治療関係の中で，実際の薬の作用とは別の作用が生起してくるという現象は大事と思っています。

**牛島**　やはり，精神療法は決して無視できるものじゃないということですね。

**加藤**　精神療法に対しもっと自覚的になる必要があるということです。

**牛島**　20世紀を生き抜いた中村先生はどうですか。

## 「moral treatment」という言葉

**中村**　今の話につながるかどうかはわかりませんが，私はきょう牛島先生のピネルから始まる大歴史観で，勉強させていただきましたけれども，ピネルのmoral treatmentのmoralとはどういうことだろうと思うんです。これは道徳療法とか道徳的処遇というふうに訳されていますけれども。

**牛島**　これはbrutalという言葉に対する言葉だそうです。というのは，brutalな扱いを受けていた精神病者にもうちょっと人間的な扱いをしたという意味でのmoralだそうです。

**加藤**　moralという言葉には，あるいは精神的な，精神にかかわるという意味もあるんですね。

**牛島**　そうです。

**中村**　moral treatmentの流れの中で，moralという言葉には士気とかそういう意味合いがありますよね。それの反対がdemoralizationです。たまたまいわゆる新型うつ病に対する精神療法を考えるとき，現代的な意味でのmoral treatmentが必要だということを書いたことがあるんです。moral treatmentという言葉の中には非常に奥行きがあるということです。

　そのことが，いま加藤先生がおっしゃったプラセボ効果の意味ともつながってくるように思うんです。改めて現代の精神療法を考えるときにはmoralというか，士気をいかに回復するか。そんな観点も必要なんじゃないかと思います。

**牛島**　先生の考え方によると，プラセボ効果の中にはレジリエンスの問題も含んでいるわけでしょう？　しかし，それだけじゃなくて患者さんの主体的な生きようとする士気みたい

なものも視野に入れるという感じですね。
中村　そうです。
加藤　ピネルに関しては精神療法を強調した中で，作業療法も重視している。彼は看護師のピュサンと一緒にやっているんです。これといった薬がない時代に広い意味での精神療法的な立場があり，患者さんが作業をすることでよくなるという考え方があった。

　ピネルは作業療法のパイオニア的な人といえるかもしれない。森田療法にも作業療法の要素がありますよね。それから作業療法が，精神病薬のない時代に，統合失調症に対してそこそこ効果を出したということは，もう一回思い出していいと思います。
中村　作業療法も狭い意味での作業療法だけではなくて，もっと身体的な行為だけを介して，それが精神にどう影響を及ぼすかという観点を孕んでいます。そうするとCBTにもつながってくるような話だと思います。
加藤　森田療法で散歩するとか読書するという行為は一種の作業療法といえると思います。精神的な活動や体の活動を介してよくなっていくという考えがピネルにあったと思います。
牛島　妙木先生，いかがですか？

## 精神療法においての技法的な「差」

妙木　牛島先生が先ほどおっしゃった1950年代にメニンガーで行われた研究は，60年代ぐらいにまとめが始まって10年ぐらいの経過を見るという研究につながっていたものだと思うんですけれど，心理療法と言われているいろいろな種類のものにそんなに差がなかったという結果だったと思います。ただ，それを考えてしまうと，精神分析というのはお金がかかる。私は，2年ほど前に精神分析家になったんですが，なるまでに10年ぐらいかかる長期療法なのです。分析家になって，その分析をしていくという作業も含めて，訓練も非常に長くかかるし，コストパフォーマンスが悪いということが一番大きくて，他の心理療法ともし差がないんだったらば……というので，他の心理療法への乗り換え組が出てきて，効果を求める人たちが出てきたという経緯があったと思うんです。

　そのことを考えたときに，今から見ても精神療法にそんな差があるかといったら実はあまりなくて，ランバートが言っているように，精神療法の結構大規模な効果研究で分かったことは，40％ぐらいが治療関係で，30％はクライエント要因。逆だったかもしれませんが，ともかく70％はクライエント要因と治療関係で決まってしまうというのがエビデンスで出ている考え方で，技法はたぶんこの残りのちょっとしかないんです。だから，精神療法を考えたときにこの技法的なことはあまり問題ではなかったということが，今から見れば「それはそうだろうな」という問題があったと思うんです。

　でも治療関係とクライエント要因というと，クライエント要因というのはクライエントがどんな人かということですし，治療関係というと人間的な要因がどうしても入ってくるじゃないですか。人としてどうあるか，という問題が入ってくるので，これをどのように操作するか，どのように訓練するか，というのはかなり大きな問題だと思います。

　1990年代から2000年ぐらいにかけてずっと言われ始めていて，技法よりも心理療法家をどう育てるか，人としてどう育てていくか。先ほどのmoralということと恐らく関係があると思うんですが，人が人としてどう関わるかみたいな議論を展開しなければいけなくなっているのが現状だろうと思います。効果が技法ではなくて人である，ということになってしまったときに，精神療法をどのように組み直すか。

　精神分析家になってわかったんですけど，資格の免状が来るんです。牛島先生はもっとご存じだと思いますけれど，ペラッと1枚来る。10年ぐらいトレーニングしたのにペラ

ット。でも，そこに書いてあることはすごく重要で「精神分析をしていい」と書いてあるんですよね。「admitted to practice psychoanalysis」と。10年かけてこれ1枚かという寂しい思いはありましたが，けれども考え方がよくわかったのは，今まで私らは精神分析をしていなかったということになるじゃないですか。つまりIPAというのは国際的な，非常に政治的な資格許諾グループだということがわかる。やっていいと書いてあるわけで，資格が与えられれば，精神分析をやっていい，という考え方ですよね。

この問題，つまり資格の問題は結構大きな問題です。心理療法家の資格をどう考えていくかという問題。資格制度はドイツで始まったからということもあるかもしれないし，インターナショナルなグローバルな考え方がそうかもしれませんが，何か資格許諾システムみたいなものをまず作って，その心理療法家の資格でネットワークみたいなものを作っていく。

産業システムに乗せるための知恵みたいなものが西洋にはあって，そのシステムの中で資格を考えていくようなシステムだってわかるんです。医師免許が典型的ですが，特定免許という発想は日本にはなかったと思うんです。

**牛島** ないですね。

**妙木** 資格問題については，精神療法家がやっていい，やってよくないという問題はなかったし，心理療法は恐らく医療の中でもカウンセリングの場面の中でも，みんながごくごく自然にやっていたものだった。ムンテラですね。それが資格問題となったときに，資格が与えられたときに，どういうふうにやっていくかという，かなり縛りのあるものだなということは一つ思いました。つまり，心理という人たちがどのように働くかは資格問題と密接に関係し始めているので，そのこととも関連があるかなと考えていました。

**牛島** そういう側面があまり表に出始めると，先ほどから話題になっている，より人間的な触れ合いのところに注目するのが少し……。

**妙木** ポリティカルになってしまう。

**牛島** 藤澤先生はいかがですか？

## 認知行動療法が普及した背景

**藤澤** 先生方のお言葉から，これまで私自身があまり考えたことのない発想がいっぱい飛び込んできまして，とても刺激をいただいています。特に20世紀までと21世紀でどう違うかなどは今まで考えたことがなかったですけど，そういう視点で考えますと，精神療法の変遷においては，それを受けたり提供する個人の部分と，社会的な要請の双方が影響しているのかなという気がしてきました。

認知行動療法がこれだけ普及した背景は，三つあるとアーロン・ベックは言っています。一つ目は，その治療法が患者さんの病理に対応したセラピーであるということ。二つ目は，それが基礎的な心理的な実験によって裏打ちされていること。三つ目は，いわゆるevidence-based psychotherapyで効果の検証がRCTでなされていること。その三点をベックは強調しているんです。

そういう意味では，100年前とか，医学や治療が神格化されていたり，医療行為そのものが貴重な時代にはそこまで問われなかったものが，現代ですと，それはどう効くのか，とか，どのぐらい効くのか，という即物的な部分を，受けるクライエント側もセラピスト側も求める傾向が強いのかもしれません。そういったことは時代の流れとも関係しているんじゃないか，という気もします。

**牛島** 先生のおっしゃる三つの点というのは科学性の追求ですよね。

**藤澤** そうですね。

**牛島** だから科学的であることはいいことだという考え方ですよね。人間が生きるということにおいて，果たしてそれが正しいかどうか。結果的に科学に対する期待があるときは非常

に希望をもたせてくれたけど，実際科学が進んでしまうと，非常に生きづらい世の中になってしまったという一面もある。しかし，そういう意味では，今は非常に大事にされている科学性ということが，恐らく認知行動療法の存在基盤として一つあると思う。

　私は先生の一番目，病理に対応している，今の困っていることにもちゃんと対応する，という意味においては，非常に現代的というか合理的ですね，そういう一面はものすごくありますよね。

　認知行動療法については，大野裕先生も論文を書いていたと思うんだけど，認知行動療法は科学性を主張しながらも，実際に治療していると，この人の人生が開けてきて心温まるものがあるんですよと，必ず治療者は最後のほうに書いていますよね。それについてはどうですか？

**藤澤**　「その通り」と，実践する人間としては信じています（笑）。

**牛島**　この三つの要因とはちょっと外れたところに認知行動療法家が生きがいを持っているというか，実際，頭で考えてやっている部分とはちょっと違った次元で主張していらっしゃる部分があるような気もするんだけど。

**藤澤**　認知行動療法はマニュアルがありますので，堅くて融通が利かないというイメージがあるんですが，マニュアルはあくまでもガイドであって，その柱の中でいかに患者さんとの自由なやりとりや創造性を生かすか，ということが治療者の力量でもありますので，そういう意味ではかなり柔軟性を持った治療だと思うんです。

　先ほど妙木先生が触れておられましたランバートの治療効果の研究に関連して，さまざまな精神療法の共通因子の問題があります。共感や治療同盟の強さなどといった，さまざまな精神療法で共通する要素を測定してみると，治療者の共感的行動は，精神利機動的精神療法やロジャーズの来談者中心療法と比較して，認知行動療法が最も高いというデータがあります。そういう意味では，認知行動療法は，そのスキルを適用可能にするために，治療者と患者さんとの間の人間的なつながりを非常に重視しているということができます。

**牛島**　僕は，それは先生の一番の部分と関係しているんじゃないかなという気がするんだけど，今どき，ローゼリアンの接し方では，治療者は共感したつもりでも，今どきの患者さんが「共感された」という体験はあんまりないんじゃないかしらという感じがするんだけど。

**藤澤**　患者さん側の要因が変わった，ということですか。

**牛島**　患者のほうから見たときにね。というのは，今どきの患者さんは自分の気持ちなんかわかるはずがないという姿勢が。

**藤澤**　ロジャーズ派の先生がここにおられないので，今日はロジャーズ派には分が悪いですね。

**牛島**　これは精神分析その他でも一緒だと思うんです。

## 「レジリエンス」の視点から

**中村**　妙木先生や藤澤先生が言及されたランバートの効果研究では，思っていたほど特異的な精神療法のそれぞれの技法は重要な役割を占めていなかった，ということですが，見方を変えれば特異的な精神療法とは何らかの病因仮説があって，その病因仮説に基づいて治療の戦略なり技法なりをセットとして持っている。病因論が複雑になればなるほど，またその治療のプロセスも膨大なものになる。

　そういう暗黙の前提が疑問に付されたということになります。必ずしも特異的な病因論と実際の治療の効果は直接関係しないとすると，もうちょっと精神療法の視点を病因論から違ったところに置き直さなければならない。その一つが加藤先生がずっと推奨されてきたレジリエンスの視点だと思います。

　森田療法も一応病因論はありますけれども，ごく単純な病因論で，むしろ森田も自然治癒

を幇助するのが治療の根幹だと言っています。自然回復をいかに促進するか，回復過程に根拠を置く，そういう観点が出てくるんじゃないかと思います。

**妙木** レジリエンスは確かにクライエント要因の中で一番大きなものですからね。

**牛島** ただ，さっき言ったように，中村先生が言うデモラリゼーションとかレジリエンスとかいうとあまりにも幅があるような気がします。士気とか意気とかいう部分は少し本人の意思と関係があるでしょ？ やろうという意欲とか。レジリエンスはどちらかというと，全体的な客観的な強さみたいなものだと思うんだけど。

**中村** レジリエンスという概念はその個体に内属するみたいな意味合いが強いんでしょうか。

**加藤** 内発的な回復。士気も入ってくるでしょうね。

**牛島** もちろん入ってくると思うけど。

**中村** そうすると，環境や治療者との相互関係の中でよりレジリエンスが強く発揮されるという観点。レジリエンスにはそういう意味合いがあるんでしょうか？

**加藤** 認知行動療法に関する話に戻ると，確かに看護師などには認知行動療法の手技は非常にわかりやすい。患者さんにもわかりやすい。そういう点で私は治療導入としては結構効果的だと思うんです。とりわけ強迫とか対人恐怖症，社会不安，こういった症状が明確なものに関しては非常に有効だし，意味があると思います。

ただ，認知行動療法のセッションの中では，知らないところで無意識の力動が働いていて，治療者－患者関係の中で，よく見たら転移，逆転移といった現象が起こっていることがかなりあると思います。治療関係が成り立っている以上，精神分析が問題にした，転移，逆転移といった問題が出てくる可能性があると思う。ただ，それをあえて主題化しないというところに意味があると思うんです。それでいいと思う。ただ，精神科医，心理療法家はそうした現象を知っておく必要があると思います。治療における非特異的な因子というものは，無意識の力動にかなり関わっているように思います。

EBMについて言えば，認知行動療法はEBMの治験を出しやすい。それに対してセッションが長期にわたり，治療者による結果の違いが大きい精神分析療法は，EBMになじまない。認知行動療法では，合理的な一つの結果が一番出やすい。英米圏で作られた技法にふさわしい合理性をもち，確かに今の時代に受け入れられやすいと思います。

認知行動療法が効果的な病態と，この技法に合わない病態があると思う。認知行動療法は，人間の，また病態の合理的な部分だけを主題化しようということを目指したことに意義があるともいえると思います。それは方法論的な戦略とみることができます。その点で評価すべき点がある。同時に，認知行動療法だけでは済まない局面もある，といえます。

## 神経症概念について

**加藤** 現代はエディプスなき時代だという人がいますが，私は現代においても神経症は変わらずあるという認識を持っていて，神経症を理解しないと治療的な対応ができないと思うんです。今回大幅な改訂がなされたDSM-5では，はなはだ遺憾なことに，神経障概念が完璧になくなってしまった。僕は大変不満です。DSM-Ⅳまでは，例えば解離性障害の説明では，きちんと無意識の力動のことが書かれていて，心理的葛藤という言葉もある。ところが，DSM-5では，歴史的概念を排除するという指針のもとに無意識の次元が排除されてしまった。その分合理的でわかりやすいと思います。でも，精神医学のプロとしては，無意識の力動は無視できない。

日常生活において仲間との間で，それまで大変親しかった関係が突然憎悪の関係に変わ

ってしまうことがある。師弟関係の中でこの種の現象がよく生じると思います。それは無意識の力動に支配された神経症性の葛藤なんです。そうした力動は，治療場面でもしばしば生じるということを，われわれ医療に携わる者は素養として知っておく必要がある。

　DSM-5 で精神病性概念が完全に払拭されたことには驚きです。脳科学により，精神疾患を理解しようとする戦略なんだろうと思います。DSM-Ⅳ-TR ではかなり無意識の力動のことが書いてあったのですが，DSM-5 では完全になくなりました。例えば転換性障害（convesion disorder），この conversion という言葉はもともとフロイトが考えたように，心理的葛藤が身体に転換する，ということです。ところが，DSM-5 における conversion ではそういう理解がなくなり，脳科学的に考えようとする姿勢がみてとれる。しかし，果たしてそのような理解でよいのか疑問です。科学的な根拠づけがないまま，新しい模様替えが進められているんです。そうした理解の変化を汲んだのか，日本語訳では，転換性障害とされていた coversion disorder を変換性と訳しています。精神分析的な言説が排除された事情に呼応して，あらたな訳語が与えられたように思います。無意識の次元を戦略的に排除するのはいいと思いますが，このことを頭に置いておく必要はあるというのが僕の考えです。神経症的な解釈で非常にうまくいくケースもたくさんあると思う。それを無視してはいけないと思います。

中村　この場に CBT の人が一人しかいないというのは，最近では珍しくないですか。今の状況で CBT がマイノリティというのは……。

加藤　イギリスの認知行動療法の専門家といわれる人と話をしました。そこでは，彼らがやっている，とりわけ精神病圏，統合失調症に対する認知行動療法は，僕らのやっている支持的精神医療に非常に近いことがわかりました。例えば，病名告知を受けて傷ついた患者に対して共感的な対応をすることも，認知行動療法と言っていました。

　日本の認知行動療法はすごく真面目にしっかり行われているんだけど，イギリスはそういう点でかなり拡大解釈しています。そういう拡大解釈をした認知行動療法という言葉の用法は，藤澤先生の知っている範囲では，欧米ではないですか。

### 認知行動療法の広がり

藤澤　確かに，認知行動療法はもはや特殊な精神療法ではなく，専門化したセラピストがやることではなくて，広くいろいろな職種でいろいろなレベルの習得度の人が提供できるという状況になっているというか，それを目指しています。一部の教科書では，認知行動療法はサイコセラピーではなくて心理支援のフレームワークなんだという言い方をされることがあります。

加藤　それは認知行動療法をさらに拡大しようということなんでしょうか？ 医者，専門家以外でも認知行動療法はできそうなものだということもある。

中村　認知行動療法が隆盛を極めてきた背景は，さっき加藤先生が政治のことをおっしゃったけれども，緩やかに政治ともつながるけど，やっぱり経済ですよね。精神分析が北米で非常に力があった時代は豊かなアメリカの時代です。CBT がマネージドケアの中で何とか生き延びて普及してきたのは，もっと医療経済的に厳しい状況の中で出てきたからです。

　イギリスもそうですよね。抗うつ薬も含めて医療費を抑制していこうという中で，NICE のガイドラインみたいに，とにかく半分素人みたいな人でも最初の段階では緩やかな CBT みたいなものをやって，それでよくなる人もいるだろうと。薬の適応ももっと絞っていく。それは医療経済の観点だと思います。

牛島　そうすると，そういう中でいわゆる従来の精神療法というのが少し壊されている，圧

迫されているというか，消し去られているという可能性もあるわけだな。

**加藤** アメリカだって認知行動療法の保険適応については保険会社が1カ月といった単位で区切るでしょう。日本の場合，恵まれているのか何度も保険で治療ができる。そういう環境の中で認知行動療法は非常にやりやすいんです。精神分析は難しい。認知行動療法は脳科学という言説に乗っていることも背景にあるかもしれない。精神分析は脳科学ではないという見方をされてしまう。

**妙木** 日本でも16回じゃないんですか。

**藤澤** 保険診療ではうつ病で16回ということになっています。

**妙木** たぶん，あれもコストパフォーマンスで16回って決まったんですよね。

**藤澤** オリジナルのベックらの効果研究が16回で行われ，日本の効果研究もそれをもとに16回で行っています。

**加藤** 1度受けた人が他でやったら，また受けられますよね？

**藤澤** それは……どうでしょうか……。

**加藤** アメリカは保険会社が治療内容に対し強い発言権をもっていて，認知療法を受けるには限界がはっきりしている。日本の場合は別のところでやればできなくない。

**藤澤** そのような規定が厳密に今のところないということでしょうか……。

**牛島** いま経済，政治を動かしている背後にあるのは合理的な考え方であって，非常に科学的な考え方に根ざした一つの社会システムができてくるから，それにちゃんと合うかどうかということが問題になるのね。そういうこととはまったく関係ないはずの，人間的なところになるとどうしても無視されるというか，軽視される危険があるのね。

### 継承される精神療法

**牛島** だから，そこら辺りに精神療法をやっている人たちの危機感の一つがあるんじゃないかな。こういうことと併せて，ちょうどその裏と関係してくると思うんだけど，精神療法というのは本来お師匠さんからお弟子さんに継承されるものだという考え方が一方であるでしょう？ 精神分析と言いながらも，僕なんか例えば西園先生の流れを受けたとか，慶應の人たちは「小此木先生」となっちゃっている部分がある。精神分析というよりも。しかし，それは何もそればかりじゃなくて，教授はこんなふうな診療をしていた，こんなふうな言葉をかけていたということは昔から残っていたでしょう？ 森田先生の場合は大きな影響があるんじゃないですか？ 森田先生はこう言ったとか。そういう部分と精神療法という，このつながりと現代的な世相は少し考えておかなくていいかしら，という気がするんだけどね。

**加藤** 昔はある種の学派があったんです。東大と京大，あるいは慈恵では統合失調症，躁うつ病，神経症の見方が違うんです。精神療法を行うという時，もっと広く，さっき言ったように患者さんとの面接自体が治療の側面をもつという認識を持つ必要がある。

### DSM-5の弊害

**加藤** DSMの時代に入り，精神疾患に対する理解が単一化してきた。あのような病状の捉え方だけでは治療できないと思います。まず，統合失調症の場合，幻覚，妄想をしっかり聞いてあげて，その独自の質に注意を向けるべきです。ところが，今は症状の質は無視され，幻覚，妄想があるだけで統合失調症と診断してしまう。これはとても乱暴なことです。

患者さんを診る臨床医の能力が衰えている。このことは現在の操作的診断体系の普及の影響も無視できない。普遍的な診断だというんだけど，逆にローカルな診立てが消されているということに強い危惧を覚えます。統合失調症患者には統合失調症なりの言語体系があると思います。言語新作に代表される了解不

能な言葉がある。それをしっかり聞いてあげることが大事なのに，今はそれを聞く耳を持たない。神経症患者にも，神経症に固有の言語体系がある。ところが，多くの精神科医は面接時に患者を前に，脳の神経伝達物質の変化があるといった説明がよい例ですが，脳科学の言語を使用することが多い。この言語一辺倒では，治療には非常によくないと思っています。私は今日あらためて，精神病理学に根ざした精神療法の必要性を提唱しています。幻覚と妄想があるというだけで統合失調症と診断されることが増え，困ったことに新たな多剤併用が生じている。うつ病についていうと，神経症の抑うつがたくさんあるのに，その質を考えずに，単にうつ病と診断して抗うつ剤が処方されている。伝統ある慶應だともうちょっと微細に診ているんじゃないですか。

藤澤　ご期待に沿える臨床をしているかどうか，甚だ自信がないんですけれども，毎週のニューケースカンファレンスでプレゼンテーションするレジデントは，DSMに基づいた診断と病歴を話すんですが，ディスカッションの内容はそういったDSMがどうこうということではなくて，患者さんの力動だとか病理だとか，いわゆるDSMからこぼれ落ちてしまうようなところに，メンターの先生方からコメントをいただくことが多いので，それが教育の場面で補っていく必要がある内容かなと思います。

加藤　診断はDSMだけに依って治療するという風潮がでている。客観性があり，便利だという言い方があるのかもしれないが，しかし，実際の患者の理解は非常にお粗末です。精神病理学に根ざした診断，治療を大学でしっかり教育していかなければならないと思います。慶應ではしっかりやっていらっしゃって，いいと思います。

藤澤　古茶大樹先生という精神病理の専門の先生がいらっしゃいますので，そういう意味では非常に勉強になっています。

加藤　症状はその質に目配りして，しっかり把握する必要があると思います。

### 医学教育の今後

牛島　それから，いま話を聞いていて感じたんだけど，さっき妙木先生が言ったこととももつながるけど，教育という面。教育自体は中立的でなくちゃいけない，あまり個人的なものが入っちゃいけないという医学教育というか，教育はみんなそっちにいっているでしょう？　精神分析だってそうですよね。スーパービジョンは二人以上から受ける必要がある。教育分析はまた別な人からといって，できるだけ一個人に集中するのを禁止しているでしょう？

　これは認知行動療法もだいたいそうですね。マニュアルがあって，ちゃんとそれに合わせてといっている。昔はあの先生に会って感激して，あの先生にずっとくっついていく，それが普通だったんだよね。精神療法というものの本質はそういうところにあるような気がするんだけど，妙木先生，藤澤先生，その辺はどんなふうに感じますか。

妙木　精神分析は，いま言った"人と人"の伝達の部分を1930年代ぐらいにシステム化しようと試みた学問だと思います。個人分析を受けることとスーパービジョンを分ける。先生のおっしゃったとおり，個人分析は人と人の周りを育て，スーパービジョンは技術を育てる。マニュアルはない。伝承で技術を伝えて，セラピストの技術を発展させる。これが100年たったときに成功しているかどうか，まだわからないですよね。一人のトレーニングに長くかかるので。

牛島　その問題が一つありますね。

妙木　成功しているかどうかはわかりません。ただ，精神療法の中に属性として先生のおっしゃるように人から学ぶ，人から伝達される，その人を見てほれ込んでそれを取り入れるとか，そういう要素が必ずあるんじゃないです

か。教育全般にあると思いますね。

**牛島** 精神分析の中では前田重治先生が，あれは芸術だと言いましたね。

**妙木** 芸の伝達に近いということをおっしゃったんですよね。その要素は必ずあるわけで。

**牛島** その辺がないことには精神療法ではないんじゃないかという言い方をする人もいるわけね。認知行動療法では，その辺はどうですか。そういうことはあまり疑問にならないですか？

**藤澤** それはもちろん大前提として考えていると思います。教育に関しては，認知行動療法では，どういった内容を習得すればいいかを評価する尺度もあるんです。

**牛島** そうなんですよ。精神医学教育というのが1980年ぐらいから始まって，精神医学そのものが変になってしまったでしょう？ 技術の伝達が。研修の姿勢までおかしくなったと皆さん言っているぐらいだからそうなんだけど，恐らく精神医療のほうだって特に精神療法の領域でそんなところがある気がするんだけども。

**中村** 精神療法には精神医療の面とそこからはみ出してくる部分がありますね。医療の部分では標準化していくことが一つの必然だと思うんです。だから，トレーニング方法も標準化してきて，やっぱり10年もかかってというのでは医療の観点から言ったらダメなわけですよね。だんだん標準化していくほうに向かうのは当然だと思うんだけれども，そこからはみ出す部分，医療の枠からはみ出す部分が必ず精神療法にはあるので，そこでマニュアル化できない，直接師弟関係の中で伝承されていく部分がある気がします。

**牛島** 森田療法ではその辺どうですか。伝承というかな，やり方とか考え方だけじゃなくて，感じ方まで伝承されていくでしょ？

**中村** 関心の向け方といいますか，個々の症状とか，あるいはとらわれということを超えた，その人の生活のあり方とか人生のあり方に関心を寄せる。それについて，一種の経験知を通して適切なアドバイスをしていく。これは1回1回で終わるので標準化できない部分だと思います。それは先輩の治療を見聞きしながら，自分でも身に付けようと努めるしかないですね。

**牛島** お師匠さんの言葉遣いまでまねるというのは昔よくあったんですよね。最近でも。先生はその辺，感じられることはないですか。

**加藤** 私は自治医大で宮本教授の薫陶を受けたわけですけれども，たしかにそれと知らずに同じような口調になるとか，同じ語法になることがある。精神分析ではユング派の分析を受ける人は同じような夢を見る傾向があると聞きます。学派ごとに言葉の使用における鋳型がそれぞれ作られるという傾向がある。人は教わる以前にすでに模倣している面が確かにあるんじゃないでしょうか。

## 医療からはみ出す部分の精神療法

**加藤** いずれにせよ，精神療法を行う際，治療者は人間の無意識を含め，人間のありように関する座標軸をある程度共有しておく必要があって，それは教えられるものだと思うんです。その後で，自分なりの人間理解を展開していけばいい。僕自身はストラスブールでラカン派の精神分析家であるリュシアン・イスラエル教授のもとで勉強したんですけど，ストラスブールでは，精神科外来で精神分析の観点を導入しながら，実地臨床に見合った精神療法を実践していました。イスラエル先生は，治療は絶えざる冒険であるとよく言っていました。確かに治療には登山になぞらえられる冒険の要素がたくさんあると思います。だからこそ，山を登る前の装備をしっかりしておく必要があると思います。

現在，精神科の専門医制度が大きく変わろうとしている。専門医機構という第三者機関ができて，内科や外科，また精神科の専門医を包括的に育てようとしています。

面白いことに，その専門医で大事なことは，患者さんとのコミュニケーションスキル，対話をいかにできるかということであると述べています。加えて，専門医になるにはリサーチマインドを培う必要があると述べています。学会発表や論文を書くことが要請されるのかもしれません。そうした動きのなかで，内科・外科医に対して患者とのコミュニケーションに関して教えるのがわれわれ精神科医の重要な立場だと思うんです。そういう点で精神療法の共通分母をわれわれ自身がしっかり持っておく必要があると思っています。そうしないと内科・外科医に対してしかるべき発信ができないと思います。

　そういう問題意識からすると，緩和ケアといった，がんの患者さんへの精神科医の対応はすごく大切で，薬物だけではなくて精神療法が重要になります。緩和ケアという時，がんだけじゃなくて，統合失調症も入っており，重篤な社会機能の低下をきたす病態をすべて対象にしているように思います。そうした患者に対しては，薬だけではなくて，どのように言葉を聞いて，どのように言葉を返すか，その言語使用をしっかり学ぶ必要がある。

　現在，医療の進歩の中で，死を前にした患者さんが非常に増えている。病名告知が早期になされる。これを契機に発症する中高年の事例が増えている印象がある。若い人ではHIVを契機に神経症を発症する事例が目につく。HIVの人は特殊な問題を抱えていて，精神科医が彼らの苦悩に耳を傾けてあげることが要請される。その場合，さっき述べた転移，逆転移をはじめ精神療法過程の中で何が起こっているのか，無意識の力動に関する普遍的な座標軸を確認しておく必要があると思います。その上に，各種のさまざまな治療技法が位置していると思います。

**牛島**　非常に面白いと思ったのは，精神分析をやっているわれわれよりも，先生のほうが精神分析は大事だと言っている。

**加藤**　僕はラカン派ですよ。

**中村**　精神分析に限らず，先生がおっしゃった例えば緩和医療の領域とか，要するに現代の医学で届かない，解決がつかないような領域になればなるほど，さっき言った医療から少しはみ出す部分の精神療法といいますか，より実存的な主題を扱うような精神療法は重要になってくるわけです。高齢者もそうかもしれませんね。

**加藤**　高齢者で神経症が増えていることは注目してよいと思います。高齢化の中で，当人にとってつらい困難な出来事に直面する機会が増えているからでしょう。

**牛島**　例えば緩和ケア病棟といっても，その指導者がどういう人かという人柄によって，緩和ケアとはこうあるべきだと言って，いろいろなマニュアルによってその方向性を示されて，時と場合には言葉の掛け方まで，マニュアルのレベルで指示されるかもしれないけれども，実際の死にゆく患者さんを前にしてどういう態度を取るのかというのは，やっぱり先輩とかを見て体験して自分の中に引き継いだ部分が，全然別のところで出る可能性があるわけでしょ？　そういったところが，中村先生が言ったような「はみ出す部分の精神療法」ですよね。

**中村**　言い方を換えれば実存的な領域ということですよね。医療はどんどんコンピュータ化され，機械化されています。今は将棋だとプロの棋士がコンピュータに勝てなくなってきた。診断という分野でも，いかに経験のある精神科医でも，臨床情報をバーッと入力したときに，将来コンピュータに負ける可能性は大いにあるわけです。そのときに，例えば治療薬の選択に関しては，コンピュータのほうがより間違いが少ないということもあると思います。

　手術だって今は人間の技術も，ダヴィンチみたいなロボットにかなわなくなっていることがあるわけです。でも，そういったことが

加藤　進んだときに，最後に医者が何をするかということになってくると，もう一回，「個別的な問題」に戻るのかもしれません。

加藤　今ご指摘の問題は確かに大切で，インフォームドコンセントはロボットではできない。生身の医師がやるしかない。そこでの面接技法は大事で，今の専門医は内科でも，外科でもそれを要求されていると思います。

## スピリチュアルケアについて

加藤　がんの患者さんの病名告知がよい例ですが，現在はより多くの人にとって，かつて哲学者ハイデガーが人間存在に固有とした「死への存在」がより現実的になっている。そこで死への不安が起こり，神経症的な危機に陥る。それをわれわれ医師が前向きに受け止めるのは大事なことです。緩和医療に携わっている医師の中に，精神分析家のもとに定期的に分析を受けに行っている人がいます。自分の心のよりどころを求めるという内的動機が背景にあることが考えられる。

　そういう点で内科，外科の臨床現場は精神療法についての知養をもつことを要求するあり方をしている。精神科医はそのことを自覚する必要があると思うのですが，牛島先生はどうですか。緩和医療における精神療法的な布置という点は，とても大事だと思います。

牛島　緩和ケアの中に認知行動療法もかなり入っているでしょう？

藤澤　確かに，エビデンスとしてはありますけど，先生方のお話を伺って一番コアな部分というのは，おそらく精神療法的な態度だとかあり方とか，そういったところなのかなと思いました。

加藤　認知行動療法では具体的にはそういうマニュアルがあるんですか。

藤澤　緩和医療の中でのということですか？

加藤　緩和はがんに限らず，重症でいいんだけど。欧米圏は「がん」なんて言っていません。すべて重症患者です。

牛島　しかし，今マニュアル化が非常にうまいのは認知行動療法ですよね。「マニュアル化」に合った学問体系ではあるんですよね。

加藤　スピリチュアルケアという領域がまさしく「死への存在」を前にした人の問題ですが，そこには宗教的な背景があるんです。イギリスやフランスの総合病院を訪問すると，スピリチュアルケアのセクションが独立してあり，そこにはいわゆる宗教師がさまざまな患者さんの訴えを聞いているんです。精神療法の原点はそうしたスピリチュアルケアに求められると思います。

藤澤　そうですね。終末期に近い方々に対する認知行動療法もありますが，それはあくまで症状に特化したもので，もっと広くスピリチュアルケアというときにマニュアルを持ち出すと，その瞬間に恐らくその介入は意義を失ってしまうと思うんです。

加藤　ヨーロッパでは病院に宗教師がいるんです。そこに委ねるということで分業している可能性はありますね。

藤澤　そういった専門の方に依頼したり，あるいはスーパーバイズを受けるというのも一つの方法ですが，もっと普遍的に，言葉に頼らないようないろいろな態度とか接し方とか心配りのある言葉かけとか，そういったところにスピリチュアルケアは宿っていると考えることもできるのではないでしょうか。

　例えば，スピリチュアルケアに関するオーストラリアのガイドラインは，具体的な方法が書かれていないんです。ただ，医療の場面の中で，患者さんとのやりとりの中でスピリチュアルな要素をどうやって見つけるか，どのように行動の中で具現化するかということが強調されているんです。そういうふうに書いてあるんですけど，じゃあどうするのというのが書かれていないので，そういう意味で言うと，先ほどから議論になっている精神療法的なあり方とか核となる部分というのは，そこに求めることもできると思います。

加藤　精神療法が進んだ時点では人間の成長というか，成熟という要素があるものだと思います。音楽療法や絵画療法，コラージュを行っている医療施設があります。これらの非薬物療法で病状が改善していく，ひいては人格成長を遂げる人がしばしばいる。そういう芸術療法も広い意味での精神療法だと思います。まさしくスピリチュアルケアの局面では芸術療法が有効だと思うことがあります。

　精神療法では言葉が必須だと言うけれど，必ずしもそうではなく，自分で作品をつくる，広い意味での日常の創造性（everyday creativity）が大切かなと思う。精神療法を技法か，精神医学化し過ぎるのは問題かなと思いますけどね。

## 変化してきた「病態」

牛島　あと30分ぐらいになりましたが，僕はもう一つ先生方に伺いたいテーマがあります。最初に僕が言った「人間が変わってしまっている」という部分です。その辺をどう考えますか？「神経症は残っています」と加藤先生は言うけど，神経症的なメカニズムとか神経症水準の心の動きは残っていますよね。

加藤　人間が夢を見る以上，神経症の病態はあると思います。

牛島　しかし，今われわれの目の前に現れるのは，神経症と診断するような患者たちはあんまりいないんですよね。むしろパーソナリティ障害，引きこもっちゃって暴れたり手首を切ったりワーッと騒いでいるのは，個々の症状ではなく，その人の存在様式そのものがおかしくなっているという感じです。そういう意味では臨床的にはパーソナリティ障害になっているけど，一方で考えておかなければいけないのは，精神病が意味がわからなくなっていませんか。

妙木　軽くなった，という意味じゃなくてですか。

牛島　軽症化していると言うんだけれども，これもまたパーソナリティ障害と区別がつかない。このごろ，例えばスキゾフレニアよりもスキゾタイパルと診断したくなることが非常に増えちゃった。

　それから，昔の躁うつ病ですか。昔の古い重症型躁うつ病は，悲哀と制止症状に加えて妄想的とか焦燥感が強いとか，そういう患者がなくなって非精神病性軽症うつ病になって，それが崩れて新型うつ病になったでしょ？しかし，このごろその新型うつ病なるものは，たいがい双極Ⅱ型なんて言われているんだけど。

加藤　規則的なバイオロジーのリズムを奏でるように躁とうつを繰り返す，そういう躁うつ病はちゃんとあります。その種の患者は，病態が重篤になるため精神科病院に入院することが多い。

牛島　だから本当の意味での，皆さんが躁だというのはたいがい読み込んでいるんですよね。うつ病でも双極性を考えなければいけないという教育がバーッと行き渡って，皆さんたいがいこの人には躁があると読み込んでの躁なんです。

中村　オーバーダイアグノーシスですね。

牛島　躁の人でも観念奔逸とか作業心拍とか，そういうことを言うような状態じゃないですものね。そういうのを見ていると，精神病もパーソナリティ障害に近寄っていないかという部分だな。少なくとも状態は。昔みたいに重症のハチャメチャに壊れたケースはあんまりない。そういうことを言えるのは，僕は，精神療法家であると思うんだけど。これをDSMに頼った診断をしていたのでは，そういったことが見えてこないと思うんだけど。

加藤　DSMにおいては神経症概念がなくなった代わりに，パーソナリティ障害の項目に自己愛性パーソナリティ障害，演技性パーソナリティ障害さらに境界性パーソナリティ障害など，基本的には神経症に属す病態が配置されていた。そういう点で，DSMは神経症概念をパーソナリティ障害のところに持ってき

たというのが僕の理解です。この種のパーソナリティ障害に対し，神経症患者に対する対応をすると，つまり先ほど述べた神経症性言語を操ると改善していく事例が多いと思います。

　パーソナリティ障害の中では，いわゆるB群は，神経症系な病態が多いと思います。もう一方で，A群は統合失調症圏の病態が基盤にあるものが多い。そうした人たちがうつになる。難治性うつ病と診断されることが少なくない。また神経症性病態を基礎にした抑うつもかなりある。僕は新型うつ病という概念はあまり好きじゃない。その中には，統合失調性の出自のものと，神経症性の出自のものがある可能性があります。

牛島　そうなんですよ。だからスキゾタイパルとなると，これはパーソナリティ障害と言いながらも精神病ですよね。そういう意味では双極Ⅱ型と皆さんがおっしゃっているのも，あれは神経症水準の行動障害だというような言い方をしているんだけど，見ていると僕は明らかに精神病じゃないか，精神病と見るべきじゃないかと。したがって，それがバーッと臨床の中で現れている。そういう中で精神療法がもう少し役に立つと思っているんだけど。

　そういう意味では，僕がさっき認知行動療法は時代に合っていると言ったのは，引きこもってしまった人には手のつけようがないんです。できるのは認知行動療法なんです。どうも双極Ⅱ型というものはいろいろ皆さんが言うほど神経症水準じゃないですよね。

## 過剰診断の問題点

中村　双極Ⅱ型にしても発達障害にしても，やっぱりこれだけ関心を集めてくると，どうしても診断概念が広がっていって過剰診断の問題も生じてますよね。

牛島　そうですね。

中村　まさに双極Ⅱ型は過剰診断気味になってきています。

牛島　われわれはそういう患者さんの前に座らされているという現実があるんです。ここでの精神療法の役割みたいなものも議論していかないと。妙木先生，何かないですか？

妙木　DSM-5で一番驚いたのは，2軸診断をやめたということなんです。パーソナリティ障害を1軸に入れてしまったということなんです。つまり，医療的な視点から見ると，パーソナリティがあって障害，症状が発症するというのはそれほど不思議なことではないわけで，2軸的な理解というのは力動的にも共感性のあった人がいたと思うんですが，DSM-5に変わってパーソナリティ障害を診断の一元的なものの中に入れたということで，ますます薄っぺらくなった感じがするんです。

　どういう人をパーソナリティ障害とするのか。よっぽど変わった人じゃないと，パーソナリティ障害と呼ばなくなっちゃった可能性もあるし，前はパーソナリティを見ていて，昔の先生方の精神病理学，宮本忠雄先生もそうですが，病前性格があって，気質があって，パーソナリティ，気質の上に病理があったというこのモデルが，これは力動的なモデルだと思っているんですが，力動的なモデルがかなり薄くなって2軸になったところで，さらにもっと薄くなった。

　逆に言うと，診断する人たちの診断能力はひょっとしたら情報処理だけでできるようになったのかもしれませんが，人との付き合い方は難しくなったということになりますよね。つまりパースペクティブ。

牛島　両方とも，神経症から来たのも精神病から来たのも行動障害みたいになって。

妙木　薄っぺらで，どういうものを障害に入れるか，カテゴリーに分けるだけの話になっちゃったので，ますます人柄を考えなくなった。どんどん薄くして一元化すると人を見なくなっちゃうじゃないですか。発達歴とパーソナリティと気質と病前性格，そして障害という，昔の多層で力動的に読んでいく読み方をしなくなるような診断基準がどんどんできていく

と，人と付き合うのがますます大変になるような気がするんです。

　つまり，こういう簡易な診断基準をつくればつくるほど，情報処理のレベルで診断は楽になるのかもしれませんが，そうすると，人と付き合う関係性が難しくなるということが起きているのではないかと見えるんです。私はDSMをそんなに使っているわけじゃないので。先生方は少なくとも重い病理にDSM-5を使ったら，えらく大変になっちゃうんじゃないかなと。

中村　日常診療ではあまりDSMは使わないんですけど，精神病の軽症化とか，いろいろな病態が行動障害みたいに見えてくるということにはやはり，社会的な背景があると思うんです。あまり系統的なパラノイアみたいな妄想体系は少ないですよね。

牛島　もうほとんどなくなったね。

中村　社会が閉じられて，非常にタイトな社会関係の中で，初めて系統的な妄想が生まれるのかもしれない。今みたいに社会関係が流動的になってきて，一つの地域からまた別のところに脱出もできるという中では，系統的な妄想を構築する前に，あっち行ったりこっち行ったりして何とか生きていく。しかし，少し長くとどまると，いろいろな行動面の問題としてまず浮上してくるという形になるんじゃないかというのが一つの見方です。

　そうすると治療者，精神科医は，とりあえず本人が苦痛を覚えたときに短期間薬だけ処方するという，比較的限られた期間の関わりになるわけだけれども。そこで少しこれまでとは違った関わりを短期間でも提供できるかどうか。それがもしかするとその人が今後より生きやすくなる一つのきっかけになり得るかもしれないということがあると思います。

　その際に精神療法家としては，こうでなくてはいけないとか社会に適応しなければいけないというふうな先入観を捨てて，引きこもりながら生きていく生き方もあるし，最低限の社会関係の中に安寧を見いだす人もいるだろうということを広く認めながら，その人その人にとってよりましな生き方はないかどうかを考える。そんな役割ができれば多少なりとも役に立つのではないかと思うのです。

## 「人柄」を診るということ

牛島　人柄を診るというのはいかがですか。例えば，いま話を聞きながら思ったのは，拒食，過食という症例は結構，認知行動療法にいくでしょ？　あれは見ていると統合失調症水準，躁うつ病水準，それから自己愛的な水準とか，多種多様ですよね。しかも訴えるのはそのようなことで先生のところに来ますよね。そういうときの人間を診るという部分は認知行動療法からいかがですか。

藤澤　摂食障害，特に過食症に対しては，認知行動療法は強力なエビデンスがあります。しかし，実臨床と比べて，はじめからスタディに乗せる人たちは選ばれているという感じがあります。認知行動療法は他の療法と比べてかなり最初の時点から共同作業を必要とするので，その関係が結べていないクライエントとセラピストの間ではなかなか成立しないという側面があると思います。

　認知療法のマニュアルには書かれていない，むしろもっと人間的ともドロドロしている部分とも言えます。決まった型のない関係性の中から治療同盟をいかにつくるかというところは，恐らく認知療法のスキル以前の問題ではないか，という気もします。

加藤　例えば過食，拒食なんかは確かに行動面でのくくりでしかない。DSM自体が行動の障害という視点から，精神疾患を分類している側面が強い。摂食障害はもともと神経症性病態に由来するという見方が優性だった。ところがたしかにこれが摂取障害のカテゴリーの出発点なだけで，今や先生がおっしゃったように統合失調症，近縁のパーソナリティ障害，あるいはアスペルガー障害といった病態

に裾野が広がっている。

　そういう点でも妙木先生が言ったように，パーソナリティの次元は区別して見る必要があると思う。それが区別されないまま研究が行われているものだから，結果が非常に曖昧になっている印象がある。遺伝子の研究で僕が思うのは，パーソナリティの在り方を考慮した解析がなされると，より sure なデータが出るように思います。

　DSM の 1 軸だけの診断だと，いいかげんな結果しか出ない。DSM に基づいて研究したという保証付きで結果出たとはいうものの，厳密な学問という点ではどれだけ意味がある知見なのか疑問を抱かざるを得ないものが増えている。高度な科学的手法が駆使される今日，研究と臨床の乖離が著しくなっている感を禁じ得ません。診断，治療的にもパーソナリティの軸をしっかり設けて対応することが大切だと考えます。

**牛島**　精神病に関する造詣が一番深い，精神病理学者にぜひご意見を伺いたい。

　精神分析はほとんどニューロティックレベルでしか説明できないんですよ。そういう意味では，もう一度精神分析は変わらなきゃいけないと思っているんですけど，こんなふうに時代的な背景で軽症化して，精神病そのものがパーソナリティ障害ともなかなか区別がつかないような状態になっている。ここで新たな視点で発言できるのは，精神療法家でないとだめなんだろうという気がするんです。そういう面について，ご意見はございますか。

**加藤**　ロールシャッハテストでは，検査される人の人格構造が神経症水準の病態なのか，精神病水準の病態なのかという区別が明らかにされることがもっとも重要な結果だと思います。精神分析，とりわけラカン派精神分析では，人々の人格が神経症構造なのか，精神病構造なのかという観点をもっています。正常な人にも精神病構造の人がおり，良好な社会適応をしている人が少なくないわけです。精神療法を行う際，こうした観点をもっておくことは大事だと思います。

　精神病構造でいっているものは，アスペルガー障害がいい例だと思うんですけど，人との自然な関係がうまくつくれない，恋愛なんかができない。しかし，社会のなかで高い質の仕事をしていることもある。ある出来事を契機に挫折し抑うつ，不安が生じ精神科に受診することもある。神経症構造の人では他人への愛と憎しみの無意識の葛藤的な関係が目立つ。神経症構造の人と精神病構造の人は，見た目は不安，抑うつといった同じような症状を示す。しかし，人格構造で区別をしないと精神療法的な対応は異なる。薬物療法でも違うと思います。

　精神分析で予備面接をやりますね。精神分析には精神病構造の人は適応ではないので，精神病構造の人を除外することが目的だと思います。

## おわりに

**牛島**　あまり時間がございませんが，そういうことも精神療法を行うという行為の中で考えておかねばならないことだと思います。これは何も学派によるんじゃなくて，実際に人間に触れているという部分においては皆，精神療法家ですから。

　では，先生方，終わりに印象を一言ずつお願いします。

**藤澤**　今のお話で連想しましたのは，認知行動療法はマニュアル化に特徴付けられますように，いろいろな病気に特異的なスキルということで発展したところがあるんですけど，今は逆のムーブメントもあることです。複数の精神疾患を合併する方がたくさんいるのと，病気ごとに個別化するよりも，むしろ共通するコアなスキルがあるだろうということで，診断を超えた精神療法も生まれています。そういう意味では他の精神療法とも共通点をもつほうに回帰してきていると思います。

牛島　どうもありがとうございます。妙木先生，いかがですか。

妙木　先生が最初にお話ししたアドルフ・マイヤーとサリヴァン。なぜ最近，アメリカの精神分析家はわざわざ関係精神分析という言い方をしているのか，今日話していてちょっとわかったんです。つまり認知行動療法もはやっているし，マニュアル化してできる範囲で治せる，効果の効く範囲は認知行動療法に任せて，あとは治療関係みたいなもの，人との関係みたいなものを考える技法として精神分析を，医療がちょっとこぼれた辺りを拾おうとしている分析系の人が多いのです。心理が多いと思うんですけど。

　今，アメリカの精神分析は心理とケースワーカーが増えていると思うんですけど，その人たちが何を拾おうとしているのかというと，治療関係という要因なんでしょうね。非特異的な要因としての治療関係。最初のランバートも治療関係は重要だと言っていましたけど，どのような関係を治療に乗せるかということを考え始めたときに，あの呼び方になっていたんだなと。先生の最初の歴史の話とつながったので，関係的精神分析というのはそういう意味があったんだと，今日初めて気がつきました。

牛島　どうもありがとうございます。

中村　今日は非常に勉強になりました。精神療法の非特異的な側面にもう一回光を当てるということ。それから，必ずしも特定の病態の根治的な治療ということよりも，もっと多様な病態にアプローチするような精神療法を考えると，私の関心としては日常診療の限られた時間の中で何ができるかということに行き着きます。10分間なら10分間の中で何ができるか。そのことはミニマムリクワイアメントとして若い精神科医にも伝達していくべきことだと思います。

牛島　どうもありがとうございました。最後に加藤先生，一言。

加藤　今日の精神科医療において，薬物療法が重視されるあまり，精神療法の重要性が忘れられている。それを見直す必要があると思います。

牛島　どうもありがとうございました。そろそろ締めにしたいと思いますけれども，少なくとも非常に科学性が追求される中で精神医療，それから臨床心理学も恐らくそうだと思うんだけれども，精神療法とは何なのかというのをもう一度考えてもいいんじゃないか。そんな話になったと思います。どうもご協力ありがとうございました。

## 編集委員

| | | | | |
|---|---|---|---|---|
| 大野　　裕 | 北西　憲二 | 下山　晴彦 | 中村　伸一 | 西園　昌久 |
| 林　　直樹 | 原田　誠一 | 福山　和女 | 妙木　浩之 | 山崎　晃資 |
| 山中　康裕 | | | | |

## 編集同人

| | | | | |
|---|---|---|---|---|
| 青木　省三 | 飯森眞喜雄 | 市川　　潤 | 一丸藤太郎 | 伊藤　哲寛 | 伊藤　良子 |
| 岩崎　徹也 | 植木　啓文 | 牛島　定信 | 大森　健一 | 笠原　　嘉 | 加藤　　敏 |
| 亀口　憲治 | 北山　　修 | 衣笠　隆幸 | 木村　　敏 | 久保　千春 | 久保木富房 |
| 小谷　英文 | 小林　　和 | 近藤　喬一 | 斎藤久美子 | 坂口　信貴 | 坂野　雄二 |
| 佐々木雄司 | 鈴木　純一 | 洲脇　　寛 | 高橋　　徹 | 高江洲義英 | 滝川　一廣 |
| 滝口　俊子 | 鑪　幹八郎 | 田畑　　治 | 堤　　　啓 | 徳田　良仁 | 中井　久夫 |
| 中久喜雅文 | 中村　　敬 | 楢林理一郎 | 西村　良二 | 野田　文隆 | 馬場　謙一 |
| 東山　紘久 | 平木　典子 | 弘中　正美 | 広瀬　徹也 | 前田　ケイ | 牧原　　浩 |
| 松浪　克文 | 松本　雅彦 | 村瀬嘉代子 | 村田　豊久 | 村山　正治 | 山内　俊雄 |
| 山上　敏子 | 吉松　和哉 | 渡辺　久子 | | | |

(五十音順)

## 編集室から

　世界全体が大揺れに揺れている。昨今の安全保障関連法案をめぐる熱い論戦も単なる安倍首相の好みだけで説明できる現象ではないように思う。一方，国内にあっては，性的マイノリティの主権主張といった，これまでのある種の社会秩序を揺るがす動きが，静かにではあるが，着実に進んでいる。そうした揺らぎは精神医学や臨床心理学の世界でも例外ではないだろう。新しい装いの背後で秩序の揺るぎが起こっていることを忘れてはならない。こうした揺らぎのなかでわが国の精神科医たち，あるいは心理技術者たちがどのような精神療法観を持っているのかを探ろうとしたのが本特集である。いろいろ立場，いろいろな世代の，いろいろな専門領域の方々のご意見を頂戴することができた。読んでいて感じることは，一定の方向に向かって着実な変化が進んでいるのではなく，実に多彩な見方，実践が展開していることである。20世紀の立場を守ろうとする方，いち早く21世紀へと突き進もうとする方とさまざまである。本特集が将来の方向を掴む契機になればと願っている。最後に，山下格先生（元北海道大学教授）のお原稿が欲しくて依頼させていただいたが，昨年の12月にご逝去され願いが叶わなかったことを記しておきたい。先生には，50年ほど前に K. Horney と接触のあった頃の話を琵琶湖のほとりで伺ったことを今なお鮮明に憶えている。心からご冥福をお祈りする。

(S.U.)

---

精神療法　増刊第2号 2015
2015年6月5日発行

定価(本体2,800円＋税) 年間購読料 14,800円＋税 (増刊含／送料不要)
購読ご希望の方は電話・葉書にてお申し込み下さい。
全国の書店からも注文できます。

発行所　株式会社　金剛出版
発行人　立石　正信
〒112-0005　東京都文京区水道1-5-16　升本ビル
Tel. 03-3815-6661　Fax. 03-3818-6848
振替口座　00120-6-34848
e-mail　kongo@kongoshuppan.co.jp
URL　http://kongoshuppan.co.jp/

表紙レイアウト　臼井新太郎装釘室／表紙装画　椎木彩子／印刷・製本　太平印刷社